汉竹·亲亲乐读系列

怀孕育儿一点通

刘志茹　主编

汉　竹　编著

U0312597

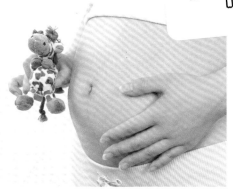

汉竹图书微博

http://weibo.com/hanzhutushu

读者热线

400-010-8811

江苏凤凰科学技术出版社 | 凤凰汉竹

全国百佳图书出版单位

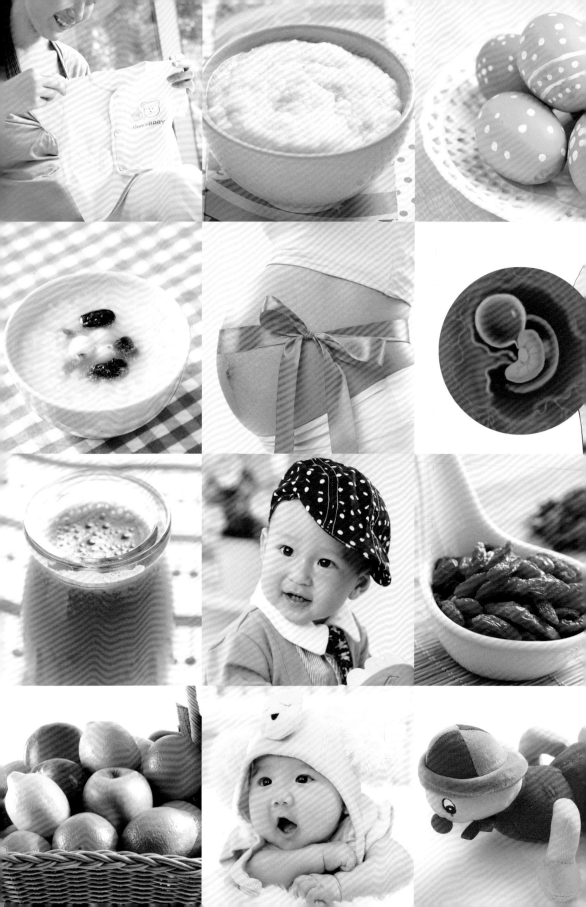

前言

"听说准备要宝宝的男性不能常吃海鲜，是真的吗？"

"每次产检都会拿到一大叠报告单，看不懂怎么办？"

"都说孕期练过瑜伽的孕妈妈好生宝宝，具体该怎么做呢？"

"小宝宝穿多少衣服合适？用不用枕头？"

……

别急，只要翻开此书，这些问题就会迎刃而解。

女人最幸福的事情，莫过于孕育一个小生命，可以说，怀孕是一次身心的双重旅程，看到小生命一点一滴地在自己身体里长大直至"瓜熟蒂落"，然后会笑、会走、会叫自己"妈妈"，那种忐忑和激动，那种期盼和感动，是每一位妈妈一生中最甜蜜、最珍贵的体验。

不过，对初次孕育宝宝的年轻父母来说，有太多想知道和必须知道的孕产育儿知识，幸好有了这本力求让每位女性都能安心怀孕、轻松育儿的大百科全书，省却了不少麻烦和担忧。

本书由全国知名孕产专家为您全程指导从备孕到怀孕、分娩、坐月子的每一个细节，并对0~3岁宝宝的哺喂、日常护理和智能训练给予了深入浅出的阐释和指导。

与其他孕产书不同的是，本书结合时下孕妈妈怀不上、保不住、生不下的情况，特别增加了大龄女性和过胖、过瘦女性如何备孕，读懂每月产检报告单，孕期常见不适和解决方案，双胞胎分娩和二胎分娩以及顺产、剖宫产妈妈不同护理的内容。同时还增加了孕妈妈非常关注的孕期思维游戏、英语胎教等内容，并可作为早教启蒙，一直沿用到宝宝出生后。

一个柔软的婴儿就要轻轻落入你的生命，幸福的父母们，用你们满满、暖暖的爱孕育宝宝，让宝宝健康、快乐地成长吧！

最常出现的孕期问题和困惑

先兆流产

先兆流产的信号

1. 阴道出血。孕期的前三个月出现阴道出血现象应立即就医，尤其是阴道出血还伴随着疼痛，更需要特别注意。

2. 疼痛。骨盆、腹部或者下背可能会有持续的疼痛感。当阴道出血的症状出现后，可能几小时或者几天后就会开始感到疼痛了。

先兆流产如何保胎

1. 卧床休息，严禁性生活；避免重复的阴道检查；少做下蹲动作，避免颠簸和剧烈运动；尽可能避免便秘和腹泻。

2. 焦虑、恐惧、紧张等不良情绪易加速流产，孕妈妈要保持心情舒畅，以利安胎。

3. 原则上保胎时间为 2 周，2 周后症状还没有好转的，则表明胚胎可能出现异常，需进行 B 超检查及 β-HCG 测定，必要时应终止妊娠。需不需要保胎，应听取医生的意见。

预防先兆流产

1. 不做重体力劳动。孕期不要做重体力活，尤其是增加腹部压力的劳动，如提重物等，家务活要量力而行。

2. 孕早期避免性生活。孕早期性生活时，腹部会受到挤压，宫颈也会受到刺激，这些都可能诱发宫缩致流产。孕中期虽然可以有适当的性生活，但次数和幅度都应少于孕前。

3. 注意阴道清洁。怀孕期间，阴道分泌物增多，要注意清洗外阴，一旦阴道有炎症，要及时治疗。

4. 避免接触有害化学物质。避免接触苯、砷、汞、放射线等，孕早期避免去空气不流通的场所，不要在孕期装修房子等。

5. 保持心情舒畅。孕期精神要保持舒畅，可采用多种方法消除紧张、烦闷、恐惧心理，以调和情绪。

6. 加强营养。孕期多食蔬菜、水果、豆类、蛋类、肉类等。薏米、山楂、螃蟹、甲鱼等可能引发流产的食物则不宜吃。

恶心、呕吐

大部分女性怀孕后都会有恶心、呕吐的情况，症状严重时会影响日常进食，还会破坏一天的好心情，不利于孕早期的安胎。孕妈妈可在饮食上加以调整。

1. 营养学家主张孕妈妈有早孕反应时，饮食应以"喜纳适口"为原则，尽量满足其饮食的喜好。

2. 食物品种尽量多样化，多喝水，多吃水果和蔬菜。

3. 忌食油腻和不易消化的食物。

4. 少食多餐，每隔两三个小时进食 1 次。

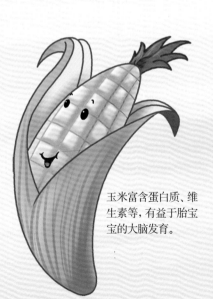

玉米富含蛋白质、维生素等，有益于胎宝宝的大脑发育。

孕期失眠

对孕妈妈来说，一觉睡到大天亮往往成了一件可望而不可及的事。不要担心，下面介绍一些促进睡眠的好方法，孕妈妈可以试着做一下。

1. 养成规律的睡眠习惯。建议孕妈妈应每天晚上 10 点前就睡觉，睡足八九个小时，尤其是晚上 11 点到次日凌晨 4 点这段时间内，一定要保证最佳的睡眠质量。

2. 保持正确的睡姿。对大肚子的孕妈妈来说，仰卧时增大的子宫会压迫腹部主动脉，影响对子宫的供血和子宫的发育，所以尽量不要仰卧，最好取左侧卧位睡，这样对孕妈妈和胎宝宝都比较有利。当然，整晚只保持一个睡眠姿势是不太可能的，可以左右侧卧位交替。

3. 选择舒适的卧具。过于柔软的床垫如席梦思床垫并不适合孕妈妈。应以全棕床垫或铺有 9 厘米厚棉垫的硬板床为宜。市场上有不少孕妇专用的卧具，可以向医生咨询选购哪种类型的。

孕期腹泻

腹泻对孕妈妈来说除了会影响身体对营养物质的吸收，频繁剧烈的腹泻还可能会引发子宫收缩导致流产或早产，因此应引起重视。

腹泻的症状

孕妈妈发生腹泻的主要症状是大便次数增多或有水样便等，有时会伴有腹痛，严重者还可能导致脱水等症状。

最好到医院就诊

如果是肠道非感染性炎症引起的腹泻，容易激发子宫收缩，引起流产；如果是细菌或病毒性感染引起的，还可能导致胎宝宝死亡，所以如果孕妈妈自己没有把握还是要及时到医院就诊。

预防腹泻

1. 清淡饮食，多喝水。孕妈妈应多喝温开水，注意饮食清淡，不吃油腻的东西。夏季晚上睡觉的时候不开空调，注意腹部保暖。

2. 不吃辛辣食物。辛辣食物会对肠道产生刺激作用而导致或者加重腹泻，孕妈妈应避免食用。

3. 适当吃烤大蒜。将大蒜放到微波炉里烤到熟透，剥皮后给孕妈妈吃，可预防腹泻。

便秘、痔疮

孕妈妈容易出现便秘的症状。孕早期出现便秘的原因主要是孕激素抑制肠胃蠕动，从而减缓了食物和液体通过消化道的速度。孕晚期则是不断增大的子宫压迫肠道，所以容易发生便秘。便秘时间长或严重时会诱发痔疮。

预防和缓解便秘和痔疮

1. 喝足量的水。每天 6~8 杯水，如果不喜欢喝白开水，也可以用新鲜的果汁、蔬菜汁代替。

2. 多吃富含膳食纤维的食物。谷物、水果和蔬菜中的膳食纤维可以加速胃肠蠕动。

3. 多运动，试着散步或游泳。

4. 一有便意马上如厕。及时应答身体的信号不至于让孕妈妈的肠道越来越懒，从而使便秘更加严重。

流鼻血

有些孕妈妈会出现流鼻血的症状，如果不是疾病引起的，不必大惊小怪。孕妈妈学会及时处理和预防的方法，就能镇定自如地应对。

流鼻血怎么处理

1. 若发生流鼻血，不要紧张，可走到阴凉处坐下或躺下，抬头，用手捏住鼻子上部，然后将蘸冷水的药棉或纸巾塞入鼻孔内。

2. 如果不能在短时间内止住流血，则可以在额头上敷上冷毛巾，并用手轻轻地拍额头，从而减缓血流的速度。

3. 如果血液流向鼻后部，一定要吐出来，不要咽下去，否则将刺激胃黏膜引起呕吐，呕吐会导致鼻出血增多。

4. 如果采取上述措施仍不能止住鼻出血，就需要马上去医院耳鼻喉科就诊处理。

预防鼻出血

1. 调整饮食结构，少吃辛辣的食物。多吃富含维生素 C、维生素 E 的食物，比如绿色蔬菜、西红柿、苹果、芒果、桃等。

2. 少做擤鼻涕、挖鼻孔等动作。每天用手轻轻按摩鼻部和脸部一两次，促进局部的血液循环，尤其是在冬天，更要坚持这样做。

3. 增加空气湿度。这样才能保证鼻腔中毛细血管的湿润性及弹性，防止鼻出血的发生。

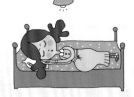

胃胀气

不少孕妈妈因为肚子鼓鼓胀胀的而感到不舒服，连胃口也跟着变差了。不用太担心，孕期胃胀气只是暂时性的，孕 32 周以后就会减轻。

胃胀气应对措施

1. 如果是疾病所致的胃胀气，应尽早治疗。

2. 孕妈妈早上醒来时感觉胃胀气，不要着急起床，稍微休息一下，感觉好点后再起床。

3. 如果是正常的生理性胃胀气，孕妈妈首先要做的就是马上休息一下，能躺下自然是最好的了；但如果是在外面，也可以坐在椅子上安静地休息一会儿。

孕期感冒

由于孕妈妈抵抗力减弱，容易疲劳，所以更易感冒。其实，只要弄清楚感冒的病因，及时处理防治，就不必过分担忧。那么，一旦孕妈妈感冒了，要怎么护理呢?

轻度感冒处理方法

1. 喉咙痛时，可以用浓盐水每隔 10 分钟漱口及咽喉 1 次，10 次左右即可见效。

2. 喝点鸡汤对于减轻鼻塞、流鼻涕等有一定的作用，同时可增强人体抵抗力。

3. 在保温杯内倒入 42℃ 的热水，将口、鼻部正对杯口，不断吸入热蒸气，每日 3 次。

4. 在医生指导下选用板蓝根冲剂等适合孕妈妈服用的药物，多喝开水，注意休息，并补充维生素 C，感冒多数会很快痊愈。

预防感冒的汤饮

以下几种汤饮趁热服用，可以有效预防感冒。对于已经感冒的孕妈妈，喝完之后盖上被子，微微出出汗，睡上一觉，有助于降低体温，缓解头痛、身痛。

1. 橘皮姜片茶：橘皮、生姜各 10 克，加水煎，饮时加红糖 10~20 克。

2. 姜蒜茶：大蒜、生姜各 15 克，切片加水 1 碗，煎至半碗，饮时加红糖 10~20 克。

3. 姜糖饮：生姜片 15 克，3 厘米长的葱白 3 段，加水 50 克煮沸后调入红糖。

重度感冒处理方法

1. 感冒并伴有高热、剧烈咳嗽，可遵医嘱选用柴胡注射液退热和纯中药止咳糖浆止咳；同时，可用湿毛巾冷敷或用 30% 的酒精擦浴，进行物理降温。

2. 抗生素类药物可选用青霉素类药物，而不能用诺氟沙星、链霉素、庆大霉素等。切记所有的药物都应当由医生开处方，不可自行服药。

3. 有些孕妈妈感冒时可能会伴有高热，持续的高热可能对胎宝宝造成影响，需要与医生共同商讨治疗方案。

感冒发热的孕妈妈，尽量采用物理降温，如用湿毛巾冷敷额头或用 30% 的酒精擦浴。

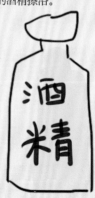

心慌气短

平时不觉得怎么累的动作，孕晚期做了就会"扑通扑通"地心跳、大口喘气，这就是孕晚期心慌气短。

心慌气短时应该怎么做

1. 一旦发生心慌气短，孕妈妈不必惊慌，休息一会儿，即可缓解，也可侧卧静躺一会儿，但注意不要仰卧，以防发生仰卧位低血压综合征。

2. 若孕妈妈没有心脏病史，在怀孕最后3个月里发生心慌气短，休息后也不能得到缓解的话，就要考虑是否患上围产期心肌病，需及时去医院。

水肿

水肿的原因

1. 怀孕时子宫压迫下腔静脉，使静脉血液回流受阻。

2. 胎盘分泌的激素及肾上腺分泌的醛固酮增多，造成体内钠和水分潴留。

3. 体内水分积存，尿量相应减少。

4. 母体合并较重的贫血，血浆蛋白低，水分从血管内渗出到周围的组织间隙等。

腿脚抽筋

每位孕妈妈几乎都有机会"体验"到腿脚抽筋的感受，尤其在晚上睡觉时，会突然疼醒。腿脚抽筋是孕期常见小毛病，不必太担心，只要饮食、保健得当，完全可以缓解、消除此症状。

怎样预防腿脚抽筋

1. 适当进行户外活动，多进行日光浴。

2. 饮食多样化，多吃海带、木耳、芝麻、豆类等含钙丰富的食物。

3. 睡觉时调整好睡姿，采用最舒服的侧卧位。伸懒腰时注意两脚不要伸得过直，并且注意下肢保暖。

4. 睡前把生姜切片加水煮开，待温度降到脚可以承受时用来泡脚。

5. 用湿热的毛巾热敷小腿，也可以使血管扩张，减少抽筋。

水肿应对措施

孕妈妈如果有小腿或小腿以下的水肿，一般可以在家休息，定期产检，注意体重变化，不必住院。

孕妈妈若出现有尿蛋白、尿比重过高、肾功能受损等情况，则必须住院观察与治疗。

坐骨神经痛

孕晚期，有些孕妈妈可能在站起来、睡觉翻身时会感到大腿根部的骨头疼，有时候还感觉大腿内侧酸痛，阴部也会有痛感，这就是坐骨神经痛，不用特别担心。

坐骨神经痛的应对措施

1. 孕妈妈应避免劳累，穿平底鞋，注意休息。孕妈妈可以平躺，将脚抬高，使静脉回流增加。

2. 如果疼痛很严重，就要到医院进行局部的镇痛治疗。

贫血不严重的孕妈妈，
可在煮粥时放几颗红枣，
常吃能缓解症状。

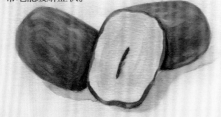

自我治疗方法

1. 睡觉时左侧卧，并在两腿膝盖间夹一个枕头，以增加流向子宫的血液。

2. 白天不要以同一种姿势站着或坐着超过半个小时，经常改变姿势，注意休息，以转移骨盆对神经的压力。

3. 可使用有较好支撑骨盆作用的孕妇托腹带。

4. 要减轻对坐骨神经的压力，孕妈妈还可以尝试做局部热敷，用热毛巾、纱布或热水袋都可以，热敷半小时，可以减轻疼痛。

孕期贫血

孕妈妈如果发现有贫血的症状，一定要从食物入手进行调理。但是患有严重贫血的孕妈妈，光靠食补是不够的，还需要到医院去检查，遵医嘱补充铁剂等药物。

贫血食疗方

1. 红枣不仅富含各种营养素，而且含铁丰富，每天煮粥时放几颗红枣，坚持服用，可以预防和治疗贫血。

3. 阿胶与核桃、黑芝麻做成的食物，也是孕妈妈的补血佳品。

2. 将红豆、带红衣的花生仁、红枣按等量比例混合，然后加适量枸杞子，用红糖调味后，在砂锅中一起炖烂，每天早上空腹趁热吃一小碗。

妊娠糖尿病

妊娠糖尿病发病率从以前的不到 1% 已经提高到目前的 5%，所以，孕妈妈要积极预防这种病症的发生。

"糖妈妈"是怎么形成的

1. 遗传因素。

2. 激素干扰胰岛素。女性受孕以后，激素分泌增多，它们在人体组织外周有抵抗胰岛素的作用，可能会导致糖代谢异常或者胰岛素敏感性不够。

3. 精糖饮食。过多的进食糖、精炼碳水化合物会使血糖不稳定。

孕妈妈坚持练习瑜伽，有助于预防妊娠高血压。

饮食预防

1. 少食多餐。将每天应摄取的食物分成五六餐。特别要避免晚餐与隔天早餐的时间相距过长，所以睡前要吃些点心。每日的饮食总量要控制好。

2. 在可摄取的分量范围内，多摄取高膳食纤维食物。如以糙米或五谷米饭取代白米饭，增加蔬菜的摄取量，吃新鲜水果，不喝饮料，但是要注意不可无限量地吃水果。

3. 控制植物油及动物脂肪的用量。少用煎炸的烹调方式，多选用蒸、煮、炖等烹调方式。

妊娠高血压综合征

怀孕 32 周以后是妊娠高血压综合征的多发期，发生率约占所有孕妇的 5%。其表现为高血压、蛋白尿、水肿等。

预防方法

1. 正常的作息、足够的睡眠、保持心情愉快对预防妊娠高血压有重要作用。

2. 平时注意血压和体重的变化。孕妈妈可每日测量血压并做记录，如有不正常情况，应及时就医。

3. 均衡营养。勿吃太咸、太油腻的食物；孕期补充钙和维生素，多吃新鲜蔬菜和水果；适量进食鱼、肉、蛋、奶等食物。

4. 坚持锻炼。散步、打太极拳、练孕妇瑜伽都可以。

目录

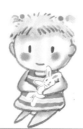

Part 1
怀孕与胎教

第一章 轻松备孕

第二章 孕早期（1~3个月）

第三章 孕中期（4~7个月）

第四章 孕晚期（8~10个月）

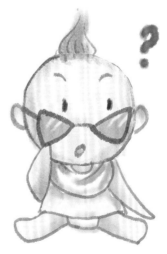

分娩与坐月子

第五章 分娩

第六章 坐月子

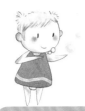

第七章 新生儿

第八章 1~3 个月

第九章 4~6 个月

第十章 7~9 个月

第十一章 10~12个月

第十二章 1~1.5岁

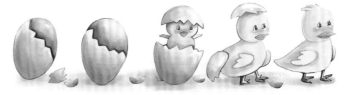

第十三章 1.5~2 岁

第十四章 2~3 岁

第十五章 常见疾病家庭护理

第十六章 宝宝意外与急救

附录

Part
1

怀孕与胎教

生命成长之初，被寄予了太多的希望和关爱。在生命成长的过程中，更离不开贴心的呵护和温暖的关怀。虽然怀孕期间会遇到这样那样的问题，别担心，我们会为你找到科学、全面、细致的答案。其实，最重要的是，孕妈妈要把怀孕当成一段幸福的人生经历，而不是一种负担。同时，怀胎十月，孕妈妈和准爸爸要为胎宝宝创造一个健康、阳光的环境，并以爱为引导，给胎宝宝一个生动、浪漫、唯美、智慧的胎教经历，让这个精灵一样聪明的宝宝，从一开始就赢在起跑线上。

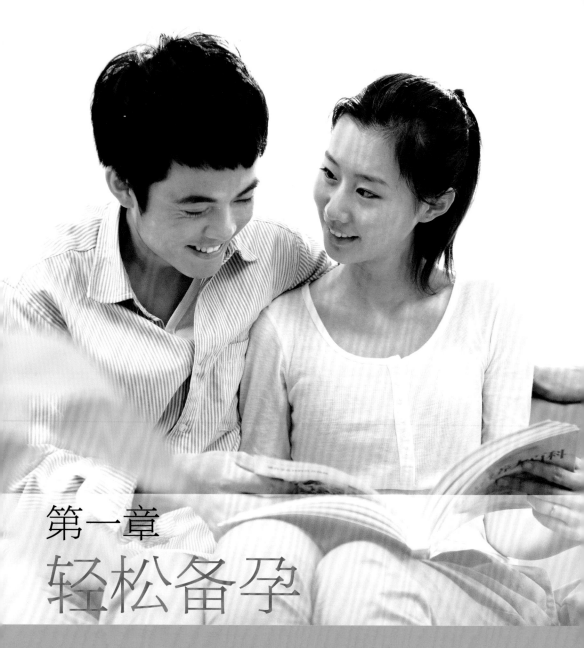

第一章
轻松备孕

生一个健康聪明的宝宝，是每对想要宝宝的夫妻最大的愿望，而孕前准备正是优生优育的基础。备孕夫妻要提前了解孕前知识，改掉一些生活中的坏习惯，拥有一个健康的身体，并做好充分的心理准备，用最佳的状态迎接宝宝的到来。研究证明，孕前准备做得越充分，将来准爸爸和孕妈妈应对孕期里可能出现的种种挫折和困难时就会越从容淡定。

把握怀孕好时机

精子与卵子的健康、成熟是宝宝聪明、健康的先决条件。精子和卵子的质量受年龄、季节、环境、心情、营养等许多外界因素的影响。因此，备孕夫妻想要孕育聪明健康的宝宝，从受孕那一刻就应开始注意了。

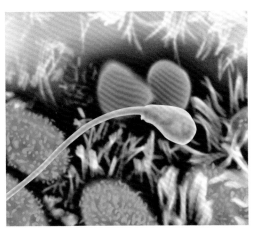

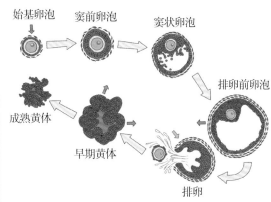

始基卵泡　窦前卵泡　窦状卵泡

排卵前卵泡

成熟黄体

早期黄体

排卵

精子的形成

男子从青春期起，悬垂在阴囊中的两个睾丸逐渐成熟，开始生成精子和雄性激素（睾丸素），并持续到生命终止。所以，睾丸是精子的发源地。产生精子的场所称为精曲小管。精子成熟后进入管腔内，随着睾丸网管进入精曲小管，最终进入附睾，停留两三周后进入输精管。

睾丸每日可产生上亿个精子，是一个庞大的"精子制造工厂"。精子要比卵子的量多得多，男性一次射出来的精子量能达到 5 千万到 1.5 亿个，但是个头要比卵子小得多，约在 0.5 毫米。数以亿计的精子就像一个个小蝌蚪，有椭圆形的头和小尾巴。其中头内包含着爸爸的遗传信息，而小尾巴则可以帮助它从阴道里游到输卵管。

卵子的形成

卵子产生于女性性腺——卵巢，是人体最大的一种细胞。女性在自己还是 3~6 孕周的胚胎时就已形成卵巢的雏形，至出生时卵巢中已有数百万个卵母细胞形成，但经过儿童期、青春期，到成年就只剩 10 万多个卵母细胞了。卵母细胞是卵子的"前身"，卵母细胞包裹在原始卵泡中。经过卵巢分泌的性激素的作用后，每个月有一个原始卵泡成熟，成熟的卵子再从卵巢排出，经过输卵管到达腹腔。如果卵子经过输卵管时"遇"到强壮的精子，就可能结合成受精卵，而后"转移"到子宫"安营扎寨"继续发育。

通常，女性一生中成熟的卵子只有 300~400 个，其余的卵母细胞便自生自灭了。卵巢不排卵是女性不孕的重要原因之一。

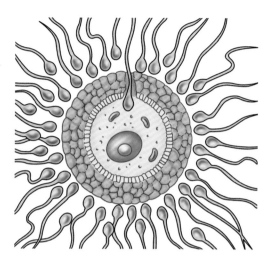

卵子被一群精子包围，但只有 1 个或 2 个精子能钻入卵子内受精。

受孕，一场卵子和精子的约会

女性在排卵期，某一侧或两侧的卵巢排出卵子。卵子从卵巢排出后，被输卵管伞拾取，进入输卵管内并停留，等待受精。精子们"争先恐后"地从阴道到达输卵管，这个过程一般需要 1~1.5 小时，但最快的只需数分钟。卵子排出后 24 小时内，如果有性生活，就会被一群赶来的精子包围，但只有 1 个或 2 个精子能钻入卵子内受精。受精后的卵子就是受精卵。

受精卵在输卵管内一边发育一边逐渐向子宫腔移动，大约在受精后 7~8 天，即可到达子宫腔，植入到子宫内膜里，并不断地吸取营养逐渐发育成成熟的胎宝宝。

受孕是一个神奇而复杂的生理过程，必须具备以下条件：卵巢排出正常的卵子；精液正常并含有正常的精子；卵子和精子能够在输卵管内相遇并结合成为受精卵；受精卵顺利地被输送进入子宫腔；子宫内膜已准备充分，适合于受精卵着床。这些环节中有任何一个出现异常，都可能导致不孕或者影响优生。

孕前 3 个月，调整性生活频率

夫妻性生活频率过高，可能会减少受孕的概率。因为夫妻性生活频率过高，就会导致精液量减少和精子密度降低，使精子活动率和生存率显著下降，受孕的机会自然就会降低。虽然睾丸每天都可以产生数亿个精子，但 1 次射精后要等将近 1 周时间精子才能成熟和达到足够的数量。过频的夫妻生活还会导致女性免疫性不孕，对于能够产生特异性免疫反应的女性，如果频繁地接触丈夫的精液，容易激发体内产生抗精子抗体，使精子粘附堆积或行动受阻，导致不能和卵子结合。

在孕前 3 个月到 1 个月，建议每周进行一两次性生活为宜。到了孕前 1 个月，可以在女性排卵期前后适当增加性生活次数，隔日或者每 3 天 1 次。

生育的最佳年龄

按照人体正常的生理成熟水平，男女不同的生育年龄如下：

男性的最佳生育年龄：25~35 岁

女性的最佳生育年龄：23~30 岁

男性在 35 岁以后，体内的雄性激素开始衰减，平均每过一年其睾丸激素的分泌量就下降 1%，精子基因突变的概率也相应增高，精子数量和质量都得不到保证，对胎儿的健康也会产生不利影响，因此男性最佳生育年龄为 25~35 岁。

而女性虽然在 18 岁进入性成熟期，可以结婚、生育，但这只是从女性生殖系统发育及卵巢生理方面而言。实际上，这个年龄的女性心理及社会年龄还不成熟，因此并不是受孕的最佳年龄。

女性在 23~30 岁时，生理成熟，卵子质量高，精力充沛，容易接受孕产、育儿方面的知识。此时若怀孕生育，则分娩危险小，胎儿生长发育良好，也有利于孕育胎儿和抚育婴儿，因此女性的最佳受孕年龄是 23~30 岁。

而 35 岁以上的女性，卵巢功能减退，卵子质量下降，受孕能力下降，受孕后胎儿发生畸形的可能性增加，流产率也会增加，难产的发生率也将随着年龄的增长而提高，因此应该尽量避免 35 岁以后受孕。

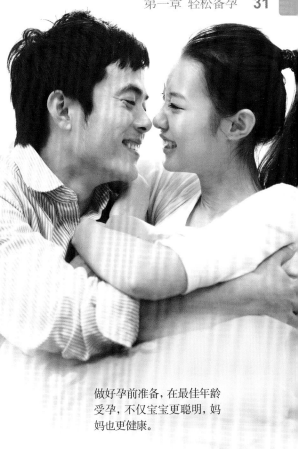

做好孕前准备，在最佳年龄受孕，不仅宝宝更聪明，妈妈也更健康。

夫妻最佳生育年龄组合

由于女性的最佳生育年龄在 23~30 岁，男性为 25~35 岁，因此，夫妻之间的最佳生育年龄组合是男性比女性大 7 岁左右。准爸爸年龄大，智力相对成熟，遗传给下一代的"密码"更多；孕妈妈年纪轻，生命力旺盛，会给胎儿创造一个良好的孕育环境，有利于胎儿发育成长，所以这种"优化组合"生育的后代易出"天才"。

不宜受孕的 3 种情况

并不是什么时候都适合受孕，为了孕育一个健康聪明的宝宝，备孕夫妻需要尽可能避开不宜受孕的各种情况，给宝宝一个良好的开始。

1. 旅途中：在旅途中夫妻都会过度耗损体力，加上生活起居没有规律，经常会睡眠不足，每日三餐的营养也容易不均衡。这样不仅会影响受精卵的质量，还容易引起子宫收缩，使胚胎的着床和生长也受到影响，导致流产或先兆流产发生。所以旅途中不宜受孕。如果旅途中发现妻子怀孕，应及时返回家中，以免出现不良后果。

2. 使用避孕药期间：无论口服避孕药还是外用避孕药，一旦在使用期间受孕，都会对受精卵造成不利影响。使用避孕药失败后所生的宝宝，先天畸形的概率会增加，出生时的成熟度、体重、生长发育速度等，也都与正常受孕所生的宝宝有差别。

在停服避孕药后女性也不宜立即受孕。避孕药会抑制排卵，并干扰子宫内膜的生长发育。长期口服避孕药的女性，最好停药后半年再怀孕，在暂时停药的半年内，可用避孕套等方法避孕。等子宫内膜和排卵功能在半年内完全恢复后再受孕。

3. 早产或流产后：在早产、流产后也不宜立即怀孕。因为早产、流产后，女性体内的内分泌功能暂时还未完全恢复，子宫内膜受到创伤，特别是做过刮宫手术的女性，立即受孕容易再度流产而形成习惯性流产。因此，一般要过半年后再受孕。

蜜月旅游期，双方都比较劳累，不是最佳的受孕时机。

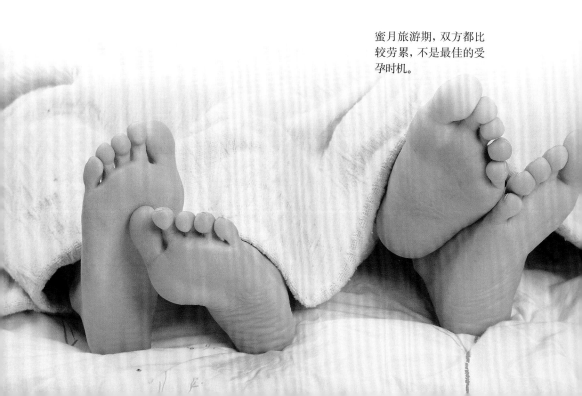

轻松找准排卵日

在计划怀孕时，准确掌握自己的排卵期是很重要的。备孕女性可以按照下面的几种方法推测。

推算法

一般情况下，女性会在下次来月经前两周左右（12~16 天）排卵，这样就可以根据自己以前月经周期的规律推算出排卵期。

计算公式：

排卵期第 1 天 = 最短一次月经周期天数 –18 天

排卵期最后 1 天 = 最长一次月经周期天数 –11 天

如果通过观察，你的月经 28 天一次，很规律，那么你可以将月经周期的最长天数和最短天数均定为 28 天，代入公式，就可以计算出你的"排卵期"为：本次月经来潮后的第 10~17 天。这种计算方法是以本次月经来潮第一天为基点，向后顺算天数，而不是以下次月经来潮为基点，倒数天数，因此不易弄错。

找出"排卵期"后，可以从"排卵期"第 1 天开始，每隔一日同房一次，怀孕的概率较高。

观察宫颈黏液

月经周期分为"干燥期——湿润期——干燥期"。月经干净后，宫颈黏液稠而量少，甚至没有黏液，称为"干燥期"，不易受孕。

月经周期中期，随着内分泌的改变，黏液增多而稀薄，阴道分泌物增多，称为"湿润期"。接近排卵期时，阴道变得越来越湿润，分泌物不仅增多，而且黏液变得像鸡蛋清一样，清亮滑润而有弹性，能拉出很长的丝，且不易拉断，出现这种黏液的最后一天的前后 48 小时之内就是排卵日了。

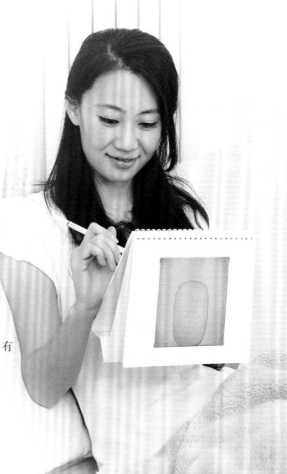

每月月经来潮时做记录，有助于准确推算排卵日。

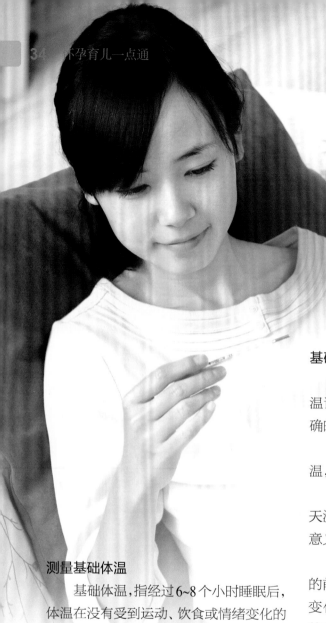

普通的体温计精确度不高，最好换成专门的基础体温计。

测量基础体温

　　基础体温，指经过6~8个小时睡眠后，体温在没有受到运动、饮食或情绪变化的影响时所测出的体温。通过记录基础体温，可以推算出排卵日。

　　在一个正常的月经周期内，女性的体温也会有周期性变化。月经开始后1~2周是基础体温的低温期，中途过渡到高温期后，再返回低温期时，即开始下次月经。从低温期过渡到高温期的分界点那天，基础体温会降到最低，以这一天为中心，前两日和后三日称为排卵期，即易孕阶段。

基础体温的测量方法

　　1.先到药房购买专用的女性基础体温计，这种体温计刻度精准，能测出较精确的体温。

　　2.早晨睡醒后，第一件事就是测量体温，并将测量出的基础体温记录下来。

　　3.每天要在固定的时间测量，若每天测量时间间隔较长，则可能使数据失去意义。

　　4.坚持每天测量。尤其是开始记录的前三个月，务必找出两次月经间的体温变化曲线。将记录的体温做成一目了然的图表，才能发挥它的最大作用。感冒、腹泻、发热、饮酒过度、晚睡晚起之类的情况，也会影响体温，应特别注明，以作为体温判断的参考。

下腹疼痛

　　排卵时，下腹部有时会隐隐作痛，甚至有些女性在卵子从卵巢中排出的瞬间，会感觉剧烈的疼痛。这种疼痛的感觉就是排卵的信号，这一天也正是排卵日。

排卵试纸法

排卵是卵巢释放卵子的过程。正常女性体内保持有微量的促黄体生成激素（LH），在月经中期 LH 激素的分泌量快速增加，形成一个高峰，并在此后 48 小时内刺激卵巢内成熟卵子的释放。这段时间女性最容易受孕。现在很流行用排卵试纸测排卵期，效果很不错。排卵试纸使用方法和注意事项如下：

1. 用洁净、干燥的容器收集尿液，不可使用晨尿。收集尿液的最佳时间是早 10 点至晚 8 点，尽量采用每一天同一时刻的尿样，收集尿液前 2 小时应减少水分摄入，因为稀释了的尿液样本会妨碍 LH 峰值的检测。

2. 沿铝箔袋切口部位撕开，取出试纸。手持测试条，将有箭头标志线的一端插入尿液中，约 3 秒后取出平放，10~20 分钟后观察结果，结果以 30 分钟内阅读为准。测试纸插入尿液深度不可超过 MAX 标志线。

3. 测出有 2 条线，下面一条是检测线，上面是对照线，下面一条的颜色比上面浅，表示到排卵期，但尚未到排卵高峰，此时需要继续每天测试。

4. 测出来有 2 条线，下面一条是检测线，上面一条是对照线，下面一条的颜色比上面深或者一样深，表示将在 24~48 小时内排卵。这就是要宝宝的最佳时候！

5. 试纸上端只有 1 条线，表示未到排卵期或排卵高峰已过。

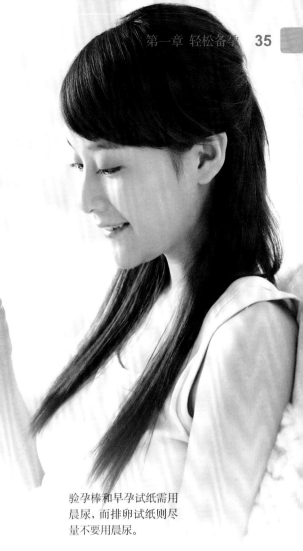

验孕棒和早孕试纸需用晨尿，而排卵试纸则尽量不要用晨尿。

很多备孕女性习惯用晨尿来进行排卵测试，这是不科学的。如果用晨尿的话，其尿液浓度过高，容易将 LH 测成峰值，即有可能把弱阳测成强阳而错过真正排卵的时机。

需要特别注意的是，如果是早孕试纸，则应选用晨尿。

通过以上几种方法，掌握了自己的排卵规律及准确的排卵日期，在排卵日同房，受孕概率是最高的。

备孕女性这样准备

　　女性的孕前准备是优孕的关键，却往往最容易被忽略。其实，恰当的孕前准备能让宝宝决胜于起跑线上，女性孕前点点滴滴的付出和努力，最终都将无限扩大到宝宝的未来上。

备孕女性检查项目

检查项目	检查内容	检查目的	检查方法	检查对象	检查时间
生殖系统	通过白带常规筛查滴虫、真菌、支原体感染、衣原体感染、阴道炎症、以及淋病、梅毒等性传播疾病	是否有妇科疾病，如患有性传播疾病，最好先彻底治疗，然后再怀孕，否则会引起流产、早产等危险	普通的阴道分泌物检查	所有育龄女性	孕前任何时间
TORCH	风疹、弓形虫、巨细胞病毒和单纯疱疹病毒4项	是否感染上病毒及弓形虫，一旦感染，特别是怀孕前3个月，会引起流产和胎宝宝畸形	静脉抽血	所有育龄女性	孕前3个月
口腔检查	如果牙齿没有其他问题，只需洁牙就可以了，如果牙齿损坏严重，就必须拔牙	如果孕期牙痛，考虑到用药对胎宝宝的影响，治疗很棘手	牙科检查	育龄女性根据需要进行检查	孕前6个月
妇科内分泌	包括促卵泡激素、黄体酮生成激素等	月经不调等卵巢疾病的诊断	静脉抽血	月经不调、不孕的女性	孕前
优生五项检查	弓形虫抗体、风疹病毒抗体、巨细胞病毒抗体、单纯疱疹病毒抗体Ⅰ型和Ⅱ型5项	如果有一项呈阳性，就会影响怀孕和孕后胎宝宝的发育	静脉抽血	所有育龄女性	孕前
身高体重检查	针对备孕女性的体重、身高测量	记录下最初体重值，有助于医生了解孕妈妈体重的增长情况		所有育龄女性	孕前
血压测量	血压值	为备孕和孕期记录下血压的基础值		所有育龄女性	孕前

需要重点储备的营养素

许多营养素可以在人体内储存很长时间。这就为孕妈妈提前摄取营养，为孕期做准备创造了条件。孕妈妈储备营养，一则可以满足怀孕时孕妈妈和胎宝宝对营养的需求；二则可以在孕早期发生呕吐不能进食时，动用储备营养而不致影响胎宝宝的发育。

1.叶酸：叶酸的摄入在整个孕期都非常重要，尤其是在孕前和孕早期。缺乏叶酸将可能导致胎宝宝神经管异常等严重的后果。

2.钙：在孕期，孕妈妈体内的钙就会转移到胎宝宝身上，钙缺乏影响胎宝宝乳牙、恒牙的钙化和骨骼的发育，出生后还会使宝宝早早地出现佝偻症；也会导致孕妈妈出现小腿抽筋、疲乏、倦怠，产后出现骨软化、牙齿疏松或牙齿脱落等现象。

3.锌：锌在生命活动过程中起着转运物质和交换能量的作用，故被誉为"生命的齿轮"。锌是整个孕期每时每刻都要注意补充的营养素，对胎宝宝和孕妈妈自身都至关重要。适量增加锌的摄入量，孕妈妈就可拥有光滑、富有弹性的皮肤，预防或减少妊娠纹。锌如果摄入不足，就会使胎宝宝脑细胞分化异常，甚至出现发育畸形。

营养素种类	最佳食物来源
叶酸	动物肝脏含量最为丰富，其次为蚕豆、红枣、绿豆、芦笋、菠菜、板栗、圆白菜、草莓、西蓝花、大蒜等
钙	海带、海参、牡蛎、大豆、腐竹、木耳、鱼、虾和奶制品类
锌	牡蛎中含量最为丰富，其次为小麦胚粉、核桃、芝麻、猪肝、牛奶；豆类中的大豆、绿豆、蚕豆以及坚果中的腰果、开心果、花生等含量也很丰富

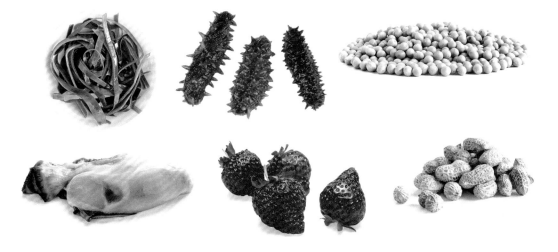

备孕女性不宜多吃的食物

1. 不宜多吃洋快餐

洋快餐是高脂肪、高蛋白、高热量的食物，营养成分非常单一。备孕女性长期吃洋快餐会导致营养不良，影响孕育。如果由于工作原因必须选择洋快餐的话，那么别忘了给自己点1份蔬菜沙拉或用纯果汁代替碳酸饮料。

2. 不宜多吃胡萝卜

胡萝卜含有丰富的 β - 胡萝卜素和维生素，但专家发现，女性孕前吃过量的胡萝卜，其摄入的大量 β - 胡萝卜素可能会引起闭经，抑制卵巢的正常排卵功能。

3. 不宜多吃甜食

很多女性都是"甜食控"，爱吃奶油蛋糕、水果糖等甜食，这虽然满足了自己的口腹之欲，却给身体带来了伤害。

因为大部分甜食具有高脂肪、高热量的特点，常食甜食容易引起体重上升，增加女性患糖尿病、心血管疾病的风险，同时容易引起蛀牙，对怀孕不利。

4. 不宜多吃菠菜

长期以来，人们误认为菠菜是含铁量较高的食物，所以常被用来作为补铁膳食。其实，菠菜中铁的含量并不多，其主要成分是草酸。草酸会影响人体对锌、钙的吸收，备孕期女性常吃菠菜，会造成体内锌、钙的缺乏，受孕后影响胎儿的生长发育。

5. 不宜多吃烤肉

烧烤食物有时火力不均，特别是烧烤猪、牛、羊肉时，未烤熟的部分可能存有寄生虫，备孕期的女性如果吃下这样的烤肉，容易感染弓形虫病，有可能导致畸形儿、弱智儿的出现。

6. 不宜吃太多红枣

吃太多红枣，对身体有害无益。因为红枣偏温，通常煲汤或者煮粥时一次放两三颗即可，不能一次吃十几个，易引起腹胀，损伤脾胃。

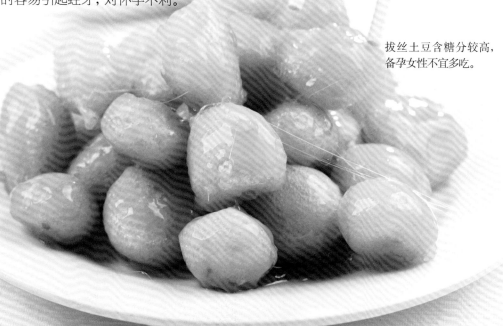

拔丝土豆含糖分较高，备孕女性不宜多吃。

制定一个健身计划

　　孕妈妈体质不好，会影响胎宝宝发育。因身体不够强健易导致子宫和腹肌收缩能力弱，也不能保证胎儿顺利分娩。同时，怀孕和分娩中需要消耗大量体力，并可能感染各种疾病。若能拥有健康的身体，对怀孕、生育是很有好处的。

　　备孕女性在孕前制定一个科学合理的健身计划，不但能提高身体的耐久性、力量和柔韧性，同时也能使身体和情绪处于最佳状态。备孕女性至少要在孕前3个月就开始健身。孕前运动一定要循序渐进，不要让身体太劳累，这样才可以轻松度过备孕生活。

　　适合孕前的健身运动有游泳、健美操、跳慢舞、跑步、散步等。过于激烈、刺激的运动，不宜在孕前进行。备孕女性也可选择太极拳、瑜伽等进行练习，以帮助女性放松心情，调节神经机能，提高自我控制能力，调整心态。

学会休息与放松

　　研究表明，孕前越放松，孕妈妈和胎宝宝越健康，因此，想要宝宝，就要学会缓解压力，学会休息与放松。

　　多听音乐。轻快、舒畅的音乐不仅能给人美的熏陶和享受，还能使人的精神得到有效放松。

　　安排好自己的日程。让自己有时间去做放松的事情。锻炼、静思、按摩、深呼吸、看书等，都可以让自己放松。

　　悠闲自得地散步。坚持晚饭后就近到公园、广场、小区里散步，最好夫妻同行，说说悄悄话，除能解除疲劳外，也是调节和保持良好精神状态的妙方，对备孕女性身心健康大有益处。

夫妻一起打打羽毛球，锻炼身体的同时，也能放松身心。

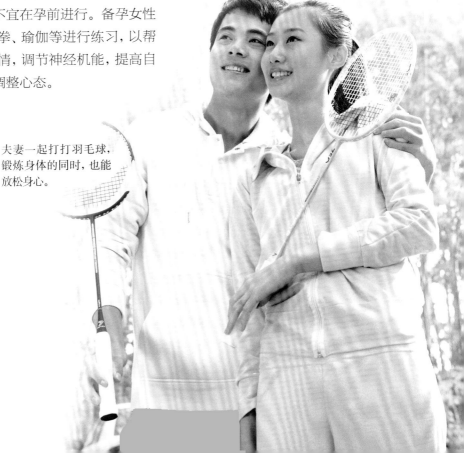

大龄女性备孕有秘诀

如果你一不小心加入了"高龄初产"的行列，有很多身体、心理甚至未来胎宝宝的健康问题是怎么也绕不过去的，最好从孕前开始就做好各种准备。

医学上认为，年龄超过 35 岁怀孕就可以称为"高龄妊娠"。研究表明，与适龄妊娠的女性相比，大龄女性不仅不易怀孕，而且孕期发生各种疾病的概率增加了 2~4 倍。所以大龄女性更要做好孕前准备，顺利怀上最棒一胎。

1. 消除心理压力

35 岁是高龄孕产妇的临界点，那些接近或者已经超过这个临界点的大龄备孕女性，要说一点都没有备孕的压力是不太可能的。其实，备孕女性年龄越大，迫于家庭的压力和身体的原因，想要宝宝的心情就越迫切。但是实际情况却是，大龄女性越是急着怀孕，越是迟迟不见动静，这很大一方面的原因就是心理压力过大，这对备孕夫妻是极为不利的。所以，大龄女性备孕前要消除不必要的压力，以乐观的心态迎接宝宝的到来。

2. 不熬夜，有规律地作息

经常熬夜，生活规律被打乱，身体的生物钟也会被打乱，直接影响的就是内分泌环境的平衡。而激素的分泌失调会使卵巢的功能发生紊乱，影响卵子的发育成熟及排卵。内分泌环境一旦被打破，要想重新调整，是一个非常漫长的过程，与其在这方面浪费时间，不如养成早睡、早起的作息规律。

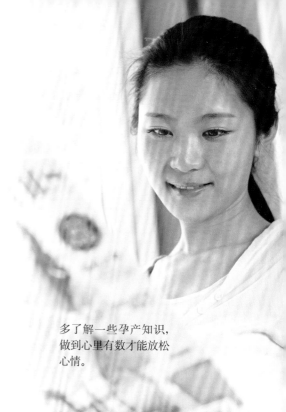

多了解一些孕产知识，做到心里有数才能放松心情。

3. 避免多次流产的伤害

子宫就如同孕育生命的土壤，而无论是药物流产还是手术流产，都无异于人为地破坏这块土地。如果反复进行，则可能造成土壤贫瘠，无法受孕。而且，手术流产还有可能造成输卵管粘连、子宫内膜异位等，导致不孕症等问题出现。所以，如果不想马上受孕，一定要做好避孕工作，保护好自己。

4. 关注妇科疾病

30 岁以后，女性妇科疾病发生的概率增大，不仅会影响受孕，在怀孕后也会使自身和胎宝宝的健康受到很大影响。因此，怀孕之前一定要先进行积极的妇科治疗，有些疾病比如子宫和卵巢等疾病，需要彻底治愈后再怀孕，不然会和胎宝宝抢孕育的"空间"和"土壤"。

过胖或过瘦女性如何备孕

准备要做妈妈了，赶快来关注一下自己的体重，身体过胖或过瘦都不利于怀孕。

过胖或过瘦都是体内营养不均衡或缺乏锻炼造成的。无论是准备怀孕的女性，还是孕期中的女性，过胖过瘦都应积极进行调整，力争达到正常状态，给胎宝宝一个优质的生长空间。算一下自己应有的标准体重，看自己属于哪种情况，然后根据具体情况进行适当的调整吧！

国际上常用的体重计算公式如下：

标准体重（女）=（身高 ＿＿＿ 厘米 -100）×0.9-2.5=＿＿＿＿ 千克

类型	表现
正常	实测体重不超过标准体重的 10%
过重	实测体重 > 标准体重的 10%~20%
肥胖	实测体重 > 标准体重的 20%
消瘦	实测体重 < 标准体重的 10%~20%

过胖或过瘦都会影响体内内分泌功能，不利于受孕，且孕后易并发妊娠高血压、妊娠糖尿病等，同时还会增加宝宝出生后第一年患呼吸道疾病和腹泻的概率。所以，过胖或过瘦的女性在孕前要积极调理。

类型	饮食	运动	其他
过瘦	多吃些鸡、鸭、鱼等肉类以及蛋类和豆制品	在身体允许的条件下参加一些强度稍大的运动	一定要吃早餐
过胖	控制热量摄取，少吃油腻及甜食，晚餐适当，并改掉用食物来减压的习惯	有计划地进行高耗能运动，比如健身、长跑等	少吃多餐

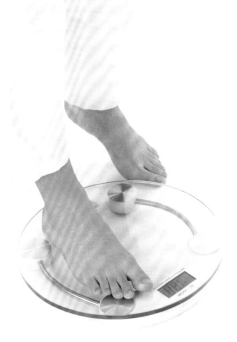

准备一个电子秤，便于随时掌握体重情况，控制体重。

备育男性这样准备

备孕绝不是女性一个人的事儿。其实，备育男性身体状况的好坏，直接关系着生育的能力和质量，男士们千万不可掉以轻心。作为备育男性，应用心做好孕前准备，让自己的宝宝从一开始就得到最好的遗传基因。

备育男性检查项目

孕育胎宝宝，优质的精子至关重要，备育男性的健康同样重要，检查必不可少。除常规检查外，备育男性主要检查生殖系统、前列腺和精液等。

1. 精液分析。这主要检查精子的活动度、畸形率和精子总数等。精液的质量直接影响受精卵的质量。当男性有前列腺炎、精囊炎、附睾炎、精子少、畸形率高等情况时，都需要积极治疗。衡量男性生育能力的另一个重要指标是精子总数。正常男性每次排精 2~5 毫升，若少于 1 毫升即为不正常。正常精液为灰色或乳白色，有特殊腥味。刚射出的精液是稠厚的胶冻状，约 3~30 分钟后液化，变为稀薄的液体。精液超过 30 分钟不液化多见于前列腺和精囊疾病患者。

2. 前列腺液检查。前列腺液正常为乳白色、偏碱性，高倍镜下可见满视野的微小、折光的卵磷脂颗粒、少许上皮细胞、淀粉样体及精子，白细胞数量大于 10。前列腺液有炎症时，白细胞数目增加，甚至会见到成堆脓细胞，卵磷脂颗粒显著减少。

3. 内分泌检查。通过促性腺激素释放激素或克维米芬刺激试验可以了解下丘脑——垂体——睾丸轴的功能。测定睾酮水平可以直接反应质细胞的功能。如有必要可测定甲状腺激素、肾上腺皮脂激素或泌乳素。

4. 睾丸活检。用于无精子或少精子症，直接检查睾丸曲细精管的生精功能及间质细胞的发育情况，局部激素的合成与代谢可经免疫组化染色反映出来。

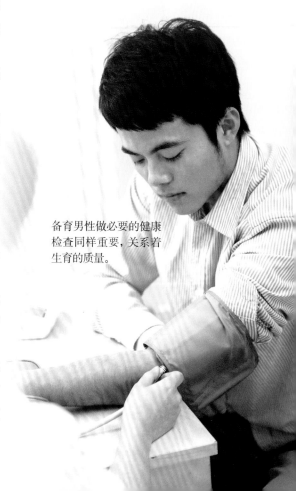

备育男性做必要的健康检查同样重要，关系着生育的质量。

不可忽视的营养素

目前，越来越多的备育男性开始注重个人健康。如果要生个优质宝宝，备育男性该如何补充营养，又该补充哪些营养？下面我们就给您介绍一下备育男性不可忽视的营养素。

1. 蛋白质

对备育男性来说，蛋白质是生成精子的重要原材料，合理补充富含优质蛋白质的食物，有益于协调备育男性的内分泌功能，提高精子的数量和质量，但要注意不能超量摄入。因为蛋白质摄入过量容易破坏备育男性体内营养的均衡，造成维生素等多种物质的摄入不足，并导致生成酸性体质，对备育不利。

2. 脂肪

对备育男性来说，性激素主要是由脂肪中的胆固醇转化而来。脂肪中还含有精子生成所需的必需脂肪酸，如果缺乏，不仅影响精子的生成，而且还可能引起备育男性性欲下降。肉类、鱼类、禽蛋中含有较多的胆固醇，适量摄入有利于性激素的合成，有益于优生。

3. 矿物质

矿物质对备育男性的生育力同样具有重要的影响。最常见的矿物质就是锌、硒等元素。备育男性体内缺乏锌，会导致精子数量减少，畸形精子数量增加，甚至不育；缺硒会减少精子活动所需的能量来源，使精子的活力下降。建议备育男性适当吃些含锌、硒较高的食物，如贝壳类、谷类胚芽及芝麻、海带、墨鱼、虾、紫菜等。

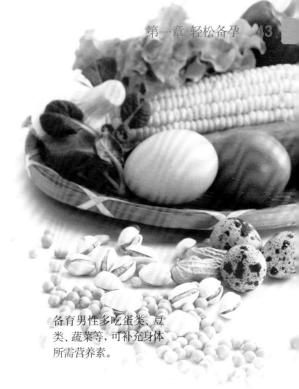

备育男性多吃蛋类、豆类、蔬菜等，可补充身体所需营养素。

4. 维生素

维生素 A 是生成雄性激素所必需的物质。备育男性每天需要补充 800 微克维生素 A。备育男性每天摄入 100 克鳗鱼、70 克鸡肝、85 克胡萝卜或 125 克圆白菜，即可满足需要。

维生素 C 可以增加精子的数量和活力，减少精子受损的危险。备育男性每天应摄取 100 毫克维生素 C。橘类水果、草莓、猕猴桃、木瓜、绿叶蔬菜均富含维生素 C。

维生素 E 又称生育酚。如果缺乏维生素 E 和必需的脂肪，会导致不育。充足的维生素 E 可以使男性体内雄性激素水平提高，精子活力和数量显著增加。一般建议每日摄入 400~1000 国际单位维生素 E 即可。大多数人可由饮食中摄取充足的维生素 E，无需额外补充。

备育男性不宜多吃的食物

1. 不宜多吃芹菜

芹菜有杀精作用，会减少精子数量。据报道，国外有医生经过实验发现，健康、有生育能力的年轻男性连续多日食用芹菜后，精子量会明显减少甚至到难以受孕的程度，这种情况在停食芹菜后几个月又会恢复正常。

2. 不宜多吃加工过的肉制品

牲畜在饲养的过程中，会接触一些污染物，畜肉和其他高脂肪食品在生产加工的过程中也会产生多种化学物质。大量食用加工肉类，会使有害物质在体内积聚，影响精子的质量和数量，对备育不利。

有些动物内脏含镉、铅，可能导致男性生殖能力减弱，备育男性应减少食用。

3. 不宜多吃动物内脏

无论是人类还是动物的内脏，都是一个"垃圾"处理厂，是帮助清除体内毒素的。有些动物内脏含有镉、铅，镉会导致生殖系统能力减退，而铅可直接作用于男性生殖系统的核心器官——睾丸，造成精子数量减少、精子畸形率增加。因此备育期的男性不可过量食用动物内脏，每周最多吃 2 次，每次食用量不要超过 50 克，而且最好搭配蔬菜、粗粮食用。

4. 不宜多吃海鲜

近年来，由于环境污染的影响，海产品屡屡出现问题，吃海鲜中毒的事件也时有发生。有些被污染的海产品中汞含量较高，汞会影响精子的活力和质量，使精子数量降低，严重损害生殖健康。备育男性如果过多食用，会导致不育。因此，建议备育男性应少吃海鲜，每周最多食用 2 次，每次 100 克以下。购买海鲜时应去正规场所，挑选新鲜的买回来吃。另外，备育男性尽量避免吃金枪鱼、剑鱼等含汞高的海鱼。

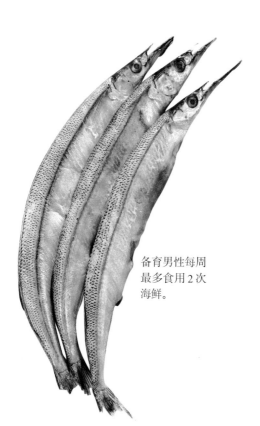

备育男性每周最多食用 2 次海鲜。

戒烟戒酒很重要

吸烟会引起男性动脉粥样硬化，容易诱发阳痿。香烟的烟雾中含有诱发细胞畸变和阻碍淋巴细胞合成 DNA 的物质，影响精子的产生和成熟。每日吸烟 10 支以上的男性，其体内精子的活动能力明显下降，随吸烟量的增加，精子畸形率也呈显著增加趋势。所以，吸烟的备育男性应该至少提前 3 个月乃至半年戒烟。

备育男性长期大量饮酒会导致性功能障碍，也会使 70% 的精子发育不全或游动能力差，甚至会杀死精子，从而影响受孕和胚胎发育。所以，备育男性在计划要宝宝前 2 个月最好不要多喝酒，前一周内绝对不能喝酒。

备育男性应暂别骑车运动

长途骑车是很多男性喜欢的运动。专家指出，在计划要宝宝期间，男性应暂时告别骑车运动。因为骑车时车子座椅正好处于男性的阴部，如果骑车时间过长，座椅会持续压迫阴囊，导致阴囊功能受到影响，对孕育不利。骑车时间过长，还会使睾丸不断振荡，有可能影响生精功能。

备育男性少用手机

手机的高频微波会造成精子数量的锐减，并使精子活力下降。因此，备育男性应尽量少使用手机，多用座机，必须用手机时，尽量长话短说。

备育男性要改变趴着睡的习惯

趴着睡觉会压迫阴囊，刺激阴茎，容易造成频繁遗精。频繁遗精会导致头晕、背痛、疲乏无力、注意力不集中，严重的还会影响正常工作和生活。另外，阴囊需要保持一个恒定的温度，才有利于精子的生成。趴着睡会使阴囊温度升高，对精子生成也有一定影响。所以备育男性要改变趴着睡觉的习惯。

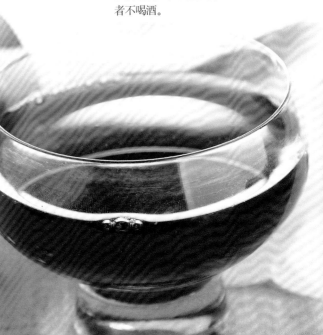

备育男性应至少提前
2 个月减少饮酒量，或
者不喝酒。

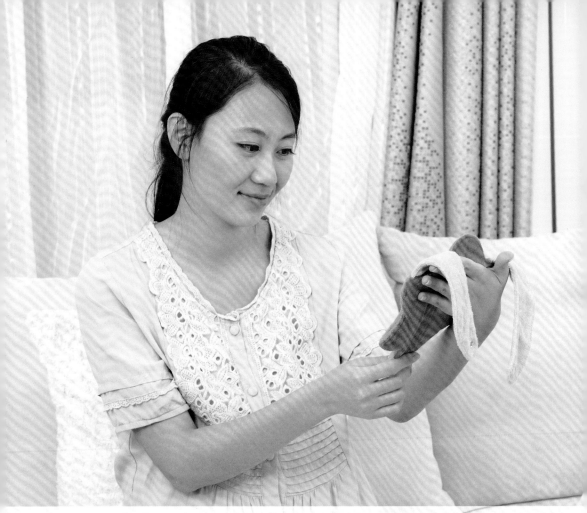

第二章
孕早期 （1~3 个月）

　　不知不觉中，一个小生命已经在你温暖的子宫内"安营扎寨"了。在这最初的 3 个月内，它将从小小的胚胎成长为成熟的胎儿。但这对你来说有点像天方夜谭，因为你可能还对他没有任何感觉，却已经经历着难熬的早孕反应。别苦恼，且把这看作你初为人母的第一个测试吧，顺利过关，你会发现：原来自己就是天生做妈妈的料儿，还有很多潜力可挖呢！

第 1 个月（1~4 周）

胎宝宝：新生命的开始

第 1 周：卵子发育成熟

末次月经结束后，新的卵子在孕妈妈体内发育成熟。

第 2 周：卵子与精子相遇

成熟的卵子从卵泡中排出，同时，有一个最棒的精子也从大约 3 亿个精子中奋力拼出，与卵子结合，形成受精卵，新生命宣告诞生。

第 3 周：小小的胚胎在最佳地点着床了

受精卵在输卵管中行进 4 天后到达子宫腔，然后在子宫腔内停留 3 天左右，等待子宫内膜准备好了，便在那里找个合适的地方埋进去，这就叫作着床。

受精卵着床后，胚泡更深地植入子宫壁，并且羊膜囊也开始形成，在以后将形成胎盘的位置有大量的血管网形成，血管网中有丰富的母体血液。

第 4 周：胚泡分化成胎盘和胎儿

尽管胚泡已经完成植入，绒毛膜形成，但这时的胚胎还没有人的模样，仅仅是孕妈妈子宫内膜中埋着的一粒绿豆大小的囊泡，囊泡分化成两部分，一部分附着在子宫壁上成为了原始的胎盘，另一部分发育成了胎儿。

孕妈妈：好像没什么变化

现在，孕妈妈自己可能感觉不到什么变化，因为还不到下一次的月经，所以很少有人会知道自己已经怀孕，但是胎儿却已经在孕妈妈的子宫内"安营扎寨"，悄悄发育，并且已经形成了脑和脊髓。此时，即使孕妈妈没什么感觉，坚持补充叶酸也是必要的。一直到怀孕第 13 周，孕妈妈的体重和身形可能都不会暴露出孕妇的身份，但是孕妈妈还是需要留意你体内的小生命。

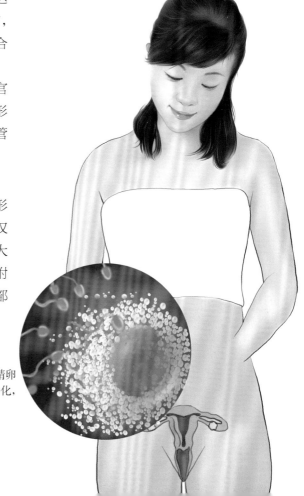

卵子与精子相遇，受精卵将顺利着床并完成分化，宣告胎宝宝的到来。

明明白白做产检

当孕妈妈在家用试纸测试出怀孕后，还应该到医院做相应的检查进行证实，以便确定怀孕周数，并及时得到保健指导。

孕 1 月产检项目

产检项目	检查内容和目的	标准值
血液检查（HCG）	确认是否怀孕，卵子受精后 7 日即可在血清中检测出人绒毛膜促性腺激素（HCG）	人绒毛膜促性腺激素（HCG）参考值 非怀孕：0~4.9mIU/ml 怀孕 3 周：5.4~72 mIU/ml 怀孕 4 周：10.2~708 mIU/ml
了解家族病史	过去用药的历史及医院就诊的一般记录、个人家族病史	为了宝宝的健康，千万不要对医生隐瞒自己的病史
血压检查	孕妈妈血压过低和血压过高都不利于怀孕，需及早检查	正常血压为：收缩压（即高压）90~140mmHg；舒张压（即低压）60~90mmHg
体重检查	测算身体质量指数（即 BMI）：BMI = 体重（千克）／身高（米）^{2}	BMI<19.8 属于低体重；BMI 在 19.8~26 之间属于正常体重；BMI>26，属于高体重
验尿	主要检查血糖、尿蛋白及有无泌尿系统感染等	尿蛋白 (-)：尿液中没有白蛋白，或 24 小时尿蛋白定量 <0.5g

读懂你的产检报告

有些女性孕初期 HCG 比较低，用早孕试纸测出的线条颜色比较浅，无法判断是否怀孕。这种情况下孕妈妈可以去医院进行抽血检查，通过分析 HCG 和黄体酮判断是否怀孕。通常来说，采用验血的方法是最准确的。

用验孕棒或早孕试纸测出两条红线时，应再到医院验血确认是否怀孕。

营养与饮食

　　孕 1 月，饮食重点还是叶酸的补充。有的孕妈妈以为怀孕了就不用继续补充叶酸，还有的孕妈妈想一次补个够，这都是错误甚至是危险的想法，对胎宝宝的发育极为不利。

本月重点补充营养素

叶酸——防畸主力军

　　供给量：孕前要补叶酸，孕后三个月内还要继续补充。此时所需要的叶酸含量为每日 0.6~0.8 毫克，最高不能超过 1 毫克。如果在孕前没有特别注意补充叶酸，那么此刻孕妈妈就必须开始补充叶酸了。一般医生推荐的叶酸增补剂是每片 0.4 毫克，每天吃一片就可以了。同时，孕妈妈也要适当摄入一些富含叶酸的食物，如每天吃 3~5 粒板栗或每天 1 份油菜烧香菇等。

　　食物来源：叶酸普遍存在于有叶蔬菜中，如油菜、圆白菜等；水果中的柑橘和香蕉也含有较多叶酸；动物性食品中的肝、牛肉等含有的叶酸较多。

卵磷脂——让胎宝宝更聪明

　　供给量：充足的卵磷脂可提高信息传递的速度与准确性，是胎宝宝非常重要的益智营养素。这一点对胎宝宝本月处于形成和发育阶段的大脑来说，更具有特殊的价值。孕期每日以补充 500 毫克卵磷脂为宜。

　　食物来源：卵磷脂在蛋黄、大豆、鱼头、芝麻、蘑菇、山药、木耳、动物肝脏、红花子油、玉米油等食物中都有一定的含量，但营养及含量较完整的还是大豆、蛋黄和动物肝脏。

一日科学食谱推荐

早餐：小米粥 1 碗，全麦面包 2 片，鸡蛋 1 个，蔬菜 1 盘。

加餐：酸奶 1 杯，苹果 1 个。

午餐：菠菜蛋汤 1 碗，甜椒牛肉丝、虾仁豆腐各 1 份，米饭 1 碗。

加餐：果汁 1 杯，开心果、花生、瓜子适量。

晚餐：玉米粥 1 碗，红烧鲤鱼、清炒山药各 1 份，蛋炒饭 1 份。

加餐：蔬果沙拉适量。

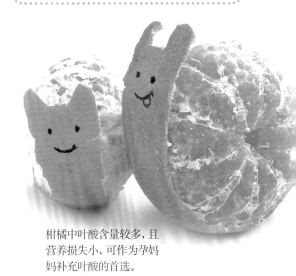

柑橘中叶酸含量较多，且营养损失小，可作为孕妈妈补充叶酸的首选。

饮食品种丰富，荤素搭配

饮食要坚持易消化、少油腻、味清淡的原则。多吃富含蛋白质、维生素和矿物质的食物，适当吃点香蕉、坚果等。

食物品种应当多样化，注意荤素搭配、粗细结合、饥饱适度，不偏食，不挑食，不忌口，并根据个人活动量、体质及孕前体重决定摄入量和饮食重点，养成良好的饮食习惯。

要注意此时不宜吃芦荟、螃蟹、甲鱼、薏米、马齿苋。

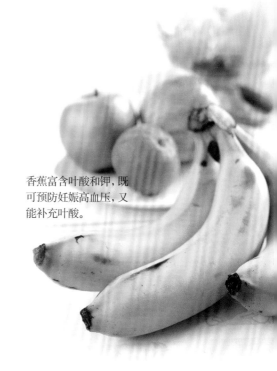

香蕉富含叶酸和钾，既可预防妊娠高血压，又能补充叶酸。

早补锌并预防缺铁

在孕早期，胎宝宝的器官发育非常需要维生素和矿物质，特别是叶酸、铁、锌。但是，孕妈妈通常很难确定自己什么时候怀孕，所以必须从准备怀孕开始，就注意补充额外的维生素及矿物质。

怀孕后，孕妈妈的血容量扩充，铁的需要量就会增加一倍。如果不注意铁质的摄入，孕妈妈很容易患上缺铁性贫血，并可能使胎宝宝也患上缺铁性贫血。另外，充足的锌对胎宝宝器官的早期发育很重要，并有助于防止流产及早产。

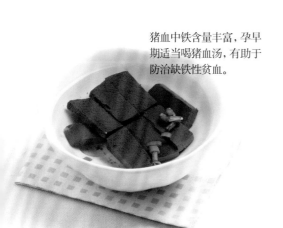

猪血中铁含量丰富，孕早期适当喝猪血汤，有助于防治缺铁性贫血。

每天 1 根香蕉

香蕉是钾的极好来源，并含有丰富的叶酸。叶酸、亚叶酸和维生素 B_6 的储存是保证胎宝宝神经管正常发育，避免无脑、脊椎裂等严重畸形发生的关键性物质。此外，钾有降压、保护心脏与血管内皮的作用，这对孕妈妈是十分有利的。因此，孕妈妈最好每天能吃 1 根香蕉。

多喝水防泌尿系统疾病

怀孕后，孕妈妈的阴道分泌物增多，给细菌繁殖创造了有利的环境。女性尿道口距阴道口很近，容易被细菌感染，如果饮水量不足会使尿量减少，不能及时冲洗尿道，导致泌尿系统感染，重者可损害肾脏。孕妈妈要多喝水，多排尿，保持泌尿系统洁净。

孕妈妈食用虾时，应注意观察有无过敏反应。

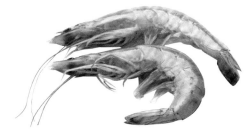

慎食过敏性食物

过敏体质的孕妈妈要避免食用虾、蟹、贝壳类食物及辛辣刺激性食物。这些过敏食物经消化吸收后，可从胎盘进入胎宝宝的血液循环中，妨碍胎宝宝的生长发育或直接损害胎宝宝的某些器官，如肺、支气管等。另外，虾、蟹、贝壳类食物本身含较多细菌，处理不当也会导致胎宝宝畸形或者患病。

这里要特别告知孕前没有过敏经历的孕妈妈，因孕期体质变得格外敏感，食用这类食物也易引起过敏等不良反应，所以食用虾、蟹等食物宜慎重。

不必担心没有提前补充叶酸

如果孕妈妈还没有意识到就已经怀孕了，或者没有及时去产检从而错过了补充叶酸的关键期，也不用懊悔，不必担心胎宝宝会发育不正常。并不是每一个人都缺乏叶酸。据统计，我国约 30% 的孕妈妈缺乏叶酸，大多是因为饮食习惯的影响，且多在偏远山区。

所以，即便孕前没有补充叶酸，但是从发现怀孕时再开始补充，仍然可以起到降低胎宝宝发育异常的危险。

早餐不宜吃油条

孕妈妈要改掉早餐吃油条的习惯。因为经高温加工的油炸淀粉类食物中，丙烯酰胺含量较高，此类物质经人体吸收后易与 DNA 上的鸟嘌呤结合，形成结合物，导致遗传物质损伤和基因突变，对胎宝宝产生致畸影响。同时，炸油条使用的明矾中含有铝，铝可通过胎盘侵入胎宝宝大脑，影响胎宝宝智力发育。

油条味道虽好，但含铝等有害物质，孕妈妈应尽量避免食用。

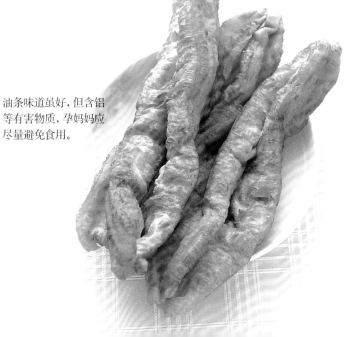

生活细节

这个月，胎宝宝刚刚入住孕妈妈的腹内，大部分孕妈妈还不知道这个好消息，所以从你计划怀孕的那一刻起，就要随时做好准备。首先从生活上开始改变吧。

生活要有规律

孕妈妈要保持有规律的生活起居。要早睡早起，睡眠时间应适当延长一两个小时，有条件的话应进行短时间午睡，一般 1 个小时即可，避免午睡时间太长而影响晚上的睡眠。

要避免熬夜。熬夜容易使体内的生物钟被打乱，导致生长激素分泌减少，影响胎宝宝的生长发育。同时，孕妈妈熬夜也容易出现头痛、失眠、烦躁等不适症状，使早孕反应更加严重。

保持情绪稳定

研究表明，孕妈妈的情绪起伏会刺激神经系统分泌不同的激素，透过血液进入胎宝宝体内，从而影响胎宝宝的身心健康。不良的精神压力和刺激会影响胎宝宝的发育。因此，孕妈妈要保持愉快的心情，使情绪稳定。不要观看暴力、恐怖的节目，避免精神状态的突然变化，如惊吓、恐惧、忧伤等。

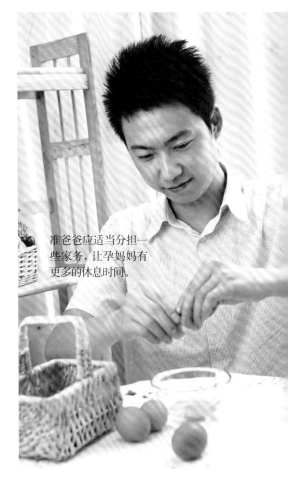

准爸爸应适当分担一些家务，让孕妈妈有更多的休息时间。

家务重新分配

怀孕以后做一些家务，对孕妈妈的心理和生理都有好处。但孕妈妈在做家务的时候，也要掌握一定的尺度，在不疲劳的前提下做一些轻体力的劳动，如做饭、收拾屋子、扫地等。孕妈妈要注意不能搬重物，震动不要太大、不要压迫腹部。这样，不仅能得到适当的锻炼，也可以调剂生活。

另外，有些孕妈妈在孕早期的反应十分严重，或有下体流血等先兆流产反应，这时就要多多休息，丈夫和家人应适时分担家务。

避免长时间蹲着

孕妈妈不要做长时间弯腰或下蹲的动作。孕妈妈长时间蹲着，容易引起骨盆充血，易导致流产。擦地、洗衣服、长时间蹲着上厕所等都需要注意，不宜时间太久。尤其家中的卫生间里如果使用蹲式马桶，则最好改为坐便器，以方便孕妈妈使用。

避免性生活

准爸爸要节制自己的性欲，一旦发现妻子怀孕后，应在孕 12 周内避免性生活，以免造成妻子流产。因为此时胚胎正处于发育阶段，特别是胎盘和母体子宫壁的连接不紧密，此时如果进行性生活，易造成流产。

即使性生活十分小心，但是由于孕妈妈盆腔充血，子宫收缩，也可能造成流产。

不要在厨房久留

做饭时，孕妈妈不要在厨房久留，有早孕反应时，要注意烹调的味道有可能会引起孕吐或过敏。此期间是准爸爸提高烹饪水平的最佳时期。

最好远离微波炉

对于怀孕早期的孕妈妈来说，微波炉可能是一个敏感的刺激。特别是漏辐射或密闭性差的微波炉，发出的高强度微波可致胎宝宝畸形、流产或者更严重的后果。所以孕妈妈尽量不要用微波炉。

不宜常用手机

手机虽然看起来很小，但在使用时也会产生电磁辐射，而且使用手机时不可能与之保持较远的距离，所以更容易对孕妈妈和胎宝宝造成伤害。怀孕早期应尽量使用家庭座机。

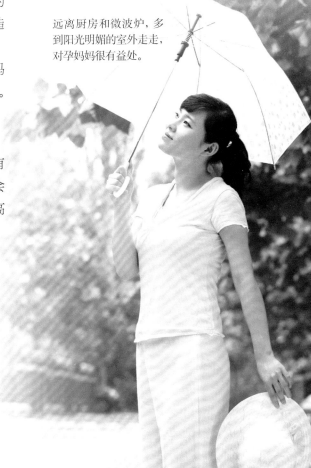

远离厨房和微波炉，多到阳光明媚的室外走走，对孕妈妈很有益处。

健康运动

孕期还能锻炼身体吗？当然，生命在于运动。那可以做什么样的锻炼呢？什么锻炼方式最好、最安全呢？这就需要具体问题具体分析了。

适合孕1月的运动

适宜运动：散步、肩部和颈部运动、简易伸展操、游泳、慢舞

运动时间：30分钟以内

以上这些运动都较轻柔，所以非常适合孕1月的妈妈。散步可帮助消化、促进血液循环、增加心肺功能；肩部运动和颈部运动能增强孕妈妈的肌肉力量，缓解肩痛、颈痛的症状；简易伸展操则可活动关节，赶走疲惫；游泳最能调节神经系统功能，促进血液循环，缓解不良情绪；适当跳慢舞，可以活动筋骨，缓解不良情绪，有助于睡眠。

孕1月不适合的运动

孕1月的孕妈妈不适合进行的运动有：需大力跳跃、震动性很大的运动，如跳绳、踢毽子、骑自行车等；快速移动或者突然改变方法的运动，如快跑、网球、羽毛球、乒乓球等；所有竞技运动，如骑马、跆拳道等；压迫腹部的运动，如仰卧起坐、屈腿上抬等。

孕1月运动安全准则

利用心跳率来决定孕妈妈的运动强度，一般以每分钟不超过140次为原则。孕妈妈每次运动的时间不应超过30分钟。

在运动前、运动中和运动后的三个阶段，孕妈妈要尽量补充水分，以免脱水。

孕妈妈应避免在炎热和闷热的天气做运动。

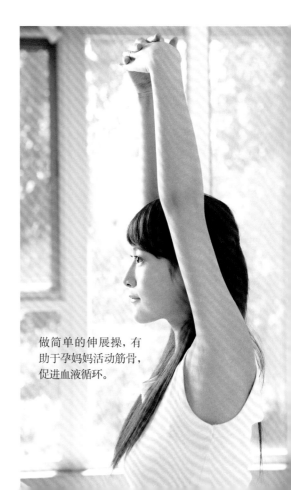

做简单的伸展操，有助于孕妈妈活动筋骨，促进血液循环。

孕期锻炼好处多

锻炼身体好处多多，有规律的锻炼，可以使孕妈妈保持最佳的身体状态，比如增加血液循环、减少身体疼痛和不适、缓解紧张心态和怀孕压力，还可以控制体重、预防便秘。另外，有规律的锻炼，也可为你 10 个月后的分娩打下基础，而且还会加速产后的恢复，让你更快地恢复以前的曼妙身材。

避免过度运动

如果孕妈妈在怀孕前经常进行体育锻炼，如晨跑、游泳等，那么在怀孕初期仍可坚持进行；如果之前并不怎么进行体育锻炼，那么怀孕初期可做一些散步等运动量轻的运动，这对身体是有好处的。但无论是健身还是其他的运动，运动量都不可以过度，过度的运动会使孕妈妈本人产生疲劳感，甚至危害腹中胎宝宝。

床上运动——锻炼腰背部

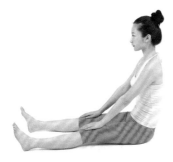

1 坐在床上（以硬板床为宜），两腿平伸，两脚分开 30°。

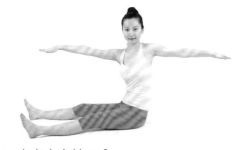

3 上身向左转 90°。

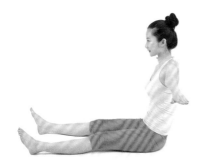

2 两手左右平举与肩平。

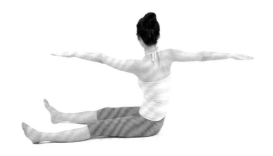

4 身体还原朝前，然后右转做相同动作，上午、下午各做 10 次。

常见不适与解决方案

怀孕初期，很多孕妈妈可能会出现低热、疲倦等类似感冒的症状或怕冷、嗜睡等症状，一定不要忽视，这可能是小宝宝到来的前兆。

重视孕早期阴道出血

孕期发现阴道流血时，不排除宫外孕、先兆流产、宫颈炎或葡萄胎等可能性。建议到医院及时检查。医生会给你查阴道四维彩超看胚胎发育状况，或测定血HCG（绒毛膜促性腺激素）及黄体酮，若需补充黄体酮，则根据激素用药原则，缺多少补多少，待补足需要后再减量。不要盲目地用黄体酮保胎，有些流产是优胜劣汰的自然现象，如果强制保胎后，生下不

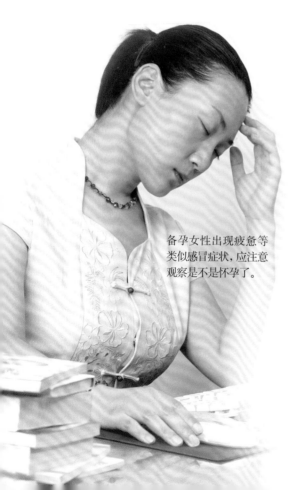

备孕女性出现疲惫等类似感冒症状，应注意观察是不是怀孕了。

健康的宝宝，是很痛心的。况且如果自身黄体酮正常，再用大量外来激素可能导致胎宝宝畸形。

宫颈炎引起的出血和先兆流产的出血在出血量、时间、颜色上很难鉴别，所以只有先去医院诊断清楚，再治疗才是上策。另外，过度的性生活，过多吃巧克力及桂圆、辣椒等热性、刺激性食物，都会加重出血症状。

别把早孕征兆误认为感冒

感冒以后，很多人会发生呕吐、四肢乏力、头昏、脸色发黄、体温升高等症状，有时候，还会感觉特别怕冷，这和怀孕早期的症状很相似。所以当第一次怀孕的妈妈发生这些情况时，很多人都会误认为是感冒。

其实，怀孕除了表现出和感冒类似的症状，还有一些特别的身体变化，孕妈妈可以提前了解，学会甄别：月经推迟超过10天；胃口发生变化，食欲不佳，有时恶心、呕吐，本来喜欢吃的东西不爱吃了，本来不喜欢吃的东西变得特别爱吃；乳房感觉肿胀，触碰有痛感；出现尿频。这些情形一旦出现，怀孕的可能性就很大。

嗜睡、失眠有妙招

孕早期，孕妈妈易疲劳，想睡觉，有时昏昏欲睡，没有精神。这都是怀孕引起的，不需要担心，也不要感到焦躁不安。孕妈妈每天除了至少 8 小时的睡眠以外，最好也能够养成午睡 1 个小时的习惯。

晚餐后，孕妈妈不要饮用咖啡或浓茶，卧室应保持通风良好。躺在床上以后，静静地做腹式呼吸，会比较容易入睡。严重失眠时，应去看医生。

孕早期腹痛怎么办

在孕早期，有些腹痛是生理性的，即因怀孕引起的正常反应，但有些却是病理性的，可能预示着流产等危险的发生。

宫外孕的症状

宫外孕的早期表现是感到下腹一侧有隐痛或酸坠感，妇科检查时会发现子宫增大的与怀孕的月份不符合，而且孕早期会出现不规则的阴道出血。输卵管破裂时，会有剧烈的下腹疼痛，很快会因腹腔内大出血导致休克。孕妈妈一旦发现这些症状，应立即到医院诊断治疗，不要耽误时间，以免流血过多而危及生命。

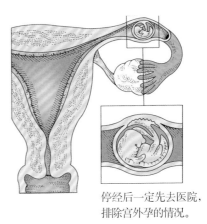

停经后一定先去医院，排除宫外孕的情况。

病因	症状及分析	应对对策
生理性腹痛	总感觉有些胃痛，有时还伴有呕吐等早孕反应，主要是由孕早期胃酸分泌增多引起的	注意饮食调养，膳食应以清淡、易消化为原则，早餐可进食一些烤馒头片或苏打饼干等
病理性腹痛	突如其来的腹部疼痛或伴有阴道出血，可能是宫外孕或先兆流产	少活动、多卧床、禁止性生活、勿提重物，并补充水分，及时就诊
先兆流产	阵发性小腹痛或有规则的腹痛、腰痛、骨盆腔痛	如果疼痛加剧或持续出血，需要立即就医
宫外孕	单侧下腹部剧痛，伴有阴道出血或出现昏厥	一旦出现此症状，需及时去医院就诊

轻轻松松做胎教

胎宝宝的诞生是本月第 2 周后的事情，这个月的胎教重点就是让孕妈妈保持愉快的心情。所以孕妈妈要时时提醒自己：宝宝喜欢我高高兴兴的，没有什么事情比这还重要了。

什么是胎教

所谓胎教，就是调节孕期母体的内外环境，促进胚胎发育，改善胎宝宝素质的科学方法。孕前及孕中，均应给孕妈妈创造优美的环境，通过母亲与胎宝宝的信息交换，使胎宝宝受到良好的宫内教育，以达到促进胎宝宝健康生长发育的目的。

胎教的真谛在于激发胎宝宝内部的潜力。胎教有利于胎宝宝在智慧、个性、感情、能力等方面的发育，也有利于宝宝出生后在人生道路上的发展。不少人认为，胎教的目的是为了培育小天才，创造奇迹。这种误解会让胎教走入歧途。胎教并不是培养天才、神童，而是激发胎宝宝的潜力，让他更聪明、健康。

育儿专家测评胎教的好处

我国著名的育儿专家戴淑凤对接受过胎教的婴儿进行过行为测评，她发现胎教组比对照组在以下几个方面均表现优秀：

视听、注视能力优秀，眼睛亮亮的，有神采。

扶坐时颈部肌肉张力好，抬头吮手指能力强。

表现出音乐天赋。一听见胎儿期听过的音乐，就表现得非常高兴，并随着韵律和节奏扭动身体。

心理行为健康、情绪稳定，总是笑盈盈的，夜里很少哭闹，能睡大觉。

语言发展快，说话早。

大动作能力发展优秀，抬头、翻身、坐、爬、站等动作都较早，动作敏捷、协调，走路也早。

手的精细动作能力发展良好，手抓握、拿取、拍、打、摇、对击、捏、扣、穿、套、绘画等能力强。

学习兴趣高，喜欢听歌、听故事，喜欢看书、看字，不少孩子还不会说话，就拿书要妈妈讲，学习汉字的能力惊人，智能得到超常发展。

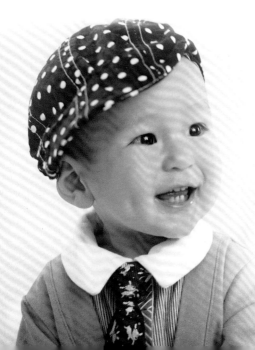

保持好的心情是此时最好的胎教，利于孕育健康、聪明的宝宝。

记录爱的记忆——怀孕日记

从确知怀孕的那一刻起，孕妈妈不妨准备一个漂亮的日记本，记下你的心情吧。当然以后还有更多、更美妙，也更有趣的事情值得你记忆。对于这一段怀孕的日子，以后在每一个日子里重新忆起，都会别有一番滋味在心头。日子流走不会重来，但是回忆却可以越久越浓，越久越香！

怀孕日记可以随心所欲，不一定要追求一种模式，不必太刻意，只要随意记录下孕妈妈当时的心情和感受就好。

记流水账

在记日记之初，如果没有什么特别的感受，孕妈妈也可以记个流水账，把当天的事情按时间顺序记录下来。

____年____月____日　　天气____

7:00 起床，先向肚里的胎宝宝打声招呼，然后洗脸、刷牙、准备早餐。

7:30 和老公一起吃早餐，今天喝牛奶、吃水煮蛋，还好，今天比较有胃口，没有觉得恶心。

8:00 和老公一起走出家门，老公"护送"我到了公司，被人呵护的感觉真好。

10:00 上午的工作有点忙，不过同事们还是很照顾我这个孕妇的，心里很温暖。

12:00 午餐时间啦，很开心，期待着今天的工作餐能有我喜欢吃的，因为我和宝宝都饿啦！

用第二人称

孕妈妈也可以采用第二人称，帮宝宝记录在妈妈腹中的每一天，将来宝宝长大后拿给他看，这会是宝宝最大的财富。

____年____月____日　　天气____

今天你在妈妈肚子里已经住了 4 个月了，妈妈特意去医院建立了档案，并做了一系列的产前检查。医生说宝宝很健康，妈妈也第一次通过仪器听到了你的心跳，好快啊，一分钟 140 多下，妈妈非常激动。

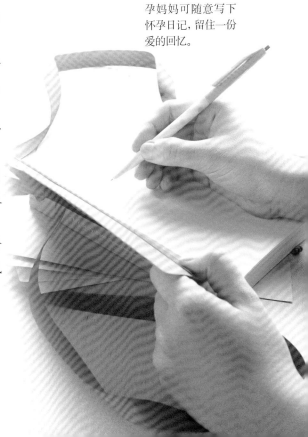

孕妈妈可随意写下怀孕日记，留住一份爱的回忆。

做快乐的孕妈妈

所有能让孕妈妈感觉轻松、快乐、幸福的方式都是很好的情绪胎教，并且是从怀孕开始就要一直坚持下去的。

怀孕初期，由于体内激素的变化，孕妈妈会觉得莫名其妙地烦躁，但胎宝宝与孕妈妈之间有着微妙的精神联系，不良的情绪也会影响到胎宝宝的发育，因此孕妈妈要保持自身的宁静，即不急不躁、不郁闷、不愤怒，情绪安定，心境平和。生活中，当一些不愉快真的发生时，孕妈妈不妨试试下面的一些方法。

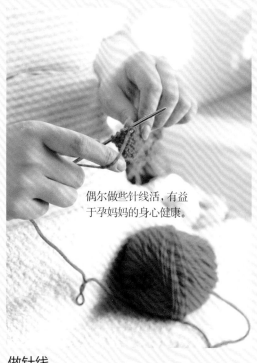

偶尔做些针线活，有益于孕妈妈的身心健康。

数数

生气的时候努力让自己从一数到十，尽量慢慢地数。只用短短的几十秒时间，你的心情可能会很快平复下来。

撕纸

当有郁闷情绪需要排解时，可试着将废纸撕成小条儿，你的坏情绪可能就会随着撕开的小条儿消散掉；也可以将纸撕成小动物的图案，能迅速转移孕妈妈的不良情绪。

做针线

现代工业让针线活淡出年轻女性的生活，孕妈妈不妨把这种类似于"娱乐"的工作重拾起来。做针线时，人的思想会非常集中，全身血液流动平静而缓和，非常有利于孕妈妈和胎宝宝的身心健康。

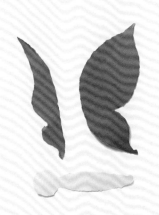

自己动手将纸撕成动物图案，孕妈妈会感受到其中的快乐，也是很好的胎教。

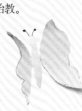

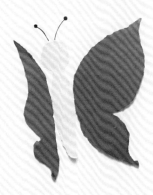

世界名曲：《爱的喜悦》

《爱的喜悦》是奥地利小提琴家、作曲家克莱斯勒的代表性名曲。此曲运用了维也纳乡土旋律的幻想小调。首先是一段维也纳古都风采的序奏旋律出现，接下来的中段旋律为缓慢的行板，十分温厚亲切，B 大调，3/4 拍，徐缓的圆舞曲，之后由序奏引出来的第一段旋律再现，全曲结束。这首曲子的内容很充实，全曲充满喜悦欢乐的情调。

在节奏欢快的音乐中，孕妈妈的心情自然也很愉快，胎宝宝也将在这份愉快中健康成长。

诗歌欣赏：《但愿我是，你的夏季》

当夏日飞逝无踪！
我依然是你耳边的音乐。
当夜莺和黄鹂沉默无声！
为你开花，我跃过墓园。
把我的花处处开遍！
请采撷我吧，秋牡丹，
你的花，你永远的花！

——狄金森（美国）

第 2 个月（5~8 周）

胎宝宝：从胚胎到胎儿

第 5 周：小手小腿开始形成

此时的胎宝宝就像一颗小豆子，身长大概只有 1 厘米，眼睛、耳朵、鼻子、嘴巴的位置已经有了小窝窝，躯体里伸出了像小芽般的手臂和双腿，还有小手。

第 6 周：小心脏开始跳动

此时胎宝宝看起来像个小蝌蚪，已经有了自主的心跳，可达到每分钟 140~150 次，是孕妈妈心跳的两倍。胎宝宝的头部形成了，头部和身躯的大小有点相似。

第 7 周：小胳膊小腿长长了

胎宝宝尾巴消失了，眼睛、鼻孔、嘴唇、舌头等开始形成，小胳膊和腿也长长了许多。胎宝宝的重要器官都开始在这个阶段形成，所以特别脆弱，孕妈妈应该绝对避免任何的危险。

第 8 周：开始四处游动

胎宝宝的五官开始形成，心、脑、肝、肺、肾等大部分内脏器官已经初具规模，心跳也已经正常。现在的胎宝宝已经开始四处游动了，腿和胳膊的骨头已经开始硬化并且变长，腕关节、膝关节、脚趾也开始形成了。

孕妈妈：开始"害喜"了

孕妈妈最大的变化是月经停止了，子宫变得跟鹅蛋一样大小，阴道分泌物增多，乳房明显增大，乳头变得更加敏感。多数孕妈妈开始"害喜"了，而有的孕妈妈却几乎没有任何反应。这是由个体差异决定的。出于身体激素的原因，孕妈妈会感觉小便次数增加，疲劳、困倦、急躁、烦闷等情绪开始出现。

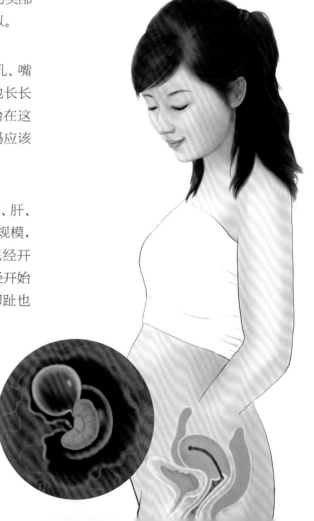

胎宝宝五官、四肢开始形成，孕妈妈开始有早孕反应了。

明明白白做产检

本月产检，可进一步确认怀孕和排除宫外孕。除此之外，还可以通过超声波检查观察胎囊和胎心搏动。孕妈妈每次上医院产检，验尿、称体重、量血压、量腹围和宫高、听胎心胎动等，这些都是必须要进行的例行检查。

孕 2 月产检项目

产检项目	检查内容和目的	标准值
超声波检查	通过超声波可计算出胎囊大小，根据胎头至臀部的长度值即可推算怀孕周数及预产期，还能监测有无胎心搏动及卵黄囊等，及时发现胚胎发育的异常情况	胎心搏动在 6~8 周就可观察到。孕 6 周时胎囊直径约 2 厘米
血色素及血细胞比容的检查	检查是否有贫血现象	红细胞正常值：3~4.5；血细胞比容正常值 37%~48%
血压检查	时刻监测孕妈妈的血压	正常血压为：收缩压（即高压）90~140mmHg；舒张压（即低压）60~90mmHg
体重检查	随时监测体重增长情况	14 周以前每周可增加 0.1 千克
妇科检查	通过医生触摸观察子宫是否增大、是否变得柔软，宫颈是否着色发蓝，阴道黏膜是否充血并着色加深	子宫有柔软感即为正常

读懂你的产检报告

胎囊：只在孕早期出现，位于子宫的宫底、前壁、后壁、上部或中部，形态呈圆形或椭圆形，清晰的为正常。不规则形、模糊，位于子宫下部的为异常。伴有腹痛或阴道流血的，则有流产的征兆。

胎芽：孕 2 月做 B 超检查，可以看到胎芽为正常。

胎心：孕 2 月，通过 B 超检测到胎心为正常。

胎盘：胎囊消失后，见到月牙形的胎盘形成为正常。

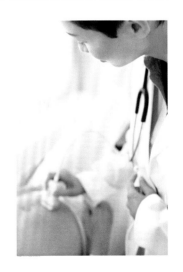

营养与饮食

孕早期，有的孕妈妈体重会下降，主要是早孕反应大引起的，这时孕妈妈要吃些开胃止吐的食物，如柠檬姜汁，还可随身带些坚果吃，补充能量的同时，又可促进胎宝宝大脑发育。

本月重点补充营养素

蛋白质——有利于胎宝宝大脑发育

供给量：每天的供给量以 80 克左右为宜。这个月内，对于蛋白质的摄入，不必刻意追求一定的数量，但要注意保证质量。今天想吃就多吃一点，明天不想吃就少吃一点，或者不吃也可以，顺其自然就好。

食物来源：可以考虑以植物蛋白代替动物蛋白，豆制品和蘑菇等食品可以多吃一些。孕妈妈可以在背包和办公桌抽屉里放一些杏仁、核桃、榛子之类的坚果，随时吃几粒，有助于补充蛋白质，也有利于胎宝宝大脑发育。

碳水化合物和脂肪——胎宝宝的"热量站"

供给量：碳水化合物及脂肪是为人体提供能量的重要物质，可以防止孕妈妈因低血糖引起的晕倒和其他意外。

这个月如果实在不愿吃脂肪类食物，就不必强求自己，人体可以动用自己储备的脂肪。只要孕前做好了充分的营养摄入，此时大可不必担心营养不足。

食物来源：如果早孕反应比较严重，孕妈妈更应该抓住任何可进食的机会。此外，豆类食品、蛋类、奶类也可以补充脂肪。含淀粉丰富的食品不妨多吃一些，以提供必需的能量。

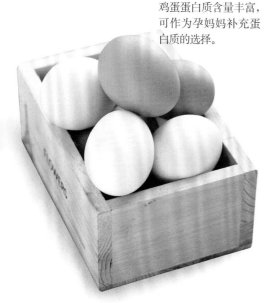

鸡蛋蛋白质含量丰富，可作为孕妈妈补充蛋白质的选择。

一日科学食谱推荐

早餐：豆浆 1 杯，蒸饺 4 个，拌黄瓜 1 份。

加餐：牛奶 1 杯，饼干适量。

午餐：西红柿牛肉汤 1 碗，瘦肉炒芹菜、五香鸡肝各 1 份，米饭 1 份。

加餐：西瓜适量或苹果 1 个。

晚餐：绿豆粥 1 碗，炒蘑菇、糖醋排骨各 1 份，馒头 1 个。

加餐：酸奶 1 杯。

多吃开胃清淡食物

孕早期是早孕反应较严重的时期,可以多吃些开胃的清淡食物,有助于减轻孕吐。早孕反应严重的孕妈妈,因为剧烈的呕吐容易引起体内的水盐代谢失衡,所以,要注意补充水分,多吃新鲜水果和蔬菜。为了减轻早孕反应带来的恶心、厌食,可以通过变化烹饪方法和食物种类,采取少食多餐的形式,来保证自己的营养需求。

适当吃一些苦味蔬菜

孕早期,孕妈妈常常出现恶心等症状,而芥蓝、苦瓜等苦味蔬菜,除了可以清热消暑之外,还可以起到刺激唾液及胃液分泌、促进胃肠蠕动的作用,对于改善孕妈妈的消化吸收、增进食欲等都有好处。

有种说法称,由于苦瓜中含有奎宁,可能会导致流产,所以孕妇应忌食苦瓜。事实上,苦瓜中确实含有微量的奎宁,但由于含量非常小,对孕妈妈不会产生明显的不利影响。相反,苦瓜可以促进孕妈妈的食欲。需要注意的是,苦瓜性凉,脾胃虚寒的孕妈妈不宜过多食用。

这些食物孕妈妈最好不要吃

食物名称	不宜食用的原因	危害
螃蟹	性寒凉,有活血祛淤之功	对孕妈妈不利,尤其是蟹爪,有明显的堕胎作用
甲鱼	虽然具有滋阴益肾的功效,但是甲鱼性寒味咸,有着较强的通血络、散瘀伤作用	有一定的堕胎之弊,尤其是鳖甲的堕胎之力比鳖肉更强
薏米	中医认为其质滑利	对子宫平滑肌有兴奋作用,可促使子宫收缩,有诱发流产的可能
山楂	山楂对子宫有兴奋作用	易致流产
味精	主要成分是谷氨酸钠	易与锌结合导致孕妈妈体内缺锌
久存土豆	生物碱的含量比较高	易导致胎宝宝畸形
热性佐料	消耗肠道水分	致便秘,引起流产
爆米花	含铅	会影响胎宝宝的大脑发育
油条	含铅	过量的铝会损害胎宝宝的脑神经
煎炸食品	不易消化,加重恶心症状	影响大脑健康,还会引发妊娠高血压

生活细节

这个时候的孕妈妈要注意很多生活中的细节，尤其要着重避免流产、注意远离有害物质，准爸爸要和孕妈妈一起，面对和解决孕期的种种生活细节问题。

快速办理准生证

"准生证"就是计划生育服务证，这是宝宝的第一个证件，当你计划要一个宝宝或者在刚刚怀上宝宝的时候，就应该着手去办理了。这张证明是宝宝降临到这个世界的合法"通行证"，宝宝的出生、上户口及其他的福利都和它有密切关系。

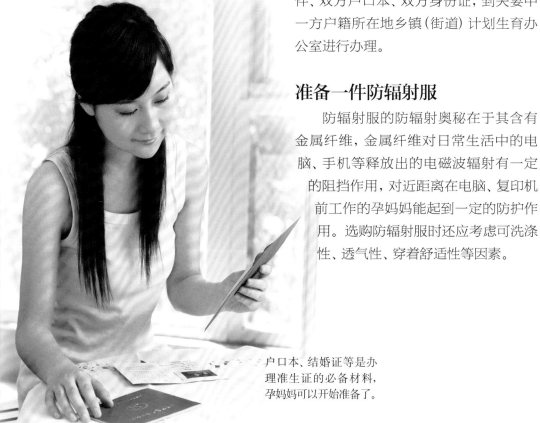

户口本、结婚证等是办理准生证的必备材料，孕妈妈可以开始准备了。

所需材料：夫妻双方户口本；夫妻双方身份证；结婚证原件和复印件；夫妻双方的初婚初育证明，可由工作单位或户口所在地居委会开具，加盖公章；女方1寸免冠照片1张。

办理单位：夫妻中一方户籍所在地乡镇（街道）计划生育办公室。

办理程序：夫妻双方由单位或户籍所在地街道办事处开具从未生育过子女的证明，持有该证明和结婚证原件及复印件、双方户口本、双方身份证，到夫妻中一方户籍所在地乡镇（街道）计划生育办公室进行办理。

准备一件防辐射服

防辐射服的防辐射奥秘在于其含有金属纤维，金属纤维对日常生活中的电脑、手机等释放出的电磁波辐射有一定的阻挡作用，对近距离在电脑、复印机前工作的孕妈妈能起到一定的防护作用。选购防辐射服时还应考虑可洗涤性、透气性、穿着舒适性等因素。

注意远离噪声

如果孕妈妈每天接触 50~80 分贝的噪声 2~4 小时，可能会使胎宝宝大脑受伤。85 分贝以上（重型卡车音响是 90 分贝）强噪声会对胎宝宝产生不良影响。噪声还会使孕妈妈内分泌腺功能紊乱，引起子宫强烈收缩，导致流产或早产。因此，孕妈妈要警惕身边的噪声，防止受噪声影响。

洗澡要采取淋浴方式

孕妈妈洗澡时应站立淋浴，避免坐在盆里洗澡。因为怀孕后，孕妈妈内分泌发生了多方面的变化，使阴道里具有杀灭细菌作用的酸性分泌物减少，防御能力降低，如果坐浴，脏水里的细菌、病毒可能进入阴道、子宫，引起阴道炎、输卵管炎，或引起泌尿系统感染，使孕妈妈出现畏寒、高热、腹痛等症状，并增加了吃药的机会，对胎宝宝很不利。

不可盲目保胎

每个孕妈妈对胎宝宝都十分珍视，尤其是在孕早期，流产与异位妊娠（宫外孕）是最危险的事情。此时的孕妈妈多多少少有保胎的冲动。其实保胎不能盲目，流产也并不一定都是负面的。有些畸形胎儿会通过自然流产的方式脱离母体，这是因为胎宝宝发育不正常时，母体就会出现一些像流产这样的排斥反应，所以不是所有的先兆流产都需要保胎。盲目保胎即使保住了，生出来的也可能是在染色体方面有残缺、智力低下、患白化病、心脏畸形的宝宝。所以，保胎不能盲目，要与医生商量。

孕妈妈不可盲目保胎，必要时应咨询医生，遵医嘱进行。

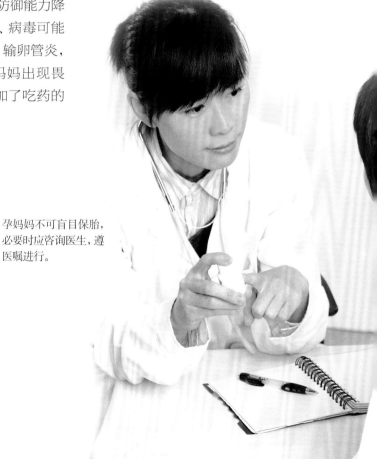

健康运动

运动不仅可以增强孕妈妈对身体的控制力，还可以使孕妈妈感到精力充沛。适当的运动还可以加强肠蠕动，减少便秘，预防疾病。

适合孕 2 月的运动

🦶 适宜运动：散步、慢跑、台球

🕐 运动时间：30 分钟以内

以上这些运动，动作都较缓慢，所以非常适合孕早期的孕妈妈。前 3 个月，孕妈妈的子宫增大不明显，几乎感觉不到胎宝宝的重量，因此运动起来不会太辛苦。

散步和慢跑可以帮助消化、促进血液循环、增加心肺功能，而打台球是调节心情的非常不错的运动方式。

注意运动安全

孕早期是自然流产的相对高发期，胎盘发育不完善，跳跃、扭曲或快速旋转等运动千万不能做，以免发生危险。孕妈妈在进行运动的时候，还要注意衣服样式要宽松，穿合脚的平跟鞋。

运动前先热身

适当的热身活动可使身体更容易适应常规锻炼的要求。热身有助于减轻紧张感，慢慢地活动肌肉和关节，可防止肌肉过度伸展，减少受伤的危险。热身还能刺激血液循环，使孕妈妈和胎宝宝供氧充足。如果不热身，可能引起肌肉强直和痉挛。

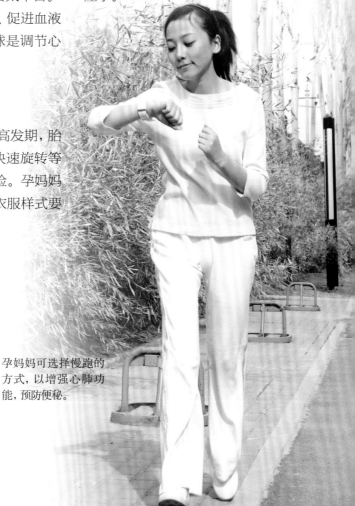

孕妈妈可选择慢跑的方式，以增强心肺功能，预防便秘。

孕 2 月站立、坐、行走须知

站立

　　孕妈妈应避免长时间站立。站立时将两腿平行，两脚稍微分开，略小于肩宽，双脚平直，不要向内或向外。这样站立，重心落在两脚之中，不易疲劳。

　　若站立时间较长，则将两脚一前一后站立，并每隔几分钟变换前后位置，使重心落在伸出的前腿上，可以减少疲劳。

坐

　　孕妈妈所坐椅子高度应以 40 厘米为宜。坐时先稍靠前边，然后移臀部于中间，深坐椅中，后背笔直靠椅背，大腿成水平状，这样不易发生腰背痛。

行走

　　孕妈妈行走时要挺直背、抬头、紧收臀部，保持全身平衡，稳步行走，不要用脚尖走路。可能时利用扶手或栏杆行走。切忌快速急行。

双膝靠胸运动——防止静脉曲张

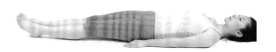

1 仰卧于床上，双腿平放伸直。然后慢慢坐起，使身体与双腿呈直角。

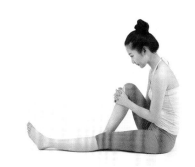

2 弯曲右膝，并用双手抱住，慢慢向胸部靠近，然后还原。

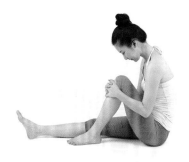

3 弯曲左膝，做相同动作。上午、下午各做 10 次。

常见不适与解决方案

这个时候的孕妈妈身体已有了一些变化，主要是出现了一些不适的症状。不必紧张，这些都是正常的生理变化，在时刻告诉你小生命的存在。此时，孕妈妈要保持心情平静，努力应对这些不适。

时刻补充体力，应对犯困

本月，孕妈妈会觉得很疲惫，总也睡不够。其实这是受体内激素分泌变化的影响，一般延续到孕4个月以后才会缓解。上班的时候，孕妈妈本身就会劳累，再加上犯困，会更加辛苦，这就需要孕妈妈晚上睡眠质量要高，尤其不能再熬夜了。如果条件允许，孕妈妈最好能在午休的时间小睡一会儿，补充体力。

如何缓解孕吐

多数孕妈妈在怀孕早期都会出现孕吐症状，缓解孕吐反应的方法有以下几种。

放松身心：以从容的心态度过这一阶段，消除紧张、焦虑等不良情绪，注意休息，保证充足的睡眠。

清淡饮食：选择清淡、易消化的食物，宜少食多餐，经常变换花样增进食欲。如果孕吐比较严重，吃什么吐什么，不妨在清晨用果汁来补充体力，西红柿汁、苹果汁都不错。

不可自行服用止吐药

在这个阶段，由于恶心、呕吐等反应，孕妈妈可能会出现体重减轻的状况，但因为胎宝宝在初期所需要的营养有限，所以只要减轻的体重未超过怀孕前体重的5%，就不需要太过担心。

但如果妊娠呕吐过于厉害，会严重影响孕妈妈的营养摄入，导致体重下降、抵抗力降低，进而会影响胎宝宝的营养需求，此时孕妈妈就要及时去医院，与医生进行沟通，由医生根据症状来决定是否需要服用止吐药物。

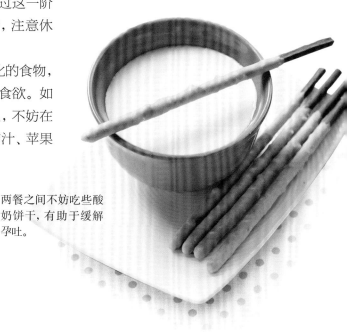

两餐之间不妨吃些酸奶饼干，有助于缓解孕吐。

小心警惕宫外孕

如果孕妈妈平时就有妇科炎症，如盆腔炎、附件炎、子宫内膜炎等，怀孕 30 天后，又出现不规则流血、腹痛，就应该高度警惕是否为宫外孕了。

宫外孕又称异位妊娠，也就是在子宫以外的其他位置妊娠。正常的妊娠，应该是精子和卵子在输卵管相遇而结合形成受精卵，然后游向子宫，在子宫着床发育成胎儿。如果由于某种原因，受精卵在子宫腔以外的其他地方"安营扎寨"，便是异位妊娠。

宫外孕典型症状可归纳为 3 点，即停经、腹痛、阴道出血，但其症状常常是不典型的。如果怀疑为宫外孕，应立即到医院确诊救治，通常要进行急诊手术。

预防感冒需从细节做起

注意保暖，防止季节性感冒。春、冬季气温低，孕妈妈要注意保暖，特别是足部的保暖，如果足部受凉，会反射性地引起鼻黏膜血管收缩，容易受到感冒病毒侵扰。

勤洗手，防止病从口入。孕妈妈要勤洗手，尤其在触碰了钱、门把手、水龙头等后，要赶紧洗净双手。如果家中有感冒患者，孕妈妈要避免接触感冒者使用过的碗碟，以免被传染。

少去人群密集的公共场所。孕妈妈应尽量避免前往人群密集的公共场所，防止被传染；去逛超市、看电影，要尽量戴上口罩，最好选择纯棉的或棉纱材质的口罩。

保持适宜的室内温度、湿度。居室要经常开窗通气，并且保持温度、湿度适宜。

尿频不用紧张

孕早期，由于受怀孕激素的影响，再加上不断增大的子宫压迫膀胱，影响其贮存尿液，因此，孕妈妈会出现排尿次数增多的情况。只要没有尿急、尿痛、尿不尽的症状，就不必紧张。建议孕妈妈饮食口味不要太重，睡前排空尿液。有流产史的孕妈妈，孕早期尽量多卧床休息，不要过分紧张。

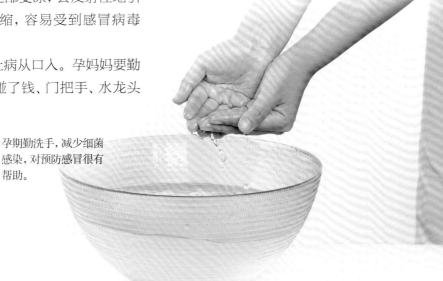

孕期勤洗手，减少细菌感染，对预防感冒很有帮助。

轻轻松松做胎教

孕妈妈必须明白，胎宝宝是一个有各种感觉的、鲜活的生命，他的感觉经过不断的外界良性刺激会得到更好的发展。因此，不管你以何种方式关注他，每天早起与他打招呼也好，与他一起听音乐也好，一定要让他感觉到你在爱他，每时每刻。

奇妙的"孕"

此时，小生命正在你的腹中慢慢孕育成长，生命是个很奇妙的过程，而"孕"这个字，从古到今的演变也透露了它内在的含义。

甲骨文的"孕"字，像一个大腹便便的侧面人形，在腹部的位置画了一个弧线，说明这个"人"有一个大肚子。另一种甲骨文更形象些，腹中有"子"，表示怀有身孕的意思。

金文的"孕"字，在甲骨文的结构基础上，增加了一短横，表示女人有孕在身，不能再有性行为了。

而小篆的"孕"字，字形讹变，不但腹中之"子"跑了出来，而且"人"形也已变样，很像一个女人弓起身子保护一个伸开双臂的婴儿。最后，"孕"字演变成楷书的"孕"字。

生命的奇妙和繁衍的秘密，通过汉字的演变传递下来，带给人们的不仅是文字的意义，更有生命的神秘和惊喜。

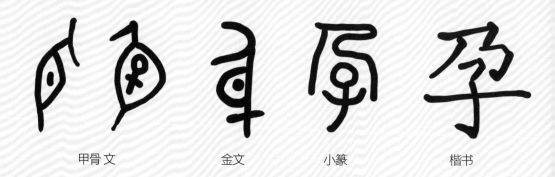

甲骨文　　　　　金文　　　　小篆　　　　楷书

"孕"字的演变就像胎宝宝从妈妈肚子里到最后出来，成为一个独立的小人，阐释了生命诞生的整个过程。

英文儿歌:《Ten Little Indian Boys》

给胎宝宝听一些简单的英文儿歌，让他潜性吸收各种语音，可为他今后的语言能力、英语学习能力打下坚实的基础。下面这首英文儿歌孕妈妈应该非常熟悉，现在就让我们开始英语胎教的旅程吧。

One little, two little, three little Indians,
一个，两个，三个小印第安人，
Four little, five little, six little Indians,
四个，五个，六个小印第安人，
Seven little, eight little, nine little Indians,
七个，八个，九个小印第安人，
Ten little Indian boys.
十个印第安小男孩。
Ten little, nine little, eight little Indians,
十个，九个，八个小印第安人，
Seven little, six little, five little Indians,
七个，六个，五个小印第安人，
Four little , three little, two little Indians,
四个，三个，两个小印第安人，
One little Indian boy.
一个印第安小男孩。

世界名曲:《五月的熏风》

德国作曲家门德尔松的这首乐曲宛如春天般温暖，旋律优美，仿佛声乐旋律，钢琴伴奏音型生动自然，仔细地听，一定能把你带入无限的遐想之中，这就是音乐真正的魅力所在。

最爱这五月，阳光不浓也不淡，天气不热也不凉，一切都正好。孕妈妈在感受清新优美的音乐的同时，可以边听曲子边告诉胎宝宝：宝宝，这是花开的声音，这是风吹过树梢的声音……温柔、美丽的语言和音乐，会带给胎宝宝愉悦的感受，有利于其健康发育。

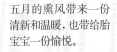

五月的熏风带来一份清新和温暖，也带给胎宝宝一份愉悦。

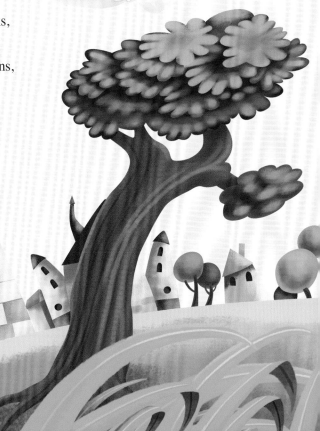

准爸爸讲故事:《飞翔的蒲公英》

秋天，一阵秋风吹来，原野上蒲公英的孩子们飞向四面八方，有的落在地上，有的漂在水面上，还有的在空中飞舞……

哎！蒲公英的孩子们，难道你们不痛苦吗？蒲公英的孩子们，难道你们不想念自己的妈妈吗？

忽然，又一阵秋风吹来，又有许多蒲公英的孩子从地上爬起来，它们随着秋风在空中飞呀飞的，好像迷失了方向。

秋风问："你们是蒲公英的孩子吗？"

"是的！"蒲公英的孩子们回答。

"我们准备去找妈妈。"蒲公英的孩子们补充说道。

"你们的妈妈要我告诉你们，你们不用想念她，你们长大了，你们要自己去旅行。"秋风说。

这时，又一阵秋风吹来，秋风中隐隐约约地传来蒲公英妈妈的声音："在秋天里，妈妈让你们去旅行，是想让你们去经风雨、见世面。如果你们累了，可以躺在大地妈妈的怀抱里休息。到了冬天，如果你们看到北风吹来的雪花，那就是妈妈给你们捎来的棉被，你们可以把它盖在身上。到了春天，你们会在大地妈妈的怀抱里生根、发芽、成长，然后再成长为一株新的蒲公英，完成妈妈的心愿。"

蒲公英的孩子们听了妈妈的话，似乎明白了一个道理。于是，在秋风的帮助下，它们又飞了起来，飞呀飞，飞向更远的地方。

童谣:《蒲公英》

蒲公英，蒲公英，
坐着飞机去旅行。
飞到西，飞到东，
一飞飞到高山岭。
穿白云，驾春风，
跳下满天小伞兵。
落了地，发了芽，
大地开满蒲公英。

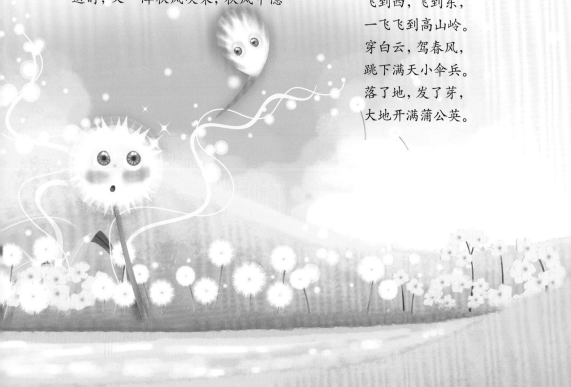

随手种一盆绿植

在花盆里，撒一粒种子，只要你精心地照看它、浇灌它，它就会健康成长。看着它从破土而出的嫩芽，一直长到亭亭玉立的小苗，这个过程，像不像胎宝宝的成长轨迹呢？

现在都流行在阳台上种菜，孕妈妈也可以试试哦，不仅可以装饰居室，净化空气，还能为孕妈妈和胎宝宝提供纯天然的绿色食物呢！

不管是种菜还是种花草，嫩芽冒出时的惊喜，抽枝展叶时的愉悦，花朵盛放时的欣喜，采摘收获时的满足……这些都是幸福的瞬间，孕期的日子有了甜蜜的期盼，变得生机勃勃、绿意盎然起来。

孕妈妈一边打理这些花花草草，一边给胎宝宝讲些关于植物的小知识，等胎宝宝出生，和他一起分享种植的快乐。

从没种过花草的孕妈妈可以从种植简单的盆栽开始，家里的生姜、大蒜长芽了就不要吃了，可以种在花盆里，看它们一天天长大，也是令人欣喜不已的事情。孕妈妈沉浸在某一种状态的时候，就是对胎宝宝最初级的专注度培养，以后宝宝做什么都会精神集中，很快掌握要领。

脑筋急转弯

1. 什么样的路不能走？

2. 世上什么东西比天更高？

3. 睡美人最怕的是什么？

4. 小明对小华说：我可以坐在一个你永远也坐不到的地方，他坐在哪里？

5. 哪项比赛是往后跑的？

6. 什么东西天气越热，它爬得越高？

7. 世界上有多少个厕所？

8. 家有家规，国有国规，那动物园里有啥规？

9. 一只鸡、一只鹅放冰箱里，鸡冻死了，鹅却活着，为什么？

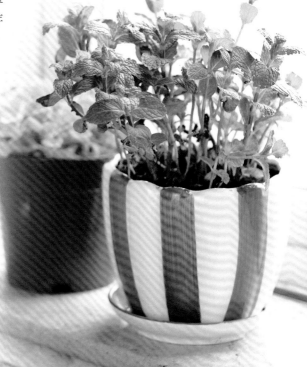

孕妈妈种上一盆绿色植物，看着盆栽的长大，感受胎宝宝的成长吧！

答案：1.电路。2.心比天高。3.失眠。4.小华的身上。5.拔河。6.温度计。7.两个，男厕所和女厕所。8.乌龟。9.鹅是活的。

第 3 个月（9~12 周）

胎宝宝：已经"人模人样"啦

第 9 周：初具人形

本周胎宝宝的心脏已经分成四个腔，手、脚、四肢完全成形，已经可以手舞足蹈了。五官和大关节部位已经明显可辨。

第 10 周：真正的胎宝宝

本周胎宝宝重约 5 克，这时的胎儿可以真正叫作胎宝宝了，已经从一个小小的胚胎发育成了人的雏形。

第 11 周：度过发育的关键期

此时胎宝宝身长和体重都增加了一倍，因为此时重要的器官都已经发育完全，算是度过了发育的关键期，所以药物影响、受感染或患有各种先天性畸形的概率也大大降低了。此时，小宝宝已经具有打哈欠、吸吮和吞咽的功能了。

第 12 周：微笑、皱眉、吃拇指

此时胎宝宝已经人模人样了，通过仪器观察，你会发现这时的胎宝宝有着令人惊奇的本领，能移动胳膊、手指和脚趾，还能微笑、皱眉和吸吮拇指呢。

孕妈妈：有点怀孕的感觉了

子宫在孕 3 月末时，已经如拳头大小。由于增大的子宫开始压迫位于前方和后方的膀胱及直肠，所以孕妈妈排尿次数增加，总想去厕所。乳房的变化更明显了，乳晕和乳头色素沉着更明显，乳头周围还出现了米粒大的小结。而第 3 个孕月的前 2 周即怀孕第 9 周和第 10 周，是妊娠反应最厉害的阶段，过了这一阶段，妊娠反应随着孕周的增加开始减轻，不久就会自然消失。

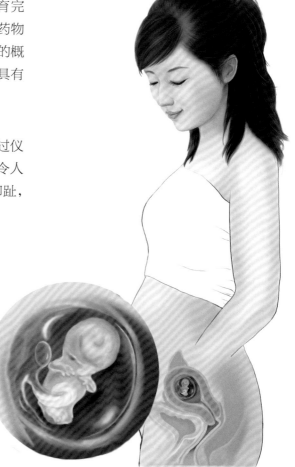

胎宝宝已经初具人形了，孕妈妈的早孕反应也是最厉害的时候。

明明白白做产检

孕3月末,也就是孕12周,是孕妈妈去医院建档的时间,这是孕妈妈第一次正式、系统的产检,因此提前了解产检项目很有必要。

孕 3 月产检项目

产检项目	检查内容和目的	标准值
查血常规	孕妈妈贫血,会危害胎宝宝健康	血红蛋白计数 110~160g/L
检查乙肝六项	携带乙肝病毒的母亲所生的婴儿,出生 1 年内将有 25%~40% 成为乙肝病毒携带者。若女方是表面抗原阳性,怀孕后进行乙肝"三阻断",可以有效地预防母婴传播,从而将母婴乙肝病毒感染率降低 2/3	表面抗原(HBsAa),阴性,表面抗体(抗-HBs),阴性(打过预防针的表面抗体会呈阳性,为正常);e 抗原(HBeAg),阴性;e 抗体(抗-HBe),阴性;核心抗体 lgG(抗-HBc LgG),阴性;核心抗体 lgM(抗-HBc lgM),阴性
尿常规检查	尿检有助于肾脏疾患的早期诊断	肾功能正常值:尿素 8~21Mg/dl;肌酐 0.9mg/dl
体重	体重增长过快,孕妈妈要控制饮食;体重增长过慢,孕妈妈需补充些营养	最理想的体重为怀孕前 3 个月以内增加 2 千克
多普勒听胎心音	怀孕第 12、13 周时,已经能听胎心音	120~160 次 / 分钟
"四毒"检查	检查内容包括:风疹病毒、巨细胞病毒、弓形虫病毒、单纯疱疹病毒	正常:均为阴性
查艾滋病病毒	孕妈妈感染艾滋病,病毒可以通过胎盘或母乳感染宝宝	正常:阴性
梅毒血清检查	梅毒可造成流产、早产、新生儿先天性梅毒等	正常:阴性

读懂你的产检报告

如果发现红细胞和血红蛋白的数量减少到一定程度,称为贫血。报告单上箭头朝下,表示低于正常值。

营养与饮食

现在胎宝宝器官的形成和发育正需要丰富的营养，孕妈妈应尽量为胎宝宝多储备一些优质的营养物质，以满足他的成长所需。

本月重点补充营养素

DHA——促进大脑及视力发育

供给量：孕妈妈如果缺少 DHA，对胎宝宝大脑及视网膜的形成和发育极为不利，甚至会造成流产、早产和胎宝宝宫内发育迟缓。因此，孕妈妈从现在开始就要一周内至少吃 1 次鱼，以补充足够的 DHA。

食物来源：核桃、松子、瓜子、杏仁、榛子、花生等坚果类食品和海鱼、鱼油等。

维生素 A——维护胎宝宝细胞功能

供给量：维生素 A 有维护细胞功能的作用，可保持皮肤、骨骼、牙齿、毛发的健康生长，还能促进胎宝宝视力和生殖器官的良好发育。本月孕妈妈每天维生素 A 的摄入量为 0.8 毫克，80 克鳗鱼、65 克鸡肝、75 克胡萝卜、125 克紫甘蓝或 200 克金枪鱼中的任何一种，就能满足孕妈妈的每日所需。

食物来源：富含维生素 A 的食物大量存在于动物肝脏、鱼肝油、鱼卵、牛奶、禽蛋、芒果、柿子、杏以及胡萝卜、菠菜、豌豆苗、辣椒等黄绿色蔬菜中。

一日科学食谱推荐

早餐：二米粥 1 碗，蛋糕 1 个，鸡蛋 1 个。

加餐：鲜榨果汁 1 杯，全麦面包 1 个。

午餐：鸡蛋汤 1 碗，土豆炖牛肉、蚝油生菜各 1 份，三鲜水饺 10 个。

加餐：酸奶 1 杯，花生、核桃适量。

晚餐：紫菜汤 1 碗，清蒸鲤鱼、清炒山药各 1 份，粗粮馒头 1 个。

加餐：鲜榨果汁 1 杯。

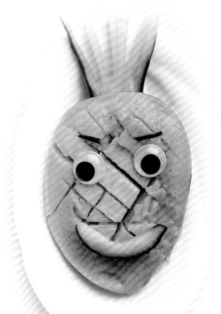

芒果富含维生素 A，做成创意图案，更能调动孕妈妈的胃口。

吃些抗辐射的食物

电脑、电视等各种电器都能产生辐射，辐射对细胞分裂有破坏作用，在孕早期会损伤胚胎的微细胞结构，生出畸形宝宝的概率会大大增加。所以，孕妈妈应注意远离这些电器。此外，孕妈妈还应注意多食用一些富含优质蛋白质、卵磷脂、B 族维生素的食物，例如豆类、豆制品、鱼、虾、粗粮及绿色、深色蔬菜等，能有效提高孕妈妈身体的抗辐射能力。

只吃素食不可取

孕妈妈这个月的早孕反应会比较大，甚至会出现厌食的情况，不喜欢荤腥油腻，只能全吃素食，这种做法可以理解，但是孕期长期吃素就会对胎宝宝形成不利影响了。母体摄入营养不足，势必造成胎宝宝的营养不良，胎宝宝如果缺乏营养，如蛋白质、不饱和脂肪等，会造成脑组织发育不良，出生后智力低下。此外，素食一般含维生素较多，但是普遍缺乏一种叫牛磺酸的营养成分。牛磺酸对宝宝的视力有重要影响，如果孕妈妈缺乏这种成分，会对胎宝宝的视网膜造成影响。

多吃天然食物，避免垃圾食品

新鲜的蔬菜和水果、天然的五谷杂粮会让孕妈妈既健康又营养，而垃圾食品除了填饱你的肚子，只会给你增加更多的负担。所以，为了宝宝，也为了自己，最好管住自己的嘴，告别垃圾食品。

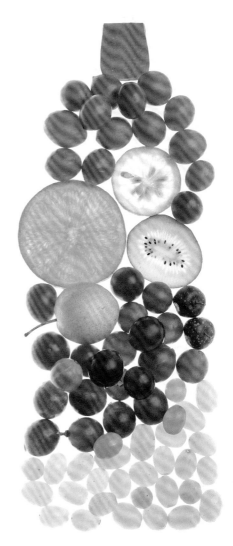

孕妈妈应多吃新鲜水果，垃圾食品就要暂时告别了。

生活细节

这个月，孕妈妈开始有了强烈的早孕反应，出现晨昏乏力、身体不适、恶心呕吐等情况，情绪也易激动、易怒或多愁善感，这个时候，准爸爸要多陪陪孕妈妈，分担她的烦恼。

准爸爸应多陪伴孕妈妈

无论怀孕是否在计划内，大多数孕妈妈在受孕之初都会感到宝宝来得不是时候，如工作、学习、经济、住房等问题还没处理好，自己并未做好为人之母的准备等。这种矛盾心情通常表现为情绪低落、抱怨身体不适、认为自己变丑且不再具备女性魅力等。此时，准爸爸除关心孕妈妈的饮食起居外，还应多陪伴她，多鼓励和支持她。

孕妈妈的床上用品选择

床：孕妈妈适宜睡木板床，铺上较厚的床垫，避免因床板过硬，缺乏对身体的缓冲力，导致辗转过频，多梦易醒。但是过于软的席梦思床也不适合孕妈妈使用。

枕头：枕头过高会迫使颈部前屈而压迫颈动脉，颈动脉受阻时会使大脑血流量降低而引起脑缺氧。因此，枕头以9厘米（平肩）高为宜。

被褥：理想的被褥是全棉布包裹棉絮，不宜使用化纤混纺织物做被套及床单，以免刺激皮肤，引起瘙痒。

蚊帐：夏天使用蚊帐更有利于睡眠。蚊帐不仅可以避蚊防风，还可吸附空气中飘落的尘埃，过滤空气。

小心"空调病"

一项研究显示，长期在空调环境里工作的人，50%以上有头痛和血液循环方面的问题，而且特别容易感冒。这是因为空调使得室内空气流通不畅，负氧离子减少。担负着两个人健康责任的孕妈妈，更要特别小心了。预防的办法很简单，就是定时开窗通风。

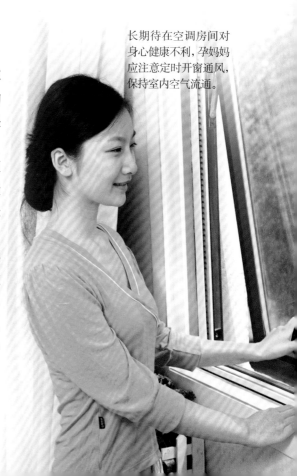

长期待在空调房间对身心健康不利，孕妈妈应注意定时开窗通风，保持室内空气流通。

远离电磁辐射

不怀孕的时候不觉得什么，怀孕后怎么感觉到处都是辐射，弄得孕妈妈是"草木皆兵"。这些辐射真那么可怕吗，赶紧来学习一下吧。

X 线 辐射指数：★★★★★

X 线是一种波长很短、穿透能力很强的电磁波。过量接受 X 线照射会导致胎宝宝严重畸形，甚至引发流产等，孕妈妈一定要远离。

电热毯 辐射指数：★★★★★

电热毯通电后会产生电磁辐射，这种辐射可影响胎儿期的细胞分裂，使细胞分裂发生异变。孕妈妈长期使用电热毯，会使胎宝宝的大脑、神经、骨骼和心脏等重要器官受到伤害。

电吹风 辐射指数：★★★★

孕妈妈往往会忽略电吹风的辐射，其实它也是"辐射大王"，特别是在开启和关闭时辐射最大，且功率越大辐射越强。孕妈妈经常使用电吹风，会引起头晕、失眠、健忘、疲乏无力等症状；但偶尔使用，且持续时间较短，影响并不大。

微波炉 辐射指数：★★★★

尽量不要将微波炉放在卧室里，不用时要立即拔掉电源。开启微波炉时，不要站在旁边，等停止运行时再过去处理食物。

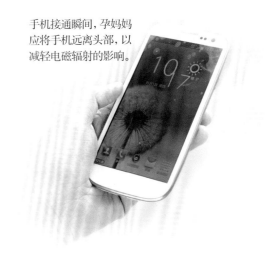

手机接通瞬间，孕妈妈应将手机远离头部，以减轻电磁辐射的影响。

电脑 辐射指数：★★★

电脑显示器和主机是电脑辐射最大的两个部件，使用时最好穿上防辐射服，每天用电脑的时间不要超过 5 个小时。

手机 辐射指数：★★

手机虽然辐射不高，但是跟孕妈妈关系密切。手机刚接通时辐射最大，在接通瞬间应将手机远离头部。信号不好时，辐射也会增加。

电视机 辐射指数：★★

电视机显示器也会产生电磁辐射。孕妈妈看电视时最好保持 2 米的距离，室内有适当照明，连续看电视不要超过 2 个小时，看完电视及时洗脸。

复印机、打印机 辐射指数：★

孕妈妈偶尔使用复印机和打印机是可以的，若频繁使用则要保持 30 厘米以上的距离或者穿防辐射服。

健康运动

这个阶段是胚胎发育的关键时期，剧烈的运动会使流产的危险增加，孕妈妈应适当做一些轻柔、安静的运动。

适合孕 3 月的运动

👣 **适宜运动：散步**

🕐 **运动时间：20~30 分钟**

只要天气和身体允许，孕妈妈最好经常坚持去户外散步。散步的地点适宜选择在林荫道、江边、公园或郊外等空气新鲜、人又少的地方。这样，孕妈妈不仅可以欣赏风景，排遣内心的孤独和不安感，还可促进身体的血液循环，增强腹部肌肉及骨盆肌肉和韧带的力量，有利于在分娩时顺利生出宝宝。

孕妈妈还要注意不去闹市散步。这些地方的空气中汽车尾气含量很高，过多吸入会对胎宝宝的大脑发育造成不利影响。散步刚开始时孕妈妈最好步子放慢一些，散步距离约 1 公里，先每周 3 次，逐渐增加距离和次数。孕妈妈散步时尽量避开有坡度或有台阶的地方，特别是在孕晚期，以免摔倒。

孕妈妈不要过度运动

过度的运动会影响胎盘血液供给，对胎宝宝不利。孕妈妈运动一定要避免高强度、大负荷运动。如果孕前不是经常运动，怀孕时坚持每天做 10 分钟体操，并散步半小时即可。

避免久坐

由于孕妈妈腹部充盈，增大的子宫压迫腔内静脉，阻碍下肢静脉的血液回流，久坐易发生下肢静脉曲张或会阴静脉曲张。同时，长时间相同的坐姿会妨碍子宫的血液循环和供给，直接影响胎宝宝的大脑发育。孕妈妈应避免长时间坐着不动，坐一段时间就站起来活动一下。

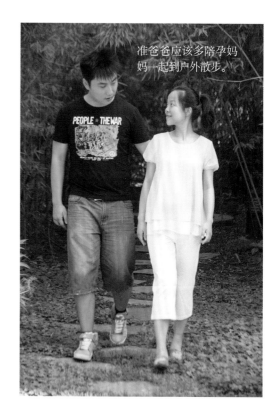

准爸爸应该多陪孕妈妈一起到户外散步。

适当做做脚部运动

由于胎宝宝的不断发育，孕妈妈体重日益增加，同时增加了脚部的负担。因此，孕妈妈最好每日做脚部运动，主要是活动踝骨和脚趾的关节。

活动的时候，孕妈妈可以穿着鞋子坐在椅子上，双腿自然下垂，脚尖着地，以脚尖为中心，转动脚腕；也可以让准爸爸帮忙做脚部按摩，按摩时动作要轻柔，不可用力揉压。

孕妈妈在日常生活中最好穿鞋底较厚、摩擦性好的鞋；鞋面要透气，鞋垫可拆洗，以保持脚部的舒适卫生；鞋子的脚趾尖部位要宽大，以利于脚趾的伸展。

腿部小动作——预防下肢水肿

孕妈妈从现在开始要加强对腿部的锻炼，放松腿部肌肉，以缓解腿部的不适感，如下肢水肿、双腿发沉、静脉曲张等。下面这套动作对于因怀孕而发痛的腿部有舒缓效果，也可以帮助伸展和强壮腹部器官和骨盆区域。

1 跪坐，保持两膝并拢，以便让臀部可坐在两脚之间的地面上。

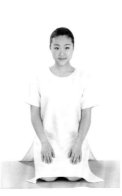

2 呼气，上身躯干慢慢向后仰并下降，让两只手肘分别落在双脚上或地面上。

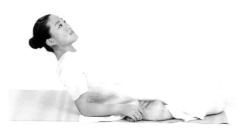

4 用双肘向下推，以支撑自己坐起来。并将双臂放于头后，仰头深呼吸。

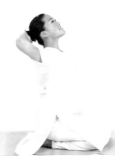

3 慢慢弯下背部，用两手肘支撑地面，把背部和后脑勺放在地面上。尽量保持这个姿势，深呼吸。

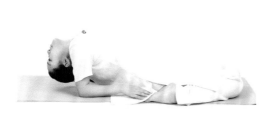

常见不适与解决方案

对这一时期孕妈妈的任何不适症状都不可大意。当然，孕妈妈也不必草木皆兵，若出现异常情况，只要及时发现，正确应对，就不会对自己和胎宝宝造成不良影响。

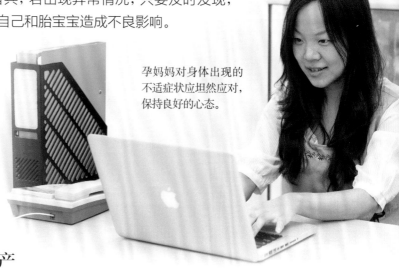

孕妈妈对身体出现的不适症状应坦然应对，保持良好的心态。

坦然应对自然流产

怀孕的过程总是喜忧参半，有时就可能终止于流产。自然流产是受精卵优胜劣汰的一种方法。虽然孕妈妈很难接受，但在自然流产后一定要放松心情，好好调养身体，为下次顺利怀孕做好准备！

1. 发生流产后半年以内要避孕，待半年以后再怀孕，可减少流产的发生。

2. 要做遗传学检查，夫妻双方同时接受染色体的检查。

3. 做血型鉴定，包括 Rh 血型检查。

4. 有子宫内口松弛的可做内口缝扎术。

5. 针对治疗黄体功能不全的药物使用时间，要超过上次流产的妊娠期限（如上次是在孕 3 月流产，则治疗时间不能短于 3 个月）。

6. 男方要做生殖系统的检查。有菌精症的要彻底治疗后再受孕。

7. 避免接触有毒物质和放射性物质的照射。

8. 每周用电脑的时间要少于 20 小时。

9. 流产后要休息 4 周。

腹痛、阴道流血，警惕葡萄胎

葡萄胎是指怀孕之后，子宫内没有胎儿生长，只在胎盘内长出一粒粒类似葡萄的水泡，又称为水泡状胎。如果阴道持续或间歇性地"见红"，还伴有腹痛，这是葡萄胎自然流产的症状。

通过 B 超检查，可以明确诊断是否为葡萄胎，一旦确诊，需马上进行刮宫手术。刮宫手术可能会进行一次或多次，以完全清除子宫内的不正常细胞。等完全康复，可以在两年后再怀孕。

不要轻视剧吐

孕早期的呕吐是一种正常反应，但如果孕期出现持续恶心、频繁呕吐、不能进食、明显消瘦、自觉全身乏力等症状时，就应列为严重呕吐。剧吐会影响孕期的营养吸收，长期饥饿可引起血压下降、尿量减少、失水、电解质紊乱等不良反应，严重时会损害肝肾功能，相对的也会影响胎宝宝发育。出现剧吐应及时就医。

严重腹痛须就医

孕早期出现腹痛，特别是下腹部痛，首先应该想到是否是妊娠并发症。如果是阵发性小腹痛，伴有见红，可能是先兆流产；如果是单侧下腹部剧痛，伴有见红及昏厥，可能是宫外孕，须立即就医确诊。

合理饮食防便秘

孕早期的孕激素会抑制肠胃蠕动，从而减缓食物和液体通过消化道的速度而导致便秘。孕妈妈在饮食上要多加注意：

1. 多吃蔬果杂粮，如芹菜、萝卜、燕麦、各种豆类等。需要指出的是，芹菜叶比茎含有更多的膳食纤维，常食能缓解孕期便秘。

2. 定时进食，定时排便，切勿暴饮暴食。早晨起床后先空腹喝一杯温开水或蜂蜜水，长期坚持就会形成早晨排便的好习惯。

3. 多饮水。每天在固定的时间里饮水，要多饮而不是暴饮。

4. 每天坚持活动。适量的运动可以增强孕妈妈的腹肌收缩力，促进肠道蠕动，预防和减轻便秘。

5. 保持身心愉快。孕妈妈不妨多做一些感兴趣的事，尽量回避不良的精神刺激。

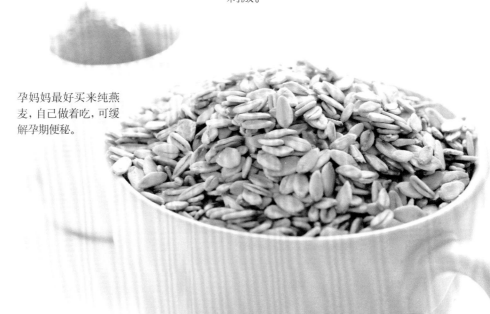

孕妈妈最好买来纯燕麦，自己做着吃，可缓解孕期便秘。

轻轻松松做胎教

现在的胎宝宝已经告别"胚胎"时代，成为真正意义上的"胎宝宝"了。最危险的流产期也马上就要顺利度过，孕妈妈会发现自己原来有那么大的力量，完全可以做好"妈妈"的角色。这个月的胎教，孕妈妈也会做得更好。

写下对胎宝宝的期待

微微隆起的小腹，胎宝宝已经在里面安家3个月了，每天都有无数的话想对他说，也有无限的期待……

他的样子：是像爸爸多一些，还是像妈妈多一些呢？如果是男宝宝，孕妈妈将来给他打扮成什么样子，如果是女宝宝，会是怎样的乖巧可爱……

他的职业：孕妈妈是不是对宝宝将来的职业也充满了各种期望，是教师、医生、律师……

他的童年：每一个人都有一个属于自己的快乐童年，孕妈妈想象着宝宝会有怎样的童年呢？怎样给他更多的关爱和最合理的教育，让宝宝从童年起就建立良好的学习习惯？还是让宝宝尽情享受属于他自己的童年时光……

尽情地想象关于宝宝的一切吧，并做好记录，将来别忘记给宝宝看。在充满幸福和快乐的想象中期待宝宝的成长吧……

与好友聚会

自从准备要宝宝，孕妈妈是不是好久没与好友聚会了？现在就去聚餐，逛逛街吧，还可以与已经有宝宝的闺蜜分享心得。不过，不要因为与好久不见的朋友相聚就得意忘形。吃大餐不要吃辛辣刺激的食品，逛街不要穿高跟鞋，不要劳累。

尤其在过年过节的时候，亲朋好友相聚在一起，难免有许多话要说，有许多事要做。这个时候，孕妈妈更要安排好休息时间，不要长时间聊天，不要下厨忙碌，更不要通宵达旦地打牌、打麻将，以免对孕妈妈和胎宝宝的健康产生不利影响。

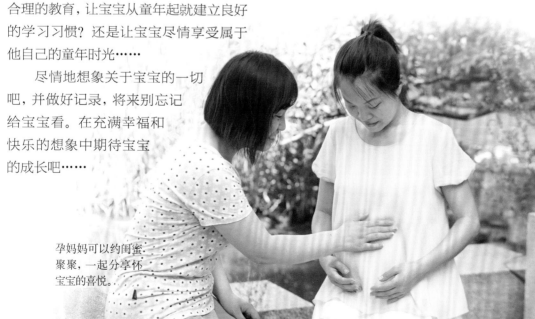

孕妈妈可以约闺蜜聚聚，一起分享怀宝宝的喜悦。

古典民乐:《黄莺亮翅》

《黄莺亮翅》是根据山西梆子曲牌《大救驾》改编而成的。乐曲旋律流畅亲切,音色圆润坚实,描绘了黄莺在蔚蓝的天空中,展望着美丽的大自然,尽情飞翔,尽情歌唱的美好画面。一切是那么幸福、欢快,正如有了胎宝宝的生活,让孕妈妈坚定了幸福的方向。

全曲共分为四段。第一段,旭日东升,大地一片清新,一切生物又开始苏醒了,这是一幅美丽的图画,笛音清亮而悠扬;第二段,黄莺已经醒来,在树林的枝头跳来跳去,亮翅高唱;第三段和第四段则描写了黄莺展翅飞向蔚蓝的天空,最后,乐曲在辽阔而优美的笛音中结束。

流畅的旋律带孕妈妈走进黄莺展翅飞翔的情境,从中感受幸福和快乐。

妈妈的歌声:《听妈妈讲那过去的事情》

相信大多数妈妈都会唱这首歌曲,这是一首抒情性的少年叙事歌曲,讲述妈妈在旧社会里的艰苦生活和苦尽甘来的好光景。这首歌曲,曲调优美,歌词感人,经久不衰。

当孕妈妈哼着熟悉的歌曲,也会想到自己的妈妈,理解她们养育儿女的不易与艰辛,也更坚定了做一个好妈妈的信心与勇气。孕妈妈将自己的信心传递给胎宝宝吧,这样他们会成长得更健康。

月亮在白莲花般的云朵里穿行,
晚风吹来一阵阵快乐的歌声。
我们坐在高高的谷堆旁边,
听妈妈讲那过去的事情,
我们坐在高高的谷堆旁边,
听妈妈讲那过去的事情。
……

爆笑童言：没参加爸爸妈妈的婚礼

最近，宝宝的姑姑结婚了，回来时带来了当天的录影，放的时候，他美美地找着自己，然后说"妈妈，你看，我在那呢。"看着看着，看看我房里的我和她爸爸的结婚照，说了句："妈妈，你们结婚的时候，我没参加，你们怎么不叫上我呢？"

美文欣赏：《向日葵》

孕妈妈无时无刻不在勾画宝宝的样子，都希望自己的宝宝是个阳光、活泼、勇敢的小精灵。不妨给宝宝读一读乌拉圭女作家胡安娜·伊瓦沃罗的这篇《向日葵》，让他感受到向日葵对生命、阳光和天空的强烈渴望。

在我家，大家都感到奇怪：我们的花园那么小，决定只种些奇花异草，我却开辟了一个洼，种上了葵花子。他们不明白，在高雅的玫瑰、杜鹃花、三色堇、茉莉花中间，我怎么会让那种平常而又土气的植物存在呢？

但这是因为我太爱向日葵了。我和葵花之间有一种相似之处，这就像一种亲缘关系，我们都渴望天空和阳光，这种渴望像一根绳儿一样把我们拴在一起。它那硕大的花冠始终需要阳光，总是面朝天空，像恋人那么固执，像饿汉那么如饥似渴！而害怕黑暗的我，也经常亲身感受到对阳光的本能渴望。每当望着葵花着魔似的随着太阳转，寻求阳光，我就激动不已。所以，我爱它们：它们有着和我一样强烈的需要生命、光亮和天空的愿望。

——胡安娜·伊瓦沃罗（乌拉圭）

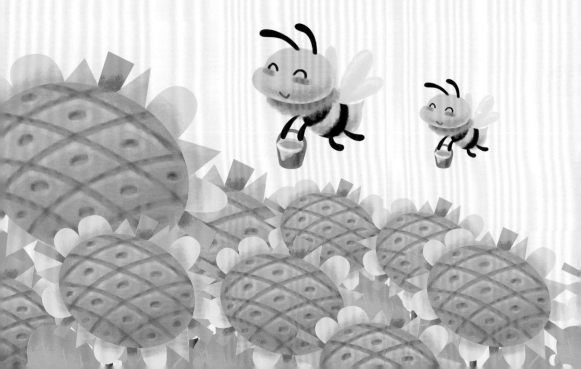

好玩的手影游戏

我们的双手与大脑有着密切的联系, 舞动手指也会让大脑得到相应的锻炼, 所以孕妈妈要多动动手指, 也能让胎宝宝多多受益。

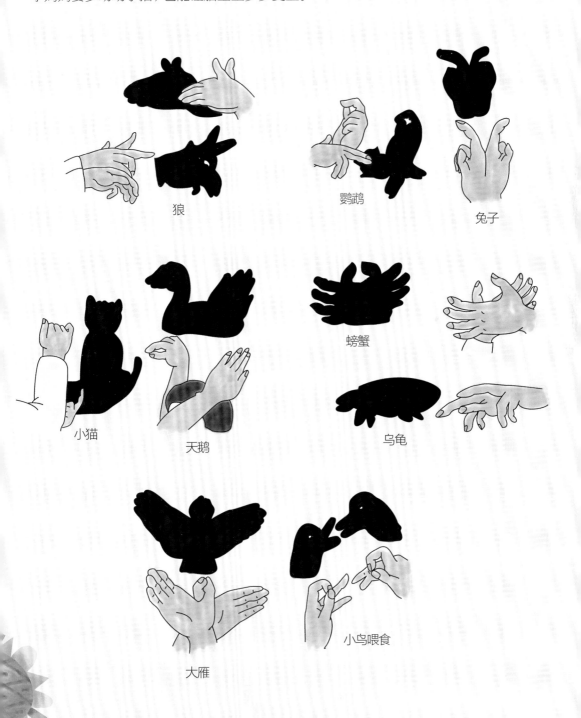

狼

鹦鹉

兔子

小猫

天鹅

螃蟹

乌龟

大雁

小鸟喂食

孕早期食谱参考

止吐食谱

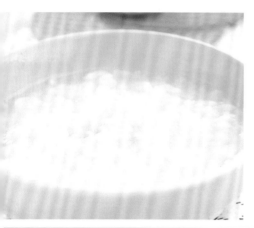

麦地粥

原料：大米 100 克，麦冬 40 克，生地黄 50 克，姜片 20 克。

做法： ❶ 将麦冬、生地黄分别取汁。

❷ 把大米、姜片、麦冬汁和生地黄汁搅匀，放入锅中，煮成稀粥即可。

推荐理由：《圣济总录》记载：此粥安胎、降逆、止呕，可作安胎、止呕的调理食谱，早晚空腹喝效果更佳。

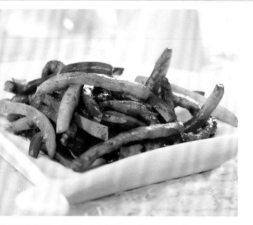

彩椒牛肉丝

原料：牛瘦肉 300 克，彩椒 2 个，盐、蛋清、葱末、姜末、酱油、淀粉、甜面酱各适量。

做法： ❶ 将牛瘦肉洗净，切丝，加入盐、蛋清、淀粉拌匀，腌制 10 分钟左右；彩椒洗净、切丝。

❷ 先将牛肉丝下锅炒 3 分钟，再放入甜面酱、彩椒丝、葱末、姜末炒出香味。

❸ 最后勾入用酱油和淀粉调制成的芡汁，翻炒均匀。

推荐理由：牛瘦肉含有丰富的 B 族维生素，姜可缓解孕早期的呕吐症状，减轻精神疲劳等不适感。

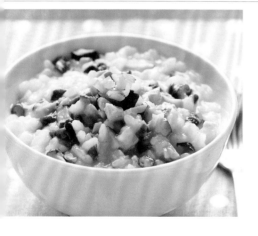

香菇肉粥

原料：猪肉末 100 克，香菇 2 朵，芹菜、干虾仁各 30 克，大米 50 克，酱油、葱末各适量。

做法： ❶ 干虾仁、芹菜洗净，切细末。大米煮成半熟稀饭。香菇泡软，去蒂切丁。猪肉末加半小匙酱油腌制。

❷ 油热后用葱末爆香，加入香菇丁快炒，最后再放入猪肉末和干虾仁末炒熟。

❸ 加入大米稀饭，中火煮开后转小火煮约 20 分钟，最后放入芹菜末即可。

推荐理由：能补充因频繁孕吐损失的营养和水分。

补叶酸食谱

烧油菜

原料: 油菜 200 克,酱油、葱段、姜末、虾皮、盐各适量。

做法: ❶ 油菜洗净,切长段。

❷ 锅内放少许油,油烧热后加葱段、姜末,然后放入油菜段稍加翻炒,再调入酱油、盐,撒上虾皮,炒匀即可。

推荐理由: 油菜含有丰富的维生素,尤其是叶酸、钙、铁的含量较高,特别适合孕早期食用。

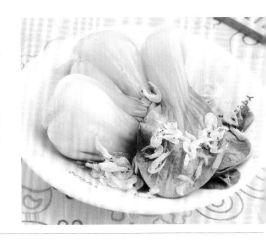

蔬果沙拉

原料: 西红柿 1 个,胡萝卜、生菜叶各适量,沙拉酱适量,橘子、草莓、樱桃、香蕉、桃、猕猴桃、梨等根据季节适当选择。

做法: ❶ 将西红柿、胡萝卜等切成丁,生菜叶撕片。

❷ 可根据时令适量选择水果,洗干净,根据个人习惯切成小块或大块。

❸ 放入碗中,加入沙拉酱即可食用。

推荐理由: 以上蔬菜和水果都富含叶酸,而且生吃的方式更利用人体吸收叶酸。

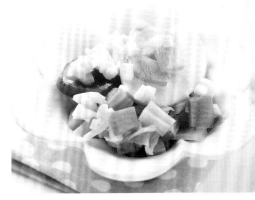

麻酱素什锦

原料: 白萝卜、圆白菜、莴苣、黄瓜、生菜、白菜各100 克,芝麻酱 30 克,盐、酱油、醋、白糖各适量。

做法: ❶ 将各种蔬菜择洗干净,均切成细丝,用凉开水浸泡,捞出控干水分,放入大碗中。

❷ 取一小碗倒入芝麻酱,加凉开水搅开,再加盐等调料搅匀,淋于蔬菜上即可。

推荐理由: 蔬菜生吃不易破坏叶酸,而且色彩丰富,清脆爽口,加上芝麻酱,香气浓厚,提升食欲。

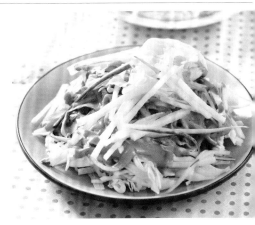

开胃食谱

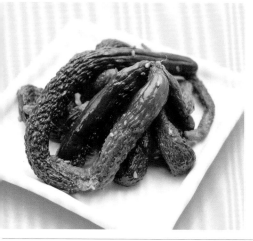

自制酸黄瓜

原料： 黄瓜 1 根，盐、醋、白糖各适量。

做法： ❶ 黄瓜洗净，用适量盐腌 15 分钟，至出水。

❷ 根据个人口味适当添加醋、白糖，然后拌匀，放置 30 分钟即可食用。

❸ 也可用保鲜膜封好，放冰箱冷藏 30 分钟后取出再吃，口味更佳。

推荐理由： 黄瓜富含碳水化合物、膳食纤维、镁、钾、维生素、叶酸、钙等营养物质，制作简单又不失营养，可谓开胃的佳品。

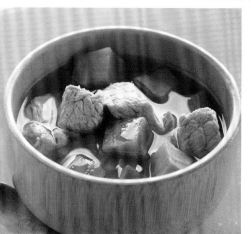

胡萝卜炖牛肉

原料： 胡萝卜 2 根，牛肉 200 克，姜片、蒜瓣、香油、盐各适量。

做法： ❶ 胡萝卜切大块，牛肉切小块。

❷ 把胡萝卜块、牛肉块、姜片和蒜瓣放入高压锅中，倒入适量水，加盐炖 30 分钟。

❸ 出锅后，淋入香油即可。

推荐理由： 牛肉和胡萝卜营养丰富，含有蛋白质及维生素 A，同时胡萝卜还有健胃助消化的功效。

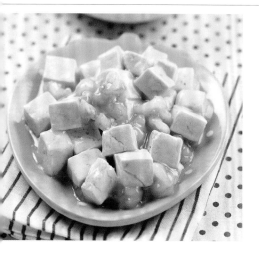

虾仁豆腐

原料： 嫩豆腐 500 克，鲜虾仁 200 克，姜末、盐、白糖、水淀粉、香油各适量。

做法： ❶ 嫩豆腐切丁，鲜虾仁用盐、水淀粉腌制 10 分钟。

❷ 锅中倒入油，将姜末爆香，倒入豆腐丁，再加入虾仁翻炒，调入盐、白糖，加盖中火焖 5 分钟。

❸ 出锅前用水淀粉勾芡，淋上香油即可。

推荐理由： 豆腐的蛋白质含量丰富，虾仁营养丰富，肉质松软，开胃易消化。

安胎食谱

南瓜饼

原料: 南瓜半个,糯米粉 1 碗,白糖、红豆沙各适量。

做法: ❶ 南瓜去子,洗净,包上保鲜膜,用微波炉加热 10 分钟。

❷ 挖出南瓜肉,加糯米粉、白糖、和成面团。

❸ 将红豆沙搓成小圆球,面团包入豆沙馅成饼胚,上锅蒸 10 分钟即可。

推荐理由: 南瓜营养丰富,维生素 E 含量较高,有利于安胎,还有润肺益气、解毒止呕、缓解便秘的作用,有益于孕妈妈和胎宝宝的健康。

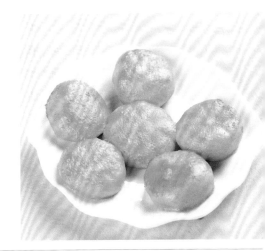

阿胶粥

原料: 阿胶 1 块,大米 1/3 碗,红糖适量。

做法: ❶ 将阿胶捣碎备用。

❷ 取大米淘净,放入锅中,加清水适量,煮为稀粥。

❸ 待粥熟时调入捣碎的阿胶,加入红糖即可。

推荐理由: 养血止血,固冲安胎,养阴润肺,可以有效促进胎宝宝肝脏、脾脏发育,还能帮助骨髓制造血细胞。

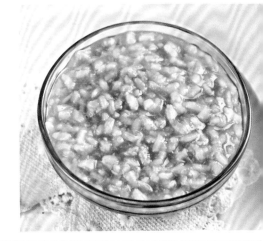

乌鸡糯米粥

原料: 乌鸡腿 1 只,糯米 40 克,葱白 1 根,盐适量。

做法: ❶ 乌鸡腿洗净,切成块,焯烫洗净,沥干;葱白去头须,切细丝。

❷ 将乌鸡腿加水熬汤,大火烧开后转小火,煮 15 分钟,倒入糯米,煮开后转小火煮。

❸ 待糯米煮熟后,再加入盐调味,最后入葱丝焖一下即可。

推荐理由: 乌鸡含有丰富的营养成分,是孕妈妈极佳的营养补品。这道菜品有补气养血、安胎止痛的功效,可改善气血虚弱引起的胎动。

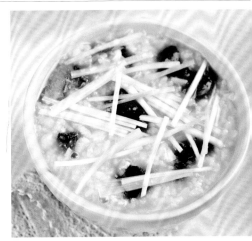

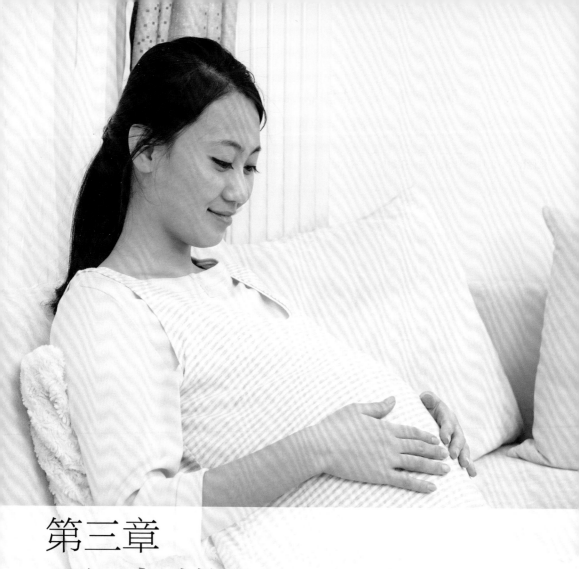

第三章
孕中期（4~7个月）

　　进入孕中期，胎宝宝的五官已经清晰可辨了，感知觉神经也发育成熟，他喜欢在孕妈妈的肚子里翻跟头、伸懒腰、拳打脚踢，一刻也不闲着。这对孕妈妈是个惊喜，因为孕妈妈感受到了他的存在，可以与他对话和交流，此时也正是胎教的好时机。可是有时候，他也会让孕妈妈吃尽苦头，腰酸背疼腿抽筋，好像所有的不适反应都能在孕妈妈身上一一出现。这可怎么办啊？别担心，曙光就在前面，伟大的妈妈就是这样炼成的。祝福孕妈妈顺利通过孕中期的时光。

第 4 个月（13~16 周）

胎宝宝：能听到妈妈的声音喽

第 13 周：可以聆听声音了

虽然胎宝宝的耳朵还没有发育完全，但是他已经能够聆听声音了。所谓的聆听，就是感受，如果皮肤有了震动，他就会产生反应。

第 14 周：开始活动了

胎宝宝现在已经能动手动脚，弯曲、伸展手和脚的各个关节了。头发也开始生长了。而且，胎宝宝已经开始了吸气和呼气的练习，这是在为子宫外的生活打基础。

第 15 周：听到妈妈的心跳

胎宝宝能通过羊水的震动感受到声音，能听到妈妈的心跳。

第 16 周：已经分出男女啦

胎宝宝的胳膊和腿已经长成，关节也能灵活活动，骨头也开始硬化，呈现出暗红色。现在已经可以通过 B 超分辨出胎宝宝的性别，也可以通过检测羊水判断宝宝是否健康。

孕妈妈：开始"显山露水"了

这个时期，孕妈妈会发现别人异样的目光了，因为，孕妈妈的肚子已经大了起来，开始"显山露水"了。这是正常的现象，不必遮遮掩掩地感到不好意思，而且可以理直气壮地接受别人的帮助。这时如果穿上孕妇装那可就是一个孕味十足的孕妇了。

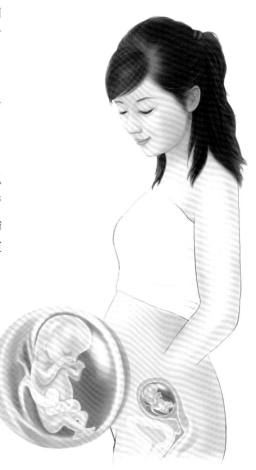

此时的胎宝宝身长有 15 厘米左右，可以弯曲和伸展手脚了，孕妈妈腹部也已微微隆起。

明明白白做产检

　　这个月，孕妈妈需要做的检查项目很多，尤其是唐氏筛查，有些医院不具备检查条件，需到别的医院进行检查。孕妈妈最好提前了解一下都需要做什么检查，以便提前做好准备。

孕 4 月产检项目

产检项目	检查内容和目的	标准值
体重检查	若怀孕期间体重增加平均每周超过 0.5 千克时，多有水肿或隐性水肿	14 周以前每周可增加 0.1 千克；15 周以后，每周可增加 0.45 千克
血压检查	检测孕妈妈是否患有高血压或低血压	平均血压在 110/70~120/80mmHg 为正常
浮肿检查	如果出现下肢水肿，指压时有明显凹陷，休息后水肿不消退时，建议测量血压，以防妊娠高血压综合征	指压时下肢不凹陷且血压不偏高即为正常
唐氏筛查	唐氏筛查检查是化验孕妈妈血液中的甲型胎儿蛋白（AFP）、人绒毛膜促性腺激素（β-HCG）、游离雌三醇（uE3）和抑制素 A（Inhibin A）的浓度，并结合孕妈妈的年龄，运用电脑精密计算出每一位孕妈妈怀有唐氏综合征胎儿的概率	甲型胎儿蛋白（AFP）一般范围为 0.7~2.5MOM；人绒毛膜促性腺激素的正常值<10μg/L；游离雌三醇参考值：孕早期 0~300ng/L，孕中期 1000~8000ng/L，孕晚期 5000~27000ng/L
测量宫高、腹围	测宫高和腹围，是最直接地获得胎宝宝生长数据的方式，每次产检时都要测量宫高及腹围	手测宫高：脐耻之间，从孕 16 周开始。腹围平均每周增长 0.8 厘米
尿常规检查	便于医生了解肾脏的情况	正常：尿蛋白、糖及酮体均为阴性
血常规	主要检查孕妈妈有无传染病、肝肾功能疾病及何种血型等	红细胞正常值为 3.5~5.5；血红蛋白正常值为 110~160；总胆红素正常值为 5.1~19；谷丙转氨酶正常值为 0~31

读懂你的产检报告

一般在怀孕第 15~20 周之间会进行一次唐氏筛查，即唐氏综合征产前筛选检查。唐氏综合征又称先天性痴呆或智障，这是一种最常见的染色体疾病。一般唐氏筛查是抽取孕妈妈 2 毫升血液，检测血清中甲型胎儿蛋白（AFP）和人绒毛膜促性腺激素（β-HCG）的浓度，结合孕妈妈的预产期、年龄、体重和采血时的孕周，计算出"唐氏儿"的危险系数。

了解了唐氏综合征是怎么回事后，我们来解读一下唐氏筛查报告单吧。

β-HCG：为人绒毛膜促性腺激素的浓度，医生会将这些数据连同孕妈妈的年龄、体重及孕周，通过电脑测算出胎宝宝唐氏综合征的危险度。

AFP：是女性怀孕后胚胎肝细胞产生的一种特殊蛋白，作用是维护正常妊娠，保护胎宝宝不受母体排斥（起保胎作用）。这种物质在怀孕第 6 周就出现了，随着胎龄增长，孕妈妈血中的 AFP 含量越来越多，最多时可达 1 毫克 / 毫升。胎宝宝出生后，妈妈血中的 AFP 含量会逐渐下降至 20 微克 / 毫升（相当于健康人的正常含量）。

读懂唐氏筛查报告单，孕妈妈才能从容应对检查中遇到的问题。

危险度：是一个比值。本报告中的 1∶40000 表明在 40000 个具有相同数据的孕妈妈中，仅有一人的胎宝宝具有患唐氏综合征的危险。一般来讲，这个比值低于 1/270，就表示危险度较低，胎宝宝患唐氏综合征的概率很低，但筛查也有假阴性。

结果：其实，孕妈妈在这张报告单上最需要关注的就是这个结果了，"低风险"即表明低危险，孕妈妈大可放心。但万一出现"高危"字样，孕妈妈也不必惊慌，因为高风险人群中也不一定都会生出唐氏儿，这还需要进行羊水细胞染色体核型分析确诊。

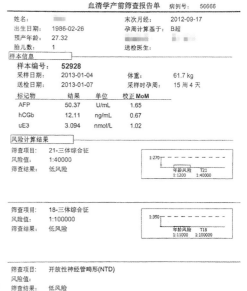

营养与饮食

孕妈妈已经度过了孕早期，开始进入较安全的孕中期，胎宝宝也变成一个漂亮的娃娃了。本月，孕妈妈的胃口大开，这时含各种维生素的食物需要充分摄入，以保证其他营养素的充分吸收。

本月重点补充营养素

多种维生素——让胎宝宝健康又聪明

供给量：在孕妈妈的膳食中，各种维生素的供给，不仅要充分，而且要均衡。因为不同蔬菜和水果含有的维生素种类不同，只要孕妈妈每天多摄入不同的蔬菜和水果，即可保证胎宝宝先天体质和智力发育的良好，让你拥有健康又聪明的好宝宝。

食物来源：孕妈妈可以尽量多地选择各种蔬菜和水果，比如西红柿、胡萝卜、茄子、大白菜、葡萄、橙子等。此外，蔬菜和水果还富含膳食纤维，可促进肠蠕动，防止便秘。

各种肉类食物及木耳、银耳中含维生素 D 较多，特别是银耳，孕妈妈可适当多吃一些。

孕妈妈应摄入不同的蔬菜和水果，以补充多种维生素。

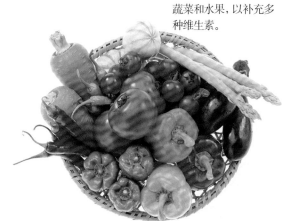

碘——促进甲状腺发育

供给量：从本月开始，胎宝宝的甲状腺开始起作用，能够自己制造激素了。孕妈妈要加强碘的补充。一般情况下，孕妈妈每天需要摄入碘 175 微克，相当于每日食用 6 克碘盐。如果孕妈妈查尿碘含量低于 100 微克 / 升尿，则要加大含碘食物的摄入或服用碘丸，同时必须在医生的指导下，采用正确剂量进行补充，以防止摄碘过高。碘过高同样会产生副作用。

食物来源：除碘盐外，富含碘的食物主要为海带、紫菜、海虾、海鱼、海参、海蜇、蛤蜊等海产品。另外，山药、大白菜、菠菜中也含有碘，可适当多吃一些。

一日科学食谱推荐

早餐：小笼包 4 个，豆浆 1 杯，鸡蛋 1 个。

加餐：牛奶 1 杯，香蕉 1 根，坚果适量。

午餐：鸭血豆腐汤 1 碗，银鱼豆芽、猪肝凉拌瓜片各 1 份，米饭 1 碗。

加餐：橙汁 1 杯。

晚餐：松仁芦笋、菠菜牛肉各 1 份，鸡丝面 1 碗。

加餐：蔬果沙拉 1 份。

孕中期饮食要均衡

进入孕中期，孕妈妈会觉得舒服多了，可以享受美味了。孕妈妈在享受美食的同时，还要认真了解各种食物的营养含量，注意饮食均衡。切记，多样化的食物所含有的营养也是多样化的。下面我们了解一下富含铁、维生素 D、碘、锌的食物：

补血的富含铁的食物	动物肝脏、红枣、红豆、猪血、蛋黄等
补钙的富含维生素 D 的食物	牛奶、豆腐、鱼、虾皮、芥菜、西蓝花、芝麻酱等
胎儿甲状腺生长需要的富含碘的食物	海产品
富含叶酸的食物	动物肝脏、绿叶蔬菜、兔肉、红枣等
增加食欲的富含 B 族维生素和锌的食物	小麦胚芽、大豆、花生、牡蛎、鸡肝、鱼类、虾、贝及海藻类

用食物预防妊娠斑

约 1/3 的孕妈妈会产生妊娠斑，但没必要太担心，等宝宝出生后会自然淡化、消失的。妊娠斑防治的好方法就是补充维生素。含有丰富维生素 C 的水果如猕猴桃、西红柿、草莓等，及富含维生素 B_6 的奶制品等对于预防妊娠斑都非常有效。

水果虽好，也要适量

不少孕妈妈喜欢吃水果，甚至还把水果当蔬菜吃。她们认为这样既可以充分地补充维生素，将来出生的宝宝还能皮肤好，其实这是不科学的。虽然水果和蔬菜都有丰富的维生素，但是两者还是有本质区别的。水果中的膳食纤维成分并不高，但是蔬菜里的膳食纤维成分却很高。过多地摄入水果，而不吃蔬菜，直接减少了孕妈妈膳食纤维的摄入量。另外，有的水果中糖分含量很高，孕期饮食中糖分含量过高，还可能引发孕妈妈肥胖或血糖过高等问题。

孕妈妈一定不可偏食，多样化的食物可为孕妈妈提供均衡的营养。

生活细节

孕 4 月，虽然很多孕妈妈的早孕反应已经大大减轻甚至没有了，但是孕妈妈在生活上仍然不能掉以轻心，时刻要记住，你已经是做妈妈的人了。

孕 4 月开始乳房护理

为了宝宝出生后能正常哺乳，孕妈妈宜从孕 4 月开始进行乳房护理，尤其是有乳头扁平或凹陷的孕妈妈。

孕妈妈可以通过牵拉的方法，改善乳房血液循环，来增加乳头的韧性。孕妈妈可在洗澡的时候，用湿毛巾擦洗乳头后，用手轻轻提拉、牵拉、捻转乳头，一直坚持到分娩。

孕妈妈也可以给乳房按摩。每天早上起床和晚上睡觉前，分别用手由乳房周围向乳头旋转按摩 5~10 分钟，至乳房皮肤微红时止，最后再提拉乳头 5~10 次。

如果有早产史、流产史或乳房护理时出现宫缩，应避免做此项乳房护理。

最好左侧卧睡觉

现在，孕妈妈的肚子已经"显山露水"了。通常而言，睡觉对孕中晚期的孕妈妈是一种痛苦与负担，尤其会因肚子过重不易翻转而导致彻夜难眠。但是，孕妈妈只有休息好了，才能保证胎宝宝的健康成长，因此孕期要选择一个舒适的睡姿。

孕中晚期最好采用左侧卧位的睡姿。因为从生理的角度来讲，在怀孕中晚期，子宫迅速增大，大多数孕妈妈子宫右旋，采取左侧卧位睡眠，可减少增大的子宫对孕妈妈腹部主动脉及下腔静脉和输尿管的压迫，改善血液循环，增加对胎宝宝的供血量，有利于胎宝宝的生长发育。

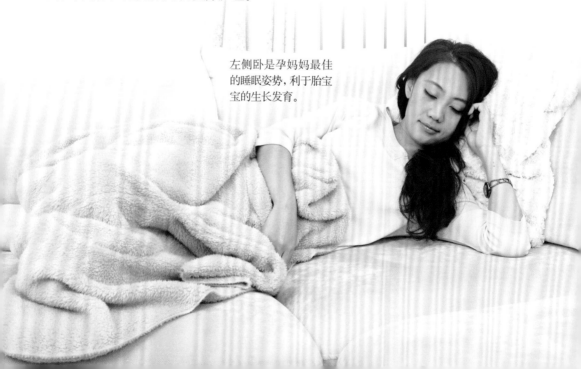

左侧卧是孕妈妈最佳的睡眠姿势，利于胎宝宝的生长发育。

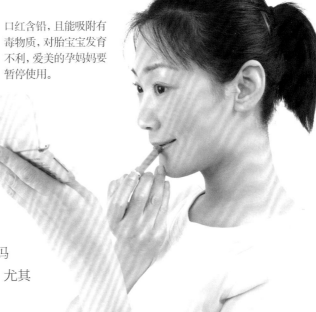

口红含铅，且能吸附有毒物质，对胎宝宝发育不利，爱美的孕妈妈要暂停使用。

慎用美白祛斑化妆品

皮肤增白及祛斑类化妆品中因为含有无机汞盐和氢醌等有毒的化学药品，经常接触会造成染色体畸变率升高，还可能导致DNA分子损伤。这些有毒物质还可经母体胎盘转运给胎宝宝，使细胞生长和胚胎发育速度减慢，导致胚胎异常。所以，孕妈妈最好不要用美白祛斑的化妆品，尤其是在怀孕前3个月内。

胎宝宝不喜欢口红

口红是由各种油脂、蜡质、颜料和香料等成分组成的。其中油脂通常采用羊毛脂，除了会吸附空气中各种对人体有害的重金属微量元素外，还可能吸附大肠杆菌，使其进入胎宝宝体内，对胎宝宝发育不利。

选择最佳方式做家务

孕中期，孕妈妈可以从事一般的擦、抹家具和扫地、拖地等劳动，但不可登高，不可上窗台擦玻璃，更不要搬抬笨重家具；擦抹家具时，尽量不要弯腰，孕晚期更不可弯腰干活；拖地板不可用力过猛；打扫卫生时也要避免使用冷水；洗衣时不要用搓衣板顶着腹部，以免胎宝宝受压；不宜使用洗衣粉，最好使用性质温和的洗衣液，并使用温水；晾晒衣服时不要向上用力伸腰，晾衣绳可适当放低一些。

避免把工作带回家

做妈妈了，再也不能像以前那样忘我地工作了，职场孕妈妈需要慢慢调适新的生活和工作节奏。做好工作计划，在工作时间全心全意工作，下班时就应马上回家休息。为了肚子里的宝宝，孕妈妈要合理作息。学会保护和爱惜自己和胎宝宝，这样才能做个快乐轻松的职场孕妈妈。

健康运动

孕 4 月的运动以轻柔为主。很多孕妈妈都想做孕期瑜伽，但孕期瑜伽最好从孕 4 月开始。在孕早期（前 3 个月内）阶段，因为胎盘不稳定及早孕反应等原因，孕妈妈做任何费力的动作都可能因不易坚持而最终放弃。另外，有过流产史的孕妈妈最好不要轻率地做运动，一定要咨询医生。

适合孕 4 月的运动

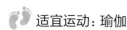 **适宜运动：瑜伽**

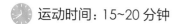 **运动时间：15~20 分钟**

孕妈妈练习瑜伽可以增强体力和骨盆、肌肉的张力及身体的平衡感，提高整个肌肉组织的柔韧度和灵活度；同时，瑜伽能帮助孕妈妈加快血液循环，还能很好地控制呼吸。练习瑜伽还可以起到按摩身体内部器官的作用，有益于改善睡眠，让孕妈妈形成积极健康的生活态度。练习瑜伽还能帮助孕妈妈进行自我调控，使身心合二为一。

瑜伽蹲式：保持平衡感

日益增大的肚子让孕妈妈感觉重心前移，行动上不便不说，有时候还觉得要用心去维持平衡。这个时候，进行针对性的运动，既能保持体态稳定，还能够提高自己的平衡能力，确保行动安全。

腿部发酸和脚踝、膝盖、大腿等部位有关。瑜伽蹲式动作简单，对锻炼腿部肌肉却效果显著，孕妈妈现在就练习吧！

随着怀孕月份的增大，做这个练习的时候可以靠着墙或者前面放把椅子，把手搭在椅背上。同时注意臀部不要低于膝关节。

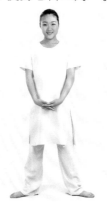

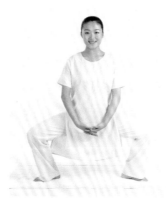

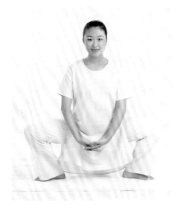

1 先做基本站立式。在感到舒适的情况下，将两腿宽阔地分开，两脚尖指向外侧，两手十指相交，两臂轻松地下垂。

2 弯曲两膝，慢慢将身躯降低。降低约 30 厘米后，就伸直双腿恢复挺身直立的姿势。

3 再一次弯曲两膝，把身体降得比第一次还要略低一些，然后恢复挺身直立的姿势。重复 6~12 次。

坚持适度锻炼原则

在孕中期，孕妈妈开始感到精力有所恢复，原来十分疲惫的身体开始有些活力了。此时，适度的体育锻炼不论是对孕妈妈的身体健康，还是胎宝宝的顺利分娩都有好处。每次锻炼时间不宜超过半小时，运动量以活动时每分钟心跳不超过 130 次、运动后 10 分钟内能恢复到锻炼前的心率为限。

坚持做腿部运动

腿部运动可增强骨盆肌肉的力量和会阴部肌肉的弹性，利于分娩。孕妈妈可以从现在开始每日早晚各做 6 次，一直坚持做到怀孕晚期。运动时，应站在地上，单手轻扶椅背，双腿交替作 360°旋转。

脊椎伸展运动，防止腰酸背痛

孕 4 个月后，孕妈妈因为子宫变大，重心前移，腰背肌肉紧绷，容易造成腰痛，甚至会辐射到臀部及大腿背侧。此时，脊椎运动就不可忽视了。推荐孕妈妈做脊椎伸展运动，这是减轻腰酸背痛的最好方法。运动时需仰卧，双膝弯曲，双手抱住膝关节下缘，头向前伸，贴近胸口，使脊椎、背部及臀部肌肉成弓形，然后放松，每天坚持练数次。

在日常生活中，孕妈妈不宜久站、不宜提重物、不宜穿高跟鞋，以减轻脊椎的压力。

运动中出现身体不适需警惕

运动中的孕妈妈如果突然有严重的腹痛、阴道痛或出血，或是停止运动后子宫仍然持续收缩 30 分钟以上，请立即就医。孕妈妈如果运动时发生胸痛或严重呼吸困难，请立即停止运动并且就医。

腿部运动应坚持到孕晚期，有助于分娩。

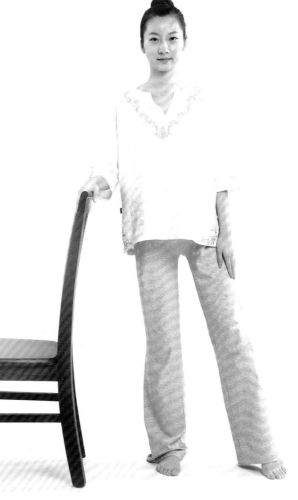

常见不适与解决方案

进入孕中期，由于腹部和乳房的皮下弹力纤维断裂，在这些部位会出现暗红色的妊娠纹。还有的孕妈妈会因为缺钙而出现小腿抽筋、下肢麻木、牙齿松动、腰酸背痛等症状，此时，孕妈妈不要惊慌，而是要正确地对待和处理。

向妊娠纹说"不"

控制体重：如果孕妈妈体重增长过快，皮下组织会被过分撑开，皮肤中的胶原蛋白弹性纤维断裂，就容易产生妊娠纹。因此孕妈妈适当控制体重，可以有效防止和减轻妊娠纹的产生。

坚持按摩：适度按摩肌肤，尤其是按摩那些容易堆积脂肪，产生妊娠纹的部位，如腹部、臀部下侧、腰臀之际、大腿内外侧、乳房、腋下等，可以预防妊娠纹的产生。

在妊娠纹还未出现时，孕妈妈要每天坚持按摩妊娠纹易产生部位的肌肤，最好配合抗妊娠纹按摩油或按摩乳液一起使用，效果会更好。

保持滋润：干燥的肌肤更易产生妊娠纹。孕早期，孕妈妈就可以选用适合体质的乳液，再做重点部位按摩。做肌肤的保湿护理，可增加肌肤的柔软度和弹性，使得皮肤组织在脂肪堆积扩张时，能够更加适应。

预防小腿抽筋

半数以上的孕妈妈都会有小腿抽筋症状，孕妈妈应养成以下好习惯，预防小腿抽筋：

1. 饮食上多摄取富含钙及维生素 B_1 的食物，吃饭时可以佐一个木耳做的菜，有效补充钙质。

2. 怀孕中期在医生指导下开始服用钙片、维生素 D 制剂、鱼肝油等。

3. 在天冷和睡眠时注意下肢保暖。

4. 走路时间不宜过长，不穿高跟鞋。

5. 发作时立即将腿伸直，脚尖往身体方向翘，或让家人抓住脚往身体方向扳动。

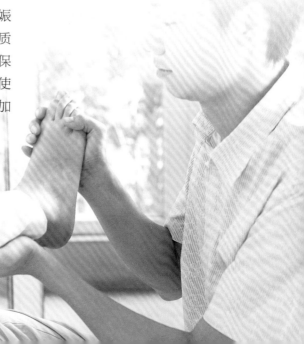

孕妈妈小腿抽筋时，准爸爸可帮孕妈妈把脚往身体方向扳动。

如何应对轻微感冒头痛

伴有鼻塞、轻微头痛的患轻度感冒的孕妈妈一般不需用药，多饮开水，充分休息，会很快自愈。如果有高热、烦躁等症状的要马上去看医生，在医生指导下采取相应措施对症处理，切不可盲目用退热剂之类的药物。

白带增多、外阴瘙痒怎么办

怀孕后，孕妈妈体内雌激素和孕激素增加，致使白带增多，这是正常现象。如果阴道分泌物呈乳白色或者稀薄的雪花膏颜色，气味不强烈，则属于生理性变化，不是疾病，不用担心。

如果白带呈脓样，或带有红色，或有难闻气味，或混有豆腐渣样东西，加之外阴瘙痒时，可能是阴道炎，应立即就医。

出现口腔问题先咨询医生

怀孕期间，由于内分泌的改变、雌激素需求增加，使孕妈妈的牙龈多有充血或出血，同时由于饮食结构不当，有可能引发牙周炎。还有些孕妈妈口腔常出现个别牙或者全口牙肿胀、牙龈充血及牙龈明显增生等现象。如果此时拔牙极容易出血并引起强烈宫缩，因此，孕妈妈在孕期遇到这种情况先不要拔牙，应咨询口腔科医生再做处理。

静脉曲张不可怕

静脉曲张多发生于小腿，是因为庞大的子宫压在下腔的血管和骨盆的静脉上，使小腿的血液潴留造成的。

应对策略：避免久坐或站立；坐着时不要跷腿，适当做足部运动；坐着时在脚下垫个小凳子；左侧卧睡；穿宽松的衣服；穿护腿的长裤，但不能高过膝盖；不要用力揉或搓那些可见的血管，否则可能损坏静脉或引起血栓。

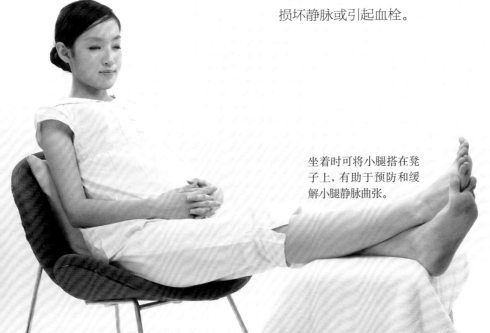

坐着时可将小腿搭在凳子上，有助于预防和缓解小腿静脉曲张。

轻轻松松做胎教

在做胎教的时候,孕妈妈和准爸爸会不会因为没有得到胎宝宝的及时回应而苦恼呢? 其实现在所做的一切,胎宝宝是可以感受到的,不过现在还不到收获的时候,孕妈妈、准爸爸请多一些耐心吧。

美文欣赏:《飞不走的蝴蝶》

这是美国作家玛丽·格丽娜的一篇赞美母亲的散文。这篇文章情意绵绵,饱满的感情很容易感染人,还能给孕妈妈带来安静和祥和。当孕妈妈累了的时候,不妨为胎宝宝和自己读读这篇文章,放松自己的心情,让胎宝宝安静地成长。

妈妈,蝴蝶是飞不走的,你的斜条纹的衣裙,没有洒上我们伊里亚那人梦中的香水,但是,妈妈,蝴蝶是不会飞走的。

你的慈爱是圣那安露一片低缓的谷地上,静默开放着的天竺花。当风吹来又逝去的时候,你就只有沉默了。当一群黄莺匆匆忙忙地摇振翅翼,你就只有孤独了。而当一只有油画颜色的蝴蝶飞进你的柔情,妈妈,你的眼睛像风岛上明亮的灯光。

你曾对父亲说,要给所有的人以爱,他纠正说:不,是慈爱。那以后不久,你就拥有了一位带着克朗镇风味的女儿。

记得你叫过我猫咪,我叫一声就跑开了。你还叫过我法绒犬,后来,我真的像犬一样地独自在家园外遥远的路途上逡巡。

妈妈,那一次的外出好险呵,我刚刚读完一篇《为爱喝彩》,结果,在傍晚,你和父亲几乎和夕阳一道找遍整个地球。

深夜,你又重新唱起了歌,"飞走的蝴蝶呵,留下一片花园在悲怆"。

妈妈,想起因年轻而萌发的草率,即使你不是温馨的花园,我却已经是一只懂事的蝴蝶,一只再也飞不走的蝴蝶。直到你枯萎,直到我变成空气中一粒微不足道的尘埃,我也是伊里亚那那一座叫作安妮的花园里一只飞不走的蝴蝶。

——玛丽·格丽娜(美国)

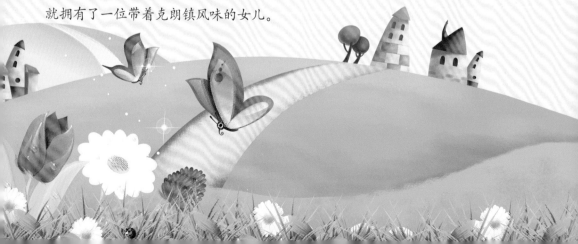

准爸爸讲故事:《不怕雨的家》

宝宝,欢迎你来到这个家里。咱们的小家坚固而结实,可以遮风避雨;咱们的小家温馨而快乐,让你无忧无虑。爸爸妈妈将时时刻刻陪在你的身边,每天早上轻轻将你唤醒,晚上唱着摇篮曲哄你入睡。

小兔子和小田鼠是一对好朋友。小兔子家在山脚下的一个洞里,风刮不进,雨淋不着,小兔子很喜欢自己的家。小田鼠的家在地底下,要走过一条又长又黑的通道,才能到他家的客厅。

一天,下起了大雨。小兔子望着窗外飘泼的大雨,忽然想起小田鼠。糟糕,这么大的雨,一定把他的家淹没了。

小兔子拿起雨伞就冲出了门外。他一口气跑到小田鼠家。这时,雨停了,小兔子在门外大声喊:"小田鼠,你还好吗,小田鼠……"

小田鼠听到小兔子的喊声,打开房门,一脸惊讶地说:"小兔子,怎么了,我很好呀。"

小兔子说:"你真的不能住在地下室了,万一被大雨冲了怎么办。"

小兔子决定帮小田鼠在山坡上盖一间新房子。

新家建好了,小兔子带小田鼠去看。小田鼠说:"房子很好,可是我不喜欢这么多阳光。"小田鼠带小兔子去看他的家,哇,弯弯曲曲的,像一座迷宫。遇到下雨,小田鼠就用一堆黏土把口子堵得严严实实的,再大的雨也不怕。这下子,小兔子放心了。

小田鼠的家坚固、结实,可以遮风避雨,就像爸爸妈妈给宝宝的家一样。

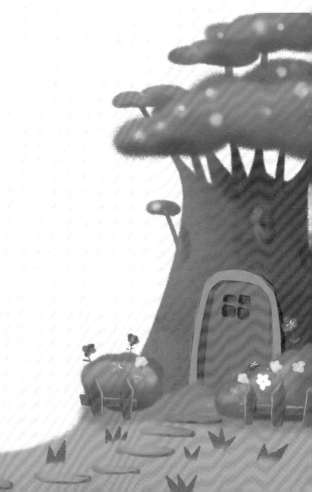

编织些什么呢

胎教实践证明，勤于编织的孕妈妈，所生宝宝"手巧而心灵"。毛衣针飞舞之间，通过手指的动作可以促进大脑皮层相应部位的生理活动，提高人的思维能力。开展孕期编织艺术，通过信息传递的方式，可以促进胎宝宝大脑发育。另外，在编织过程中，孕妈妈的心情也会得到放松。

初生的宝宝还用不上毛衣，可以用颜色鲜艳的毛线编织些挂饰，到时挂在宝宝的床头，温暖又可爱。

给准爸爸织一件毛背心吧，让他知道你在有了宝宝后仍然一样地关心他，免得为你们之间出现一个小小的"第三者"而吃醋。

孕期编织也是一种很好的胎教，有利于胎宝宝的大脑发育。

猜灯谜

灯谜，即写在彩灯上面的谜语，又叫"灯虎"。猜灯谜又叫"射灯虎"。灯谜在中国源远流长。宋代的时候，人们将谜条系于五彩花灯上，供人猜射。明清时代，猜灯谜在民间十分流行。现在，过元宵节或者中秋节的时候，猜灯谜依然很流行。

下面我们也给孕妈妈出了几道灯谜，孕妈妈开动脑筋，看看能不能猜中？

1. 独唱。（打一成语）
2. 白了少年头。（打一成语）
3. 读书不误人。（打一成语）
4. 对镜。（打一成语）
5. 凉风习习入户来。（打一字）
6. 开山造田。（打一字）
7. 儿心骄傲母心忧。（打两个节气）
8. 四时花草茂。（打一城市名）

答案：1. 自弹自唱。2. 顷刻之衰颓。3. 开卷有益。4. 一模一样。5. 阄。6. 圃。7. 小满，大暑。8. 长春。

看画册讲故事

孕妈妈与胎宝宝一起看画册,可以培养胎宝宝丰富的想象力和创造力,是一种很有效的胎教方法。孕妈妈看画册时,可选那些色彩丰富、富于幻想的图画,用富于想象力的语言以讲故事的形式表达出来。孕妈妈要努力把感情倾注于故事的情节中,通过语气、声调的变化使胎宝宝了解故事是怎样展开的。比如画册上有许多小动物,看到小猴时,孕妈妈可以给胎宝宝讲野生的小猴是怎么生活的,猴妈妈是怎么养育小猴的,与动物园的猴子又有什么不同等。

准爸爸唱儿歌:《小燕子》

准爸爸的歌声能让孕妈妈和胎宝宝感受到重视与疼爱,并觉得愉快和欣慰,有安全感,同时还能增进一家三口之间的感情,使全家浸润在幸福的气氛中。

准爸爸的歌声对胎宝宝脑部的发育也会有很大的帮助,经常聆听准爸爸的歌声,有利于胎宝宝出生后形成良好的性格。如果准爸爸唱完一遍之后再由孕妈妈唱一遍,可以给胎宝宝不同的声音刺激,增强他的分辨能力。

这首《小燕子》节奏舒缓轻快,是许多宝宝学习说话的启蒙歌曲,非常适合准爸爸学习。

小燕子,穿花衣,
年年春天来这里,
我问燕子你为啥来?
燕子说:"这里的春天最美丽!"
小燕子,告诉你,
今年这里更美丽。
我们盖起了大工厂,
装上了新机器,
欢迎你,
长期住在这里。

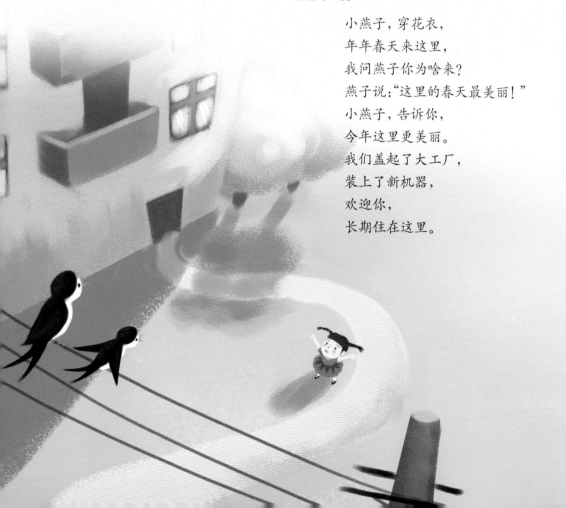

第 5 个月（17~20 周）

胎宝宝：拳打脚踢，无所不能

第 17 周：开始胎动了

胎宝宝已经能对外界的声音做出反应了，有时听到有节奏的音乐还会手舞足蹈。如果孕妈妈留心些，这时就能真实地感觉到胎动了。

第 18 周：进入活跃期

这一时期的胎宝宝已经进入了活跃期，翻滚、跳跃、拳打脚踢无所不能，这一切也可能是胎宝宝在向孕妈妈暗示他发育完好吧。

第 19 周：胃肠开始工作

胎宝宝的胃肠已经开始工作了，如分泌胃液、吸收羊水等。

第 20 周：认识妈妈的声音

这是胎宝宝的感觉器官发育的重要时期，味觉、嗅觉、听觉、触觉、视觉等各个感觉的神经细胞已经入住脑部的指定位置。胎宝宝已经能听见并且能分辨出妈妈的声音了，他还能听声音做运动，这是胎教的最好时机。

孕妈妈：用心感受胎动

到了这个月，孕妈妈该不会寂寞了，因为胎宝宝已经能与你交流了。如果孕妈妈仔细感觉，就能感受到胎宝宝的胎动：刚开始轻轻的，像微风拂过莲花；再后来，悄悄的，像鱼儿掠过水面。这是胎宝宝在羊水中蠕动、挺身体、频繁活动手和脚，多么奇妙的胎动！孕妈妈用心感受吧。

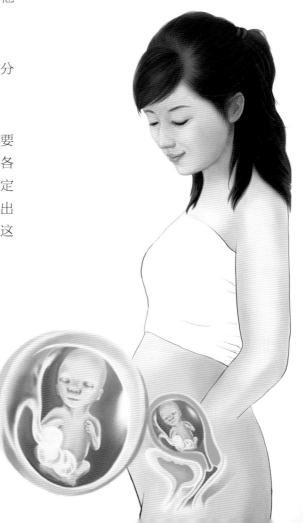

胎宝宝活动更加频繁，能够听到孕妈妈的声音，孕妈妈开始感觉到胎动了。

明明白白做产检

这个月，孕妈妈在家可进行自我监测，方法有：测胎动、听胎心及检查子宫底的高度。

孕 5 月产检项目

产检项目	检查内容和目的	标准值
体重检查	通过孕妈妈的体重增长情况对孕妈妈进行合理的饮食指导	孕 15 周以后至分娩，每周可以稳定增加 0.45 千克，每周以不超过 0.5 千克为原则
血压检查	检测孕妈妈是否患有高血压或低血压	平均血压在 110/70~120/80mmHg 为正常
尿常规	便于医生了解肾脏的情况	正常：尿蛋白、糖及酮体均为阴性
听胎心音	取脐部上、下、左、右四个部位听。家人也可在家听胎心音	正常胎心跳一般在每分钟 120~160 次之间
胎动	胎动的次数、快慢、强弱等可以提示胎宝宝的安危	如果 12 小时内胎动少于 10 次，或 1 小时内胎动少于 3 次，往往表示胎宝宝缺氧
测量宫高、腹围	参考这两项数值，来了解胎宝宝的大小及增长情况	宫高正常：18（15.3~21.4）厘米；腹围正常：82（76~89）厘米

读懂你的产检报告

宫高的测量：从下腹耻骨联合处至子宫底间的长度为宫高。

腹围的测量：通过测量平脐部环腰腹部的长度即可得到。

孕妈妈可对照以下表格，看胎宝宝发育是否在正常范围之内。

宫高、腹围正常标准表（单位：厘米）

怀孕周数	下限	上限	标准	怀孕周数	下限	上限	标准
满 20 周	15.3	21.4	18	满 20 周	76	89	82
满 24 周	22	25.1	24	满 24 周	80	91	85
满 28 周	22.1	29	26	满 28 周	82	94	87
满 32 周	25.3	32	29	满 32 周	84	95	89
满 36 周	29.8	34.5	32	满 36 周	86	98	92
满 40 周	30	34	32	满 40 周	89	100	94

营养与饮食

孕妈妈需要将更多的精力放到增加营养上，食物花样要不断变换，还要格外注意营养的均衡和搭配。本月是胎宝宝智力发育的关键时期，孕妈妈尤其不要吃含铅的食物，比如松花蛋。

本月重点补充营养素

钙——胎宝宝骨骼发育的"原动力"

供给量：本月是胎宝宝身高生长的关键期，孕妈妈要适当补钙。补钙要讲究适度、适量、适时原则，孕中期每天需补充1000毫克，孕晚期可补充1200毫克。

食物来源：每天早、晚各喝牛奶250毫升，可补钙约600毫克；多吃含钙丰富的食物，如骨头汤、鱼、虾等。

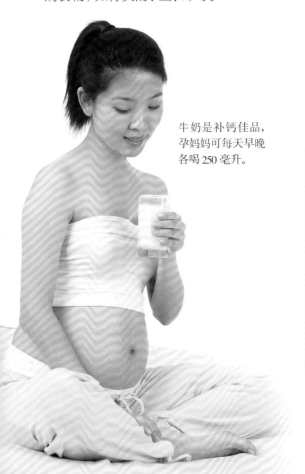

牛奶是补钙佳品，孕妈妈可每天早晚各喝250毫升。

如果牛奶、骨头汤、鱼、虾等含钙食物补充足够，基本不需要补充钙剂，以免补充过量。不爱喝牛奶的孕妈妈，可以在医生指导下每天补充600毫克容易吸收的钙剂。

蛋白质——适当增加摄入量

供给量：随着胎宝宝的生长发育和大脑分区的形成，需要的蛋白质相对增多，为避免影响胎宝宝智力发育，孕妈妈从本月起每天应摄入80~85克优质蛋白质。

食物来源：富含蛋白质的食物有畜肉、禽肉、鱼、虾、蛋类、豆类、奶制品和坚果等。

一日科学食谱推荐

早餐： 馅饼1个，黑芝麻糊1碗，黑豆豆浆1杯，奶汁烩生菜1盘。

加餐： 橘子1个，开心果适量。

午餐： 紫菜汤1碗，红烧肉、素什锦各1份，牛肉面1碗。

加餐： 橙汁1杯，腰果适量。

晚餐： 西红柿鸡蛋面1碗，酱牛肉1小份。

加餐： 牛奶麦片适量，西红柿1个。

饮食清淡防水肿

这个时期孕妈妈容易水肿，因此需多加注意，饮食不宜太咸。孕妈妈要定期产检，监测血压、体重和尿蛋白的情况，注意有无贫血和营养不良，必要时要进行利尿等治疗。

孕妈妈应注意休息，每天卧床休息至少 9 个小时，中午最好休息 1 小时，左侧卧位利于水肿消退。已经有些水肿的孕妈妈，睡觉时把下肢稍垫高可缓解症状。

食芹菜缓解失眠

有些孕妈妈为了免受失眠的困扰，会选择服用安眠药，但是大多数具有镇静、抗焦虑和催眠作用的药物，对胎宝宝会产生不利影响，所以这是绝对禁止的。

孕妈妈可以选择一些具有镇静、助眠作用的食物进行食疗，如芹菜可分离出一种碱性成分，有安神、除烦的功效，对孕妈妈有镇静作用。

可适当吃野菜

大多数野菜富含植物蛋白、维生素、膳食纤维及多种矿物质，营养价值高，而且污染少。孕妈妈适当吃野菜，可预防便秘，还可以预防妊娠糖尿病。

常见的野菜有：蕨菜，可清热利尿、消肿止痛；小根葱，可健胃祛痰；荠菜，可凉血止血、补脑明目、治水肿和便血。孕妈妈应根据自身身体状况适量食用。

别吃松花蛋，谨防血铅高

孕妈妈的血铅水平高，可直接影响胎宝宝的正常发育，甚至造成先天性弱智或畸形，所以一定要注意食品安全。松花蛋及罐头食品等都含有铅，孕妈妈尽量不要食用。

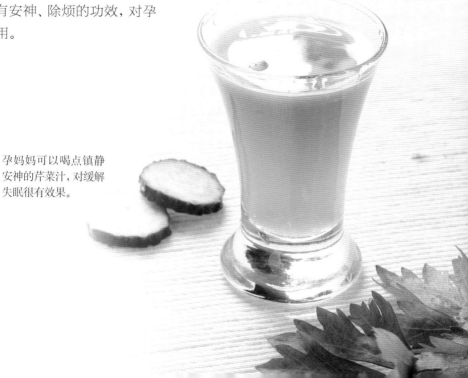

孕妈妈可以喝点镇静安神的芹菜汁，对缓解失眠很有效果。

生活细节

孕妈妈多晒太阳也能补钙。另外，在相对稳定的孕 5 月，孕妈妈要保养好自己的身体，多到户外进行日光浴，补钙又怡情。

多接触阳光，不要佝偻宝宝

怀孕 5 个月以后，腹中胎宝宝进入快速生长期，从母体汲取的钙质和其他营养素越来越多，如果母体的供给跟不上，孕妈妈易出现牙齿松动、指甲变薄变软、梦中盗汗、小腿抽筋等现象。

所以，孕妈妈要经常与阳光亲密接触，特别是在冬季，更要多做户外运动。这是因为经常晒太阳能补充维生素 D，促进钙的吸收。但要注意，不要隔着玻璃晒太阳，应让皮肤直接接受阳光照射。

及时调换胸罩

孕妈妈一旦发现胸部有改变即可开始换穿孕妇胸罩。无钢圈胸罩或运动型胸罩较舒适，也可以选择可调整背扣的胸罩，因为它可以依胸部变化来调整胸罩的大小。

最好选择支撑力较强的胸罩，以免因孕期胸部变大而导致自然下垂。在怀孕晚期，孕妈妈可以考虑选择哺乳型胸罩，为产后哺乳做准备，还可为垫吸乳垫留出足够的空间。

戴文胸的正确方法

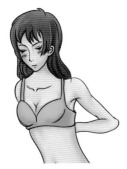 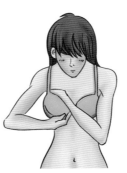 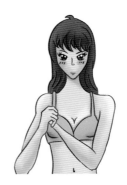 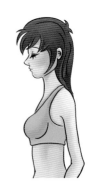

1.将上身向前弯曲45°，让乳房自然恰当地倾入罩杯内，再扣上背扣。

2.用手将乳房完全托住放入罩杯，并把胸部侧边的肌肉充分推入罩杯内。

3.肩带调至适当长度，肩部感觉自然舒适无压力即可。

4.调整背部的横带和胸前罩杯位底部成水平。

洗澡时间别太长

孕妈妈洗澡最好采取淋浴方式，千万不要贪图舒适把自己整个泡在浴缸里。这是因为怀孕后，阴道内乳酸含量降低，对外来病菌的抵抗力大大降低，泡在水里有可能引起病菌感染，甚至造成早产。孕妈妈应尽量避免到公共浴池洗澡，如果不得已，应掌握好时间，尽量选择在人少的早晨去，此时水质干净，浴池内空气较好。怀孕晚期，孕妈妈就不要去了。

孕妈妈每次洗澡时间不要太长，以15分钟左右为宜。时间过长不但会引起自身脑缺血，发生昏厥，还会造成胎宝宝缺氧，影响胎宝宝神经系统的正常发育。

孕妈妈应避免戴隐形眼镜，如必须戴，最好选用日抛型。

不要戴隐形眼镜

怀孕期间，孕妈妈角膜的含水量比常人高，若戴隐形眼镜，容易因为缺氧导致角膜水肿，从而引起角膜发炎、溃疡，甚至最终导致失明。如果勉强戴隐形眼镜，容易因为不适而造成眼球新生血管明显损伤，甚至导致角膜上皮剥落。

所以，孕妈妈还是不要再继续戴隐形眼镜了。其实，这时孕妈妈已经发现，眼球变得滑腻腻的，隐形眼镜越来越难戴上去了。

别超负荷工作

职场女性进入孕期，需要改变一下自己的想法。孕妈妈要尽量多休息，以免过度疲劳；而在情绪上，如果总是像以前那样超负荷工作，会把自己搞得很紧张，甚至焦虑不堪，对自己和胎宝宝都没有好处。

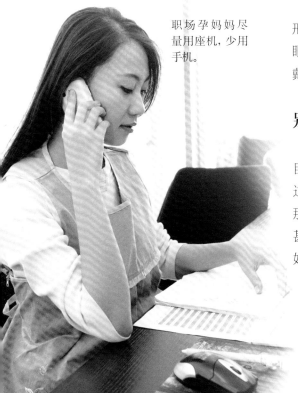

职场孕妈妈尽量用座机，少用手机。

健康运动

孕中期，随着胎盘的形成，流产的可能性降低，孕妈妈可以适当增加运动量；但切忌不要做剧烈的运动，也要避免过高或过低体位的运动。

适合孕 5 月的运动

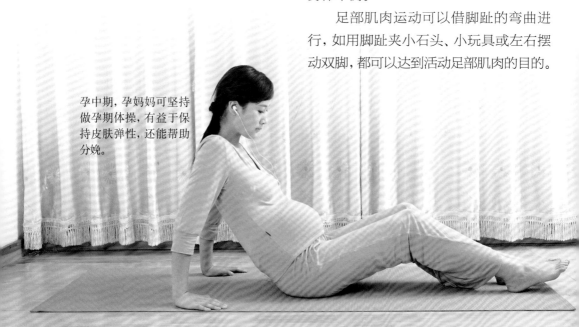

适宜运动：散步、游泳、孕妇操、健身球、慢舞。

运动时间：每次不超过 30 分钟。

孕中期，胎宝宝的状态比较稳定，孕妈妈可以适度地根据自己的情况进行体育锻炼。如游泳能增强心肺功能，还能减轻关节的负荷，消除水肿，缓解静脉曲张，不易扭伤肌肉和关节，是一项非常适合孕妈妈的运动。

散步、跳慢舞、健身球也是适合孕妈妈的运动方式。孕妈妈切忌做爬山、登高、蹦跳之类的运动，以免发生意外。

坚持锻炼，增加皮肤弹性

在怀孕前，孕妈妈就该注意适当做一些锻炼，以增加腹部肌肉和皮肤的弹性，如游泳、瑜伽都是不错的选择。怀孕后，孕妈妈也别停止运动，在医生允许的情况下，还应继续做些锻炼，如散步、游泳、孕期体操等。孕期锻炼不仅能预防妊娠纹的产生，还能增加肌肉力量，促进自然分娩的顺利进行。

勤做足部小运动

怀孕时因体重增加，往往使腿部和足弓处受到很大的压力，因此，孕妈妈应该随时做足部运动，以增强肌肉力量，维持身体平衡。

足部肌肉运动可以借脚趾的弯曲进行，如用脚趾夹小石头、小玩具或左右摆动双脚，都可以达到活动足部肌肉的目的。

孕中期，孕妈妈可坚持做孕期体操，有益于保持皮肤弹性，还能帮助分娩。

锻炼腰部和骨盆的运动

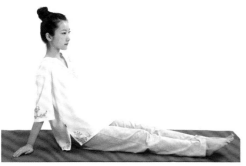

1 双腿伸直坐在瑜伽垫上，双手放在身后支撑身体。

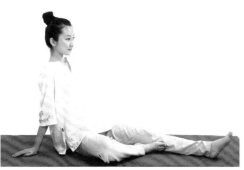

2 身体稍向后靠，右腿蜷起。

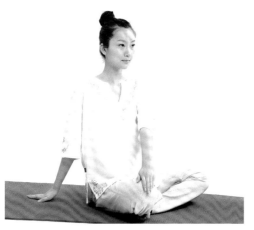

3 左腿蜷起放于右腿下面，上半身在左胳膊的带动下向右稍转，左手放于右膝盖上，然后再依照此动作向左转。

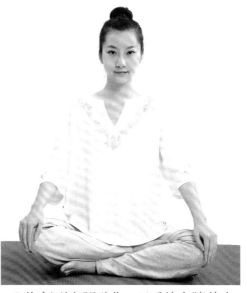

4 恢复到盘腿动作，双手放在膝盖上，放松一下。

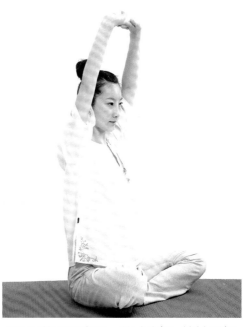

5 再将双手交叉，举过头部，放松腰部。

常见不适与解决方案

怀孕的过程本身是美好和甜蜜的，但是因为各种各样的妊娠反应、疼痛和不适，使整个过程悲喜交加。面对这些烦人的疼痛，孕妈妈所要做的就是坚强一些，放松心态，尝试一种适合自己的、能减轻疼痛的好方法。

小妙招缓解孕期各种疼痛

疼痛部位	疼痛原因	缓解招数
乳房胀痛	怀孕时体内分泌大量雌激素，使得乳房发胀，乳头变得敏感	选择型号合适、肩带较宽、柔软舒适的棉质胸罩；沐浴后双手涂些护肤油按摩乳房
头痛	怀孕时血压发生改变，体内分泌的激素量也和原来不同，有时就会感到眩晕和疼痛	在怀孕初期，充足的睡眠和适当的休息，可以减少头痛发生；如果怀孕5个月以后，头痛日益加重，同时伴有眼花、耳鸣、心悸、水肿或高血压，应警惕妊娠高血压综合征的发生
后腰与腿部疼痛	也叫"坐骨神经痛"，这是因为扩大的子宫压迫到经骨盆从脊椎骨到小腿的神经，从而感到后腰、臀部、大腿外侧和小腿有刺痛或麻木的感觉	经常改变姿势，注意休息，以转移对骨盆和这些神经的压力；尝试热敷或冷敷的办法；睡觉时，可以躺在没有疼痛的一侧，能对疼痛有所缓解

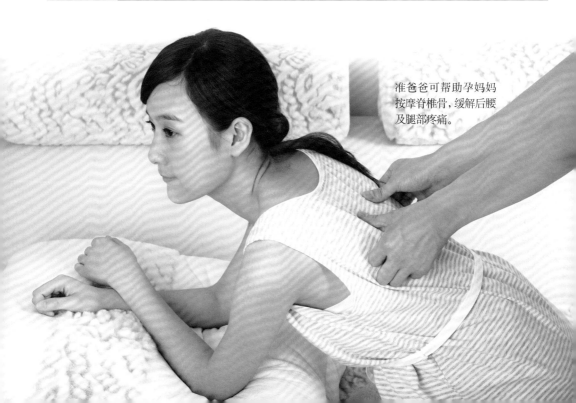

准爸爸可帮助孕妈妈按摩脊椎骨，缓解后腰及腿部疼痛。

疼痛部位	疼痛原因	缓解招数
下腹胀痛	孕中晚期，随着子宫逐渐增大，多数孕妈妈会因牵引而感到下腹部有胀痛和下坠感	卧床休息，左侧卧位最好；调节饮食和适度运动，保持大便通畅；如果伴有阴道流血、持续的腹痛并逐渐加重，以及胎动减少甚至消失的感觉，需马上去医院
痉挛	一般在怀孕的第5~6个月，会突然感到下腹部有一阵疼痛的感觉，和以前来月经时差不多，持续时间不超过45秒。这种反复的收缩通常是不规则的，可以看作是分娩前子宫收缩的预演，在孕晚期最为常见	跪在床上，向前俯身，双手撑着身体，腰部挺直。这样让腹部悬空，保持均匀的呼吸，可以让收缩的肌肉得到放松
胸痛	位于肋骨之间，犹如神经痛，但无确定部位。一般与孕妈妈缺钙、膈肌抬高、胸廓膨胀有关	适量补充钙剂可以缓解
脊椎痛	随着子宫日渐增大，孕妈妈身体重心渐渐前移，站立和行走时，为保持重心平衡，必须将肩部及头部向后仰，造成腰部脊椎过度前凸，引起脊椎痛	注意休息；避免长时间站立或行走
背痛	这种疼痛多发生于怀孕中晚期，是因为怀孕使孕妈妈的韧带放松，而导致肌肉负担过重，特别是腹部的肌肉因为过度拉抻使孕妈妈不得不用背部的力量来支撑日益增加的体重，从而引起背痛	多做运动，运动可以锻炼腹部的肌肉，有氧运动是不错的选择；不要长时间坐着或站立，坐的时候可以把脚垫高些；不要大幅度地扭转脊椎，最好保持肩膀和臀部是一条线；避免仰卧睡，尽量侧睡；请丈夫帮你做下背部按摩，来缓解背痛
胃痛和消化不良	逐渐变大的腹部给肠胃增添了很大的压力，而激素使隔离食道和胃的肌肉变得松弛，从而导致胃酸更容易向上翻涌，并使胸部产生灼热感	每日少食多餐，细嚼慢咽，少吃酸辣、过冷以及油炸食物；吃饭后半小时内不要躺下，吃饭时尽量坐直

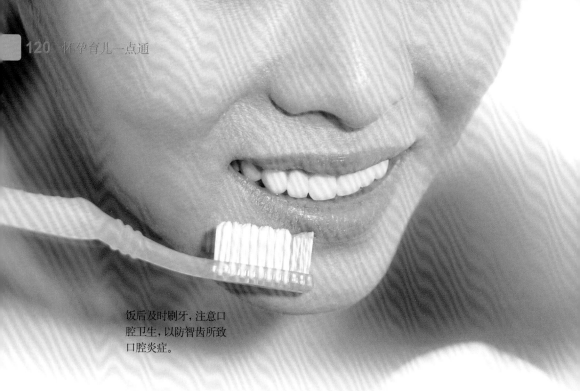

饭后及时刷牙，注意口腔卫生，以防智齿所致口腔炎症。

有龋齿，长智齿，该怎么办

怀孕后，血液中雌激素和孕激素水平上升，牙龈处于充血状态，牙龈红肿、脆软，牙齿之间的龈乳头呈紫红色突起，轻轻一碰，就会出血，医学上称作"妊娠期牙龈炎"。这是由于孕期的饮食结构发生了改变，进食碳水化合物的量增加了，为细菌繁殖提供了基础，而细菌代谢产生的酸使牙齿表面被腐蚀而形成龋齿。另外，饮食次数增加使大量的食物残渣存留在口腔中，同样为细菌繁殖提供了场所。因此，孕妈妈要注意口腔保健，警惕口腔疾病。

如果孕妈妈长智齿，应选择保守治疗，如果不是很严重，到医院上药冲洗、消毒即可，之后要注意牙齿健康，饭后及时刷牙漱口；如果很严重，也不宜在孕期拔牙，要先向医生咨询暂时的解决办法，等到宝宝出生以后再将其拔掉。

孕中期要预防眩晕

孕中期，孕妈妈的血压会较正常人低，如果久站，就会觉得脑部的供血不够，产生眩晕的感觉。怀孕期间孕妈妈如需变换姿势或位置时，应尽量放慢速度；且最好不要长时间站立，建议每隔 30 分钟就坐下休息一会儿。

不可轻视腹泻

有些孕妈妈发生腹泻，是由精神紧张、焦虑等因素引起的，一般不必治疗；但若持续腹泻，应尽早去医院就诊，以免造成流产、早产。孕妈妈千万不要自己买药吃；若须吃药，应遵医嘱服用。平常少吃不易消化和过凉的食物，注意饮食卫生，有助于减少腹泻的发生。

禁服安眠药

怀孕的最初阶段，孕妈妈常处于瞌睡状态，但到 5~6 个月后则可能出现失眠状态，由"睡不醒"转为"睡不着"。有些孕妈妈为了免受失眠的困扰，会选择服用安眠药，这是绝对禁止的。如果孕妈妈睡眠质量差到忍无可忍，可以适当选用安神的中药，但一定要在医生的指导下服用，同时注意短期服用，不可连续服用超过1周。

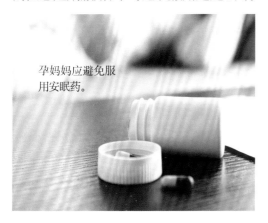

孕妈妈应避免服用安眠药。

皮肤瘙痒要及时就医

孕中晚期，孕妈妈身上(多在腹部，少数遍及全身)开始发痒，做皮肤检查却无任何异常。除瘙痒感外，在少数孕妈妈身上可检出肉眼难以发现的轻微黄疸。这种病症称之为"妊娠期肝内胆汁郁结症"。此症易造成胎宝宝宫内缺氧，并易导致孕妈妈发生早产及产后出血过多的状况。因此，孕妈妈应当引起重视，及时去医院检查。

怎么纠正乳头凹陷

正常的乳头是突出的，呈圆柱形。如果乳头扁平或呈凹陷状，宝宝出生后吃奶时会含不住，导致吸不出乳汁，影响母乳喂养。所以，如果孕妈妈的乳头扁平或凹陷，就需要从现在开始纠正了。

方法是：一只手的手指压紧乳晕两侧，另一只手将乳头轻轻向外提；也可以在乳头两侧和上下轻轻推动，将乳头挤出。每日坚持在清晨或入睡前做四五次。每次清洗乳房，用软毛巾擦干后，以手指捏住乳头根部轻轻向外牵拉，并揉捏乳头数分钟。

需要注意的是，坚持做才有效。孕妈妈只要每天坚持做几分钟，很快就能纠正乳头凹陷问题，使乳头凸显出来。

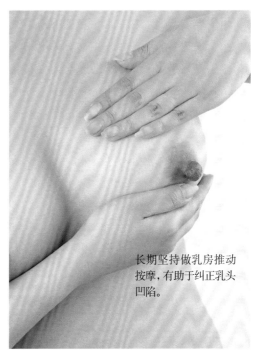

长期坚持做乳房推动按摩，有助于纠正乳头凹陷。

轻轻松松做胎教

胎宝宝进入了活跃期，而孕妈妈也可以清晰地感觉到他的存在了，这个时期如果接受外界的刺激，如声、光、触摸等，他会储存到记忆中，一直到出生。所以，这可是进行胎教的最佳时机。你们的爱和适当刺激，都会让他受到积极的影响。

世界名曲:《日出晨安》

《日出晨安》选自班得瑞第九章专辑《微风山谷》中第 12 首曲子。班得瑞乐队成立超过 10 年了，行事低调的他们习惯在瑞士山林中寻找创作灵感，希望能将大自然的真实情感通过音乐传递给人们。《微风山谷》就是这样一张专辑，里面的乐曲包含了种种自然音。

现在的胎宝宝愈发像个小精灵了，跟胎宝宝一起欣赏这首《日出晨安》吧，看着这一连串蹦蹦跳跳的音乐精灵，就像宝宝悄悄趴到你耳边，徐徐吹送着他那藏着喜悦的天真烂漫的气息。

这首舒缓的钢琴曲中融合了大自然的声音，经常听可帮助孕妈妈安胎养胎，对胎宝宝右脑的发育也有很大的帮助。

孕妈妈听《日出晨安》时，可以这样想象：清晨，太阳羞涩地爬上山顶，此时万物还没有醒来，松鼠们还在肩并肩地睡着，只有清晨的风、凉凉的露水和你说"早安"……

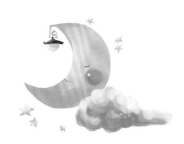

古典民乐:《月光下的凤尾竹》

《月光下的凤尾竹》是一首著名的傣族乐曲，由我国著名音乐家施光南老师谱曲，以葫芦丝演奏的版本最为常见。

当乐曲清幽飘起的时候，孕妈妈是不是已经身处彩云之南那片翠绿欲滴的凤尾竹林，穿起心仪已久的筒裙，在碧波荡漾的丽江边漫步起舞……

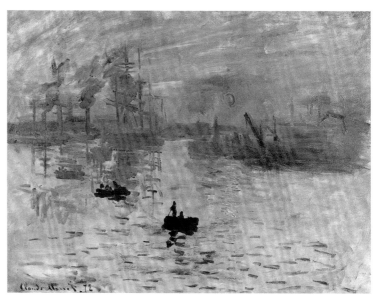

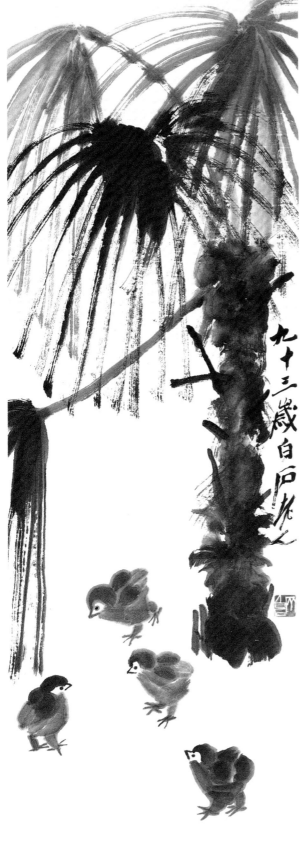

和胎宝宝一起看名画：齐白石《棕榈鸡雏》

齐白石的画尽显巧、趣，寥寥数笔，画中的景象就鲜活了起来，勾起人们对画作无尽的想象。这幅画中，虽然只有一棵棕榈与四只小鸡，但整个画面形神兼备、灵动自然，给人"神意在心"的境界。孕妈妈要将画作讲给胎宝宝听，和胎宝宝一起欣赏。

一棵棕榈与四只小鸡的画作，尽显灵动气息，带给胎宝宝美的感受。

准爸爸讲故事:《满山的玫瑰花》

胎宝宝的骨骼和肌肉越来越健壮,小胳膊、小腿的活动开始活跃。在孕妈妈和准爸爸的精心孕育下,他不仅长成了一个健康的胎宝宝,而且心态也如小熊一样积极!准爸爸给胎宝宝讲个小故事吧,他很喜欢爸爸的声音呢!

小熊很爱种花。春天到了,他又在自己家门前种了好多花,今年,小熊还特意种了好看的玫瑰花呢!

他每天给花儿浇水、施肥,蹲在花田中看着花儿吐蕾、开放,和花儿讲着悄悄话。

过了几天,小熊种的玫瑰发芽了,他每天仔细地培土、浇水,玫瑰慢慢地吐叶了,抽了新枝。终于有一天,玫瑰枝头出现了很多小花蕾,小熊高兴极了,和弟弟一起数啊数,一共26朵小花骨朵儿。花骨朵儿在一天天地长大。可就在这时,小熊上山把脚扭伤了,他只能在家里好好地养着。

一转眼,春天过去了,当小熊伤好后,走到门外,夏天都快过去了,门前的玫瑰已是绿油油的一片,已经看不到一个花蕾了。

熊弟弟惋惜地说:"哥哥,你的玫瑰可是白种了,自己一朵都没看到。"

这时,一只蜜蜂飞过来,她对小熊说:"小熊,你的玫瑰真的太美了,还有很多花蜜。"

一只黄莺飞来说:"小熊,你的玫瑰像星星一样美,每次看到这花儿,我都忍不住要唱歌呢。"

一阵清风吹过来说:"小熊,你种的玫瑰真香啊,我带着香味吹遍整个森林,每个人都快乐地欢迎我呢。"

小熊高兴地笑起来,他对弟弟说:"我的花没有白种啊。"

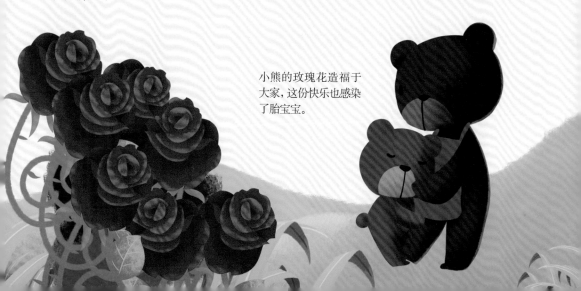

小熊的玫瑰花造福于大家,这份快乐也感染了胎宝宝。

英文诗: The Road not Taken（未选择的路）

Two roads diverged in a yellow wood,
黄色的树林里分出两条路，

And sorry I could not travel both,
可惜我不能同时去涉足，

And be one traveler, long I stood,
我在那路口久久伫立，

And looked down one as far as I could,
我向着一条路极目望去，

To where it bent in the undergrowth.
直到它消失在丛林深处。

Then took the other, as just as fair,
但我却选了另外一条路，

And having perhaps the better claim,
它黄草萋萋，十分幽寂，

Because it was grassy and wanted wear;
显得更诱人、更美丽；

Though as for that the passing there,
虽然在这条小路上，

Had worn them really about the same.
很少留下旅人的足迹。

And both that morning equally lay,
那天清晨落叶满地，

In leaves no step had trodden black.
两条路都未经脚印污染。

Oh, I kept the first for another day!
啊，留下一条路等改日再见！

Yet knowing how way leads on to way,
但我知道路径延绵无尽头，

I doubted if I should ever come back.
恐怕我难以再回返。

I shall be telling this with a sigh,
也许多少年后在某个地方，

Somewhere ages and ages hence:
我将轻声叹息将往事回顾：

Two roads diverged in a wood,
一片树林里分出两条路，

I took the one less traveled by,
而我选择了人迹更少的一条，

And that has made all the difference.
从此决定了我一生的道路。

——Robert Frost 罗伯特·佛洛斯特
（美国）

人生之路要自己去选择，胎宝宝以后也会做出选择。

第 6 个月 (21~24 周)

胎宝宝：喜欢吮吸手指

第 21 周：味蕾形成了

胎宝宝的感觉器官发生了日新月异的变化，味蕾已经形成了，还能吮吸自己的拇指。胎宝宝的消化系统也更为完善，肾脏系统也开始发挥作用。

第 22 周：大脑快速成长

胎宝宝的血管清晰可见，皮肤上有了汗腺，指甲完全形成并且越长越长。这也是胎宝宝大脑快速发育的时期。

第 23 周：已经有模有样了

现在的胎宝宝已经像是一个足月的产儿了，身材匀称，听觉敏锐，已经能分辨出子宫内外的任何声音。

第 24 周：吞吐羊水

胎宝宝现在依然在不停地吞吐羊水以练习呼吸，已经形成了气体管道。尽管他还在不断吞咽羊水，但是通常并不会排出大便，那得等到出生以后了。

孕妈妈：行动有些迟缓了

孕妈妈体重在一点点增加，肚子越来越大了，消化系统因此也受到了牵连，可能会引起一些孕期的不适反应，如消化不良、胃灼热、腿抽筋、手脚麻木等。为了减轻这些症状，孕妈妈可以少食多餐，做些适当的运动。另外，孕妈妈也需要放慢脚步，多多休息，因为你的身体已经明显不方便，你还会发现自己行动迟缓。别担心，这都是正常的现象。

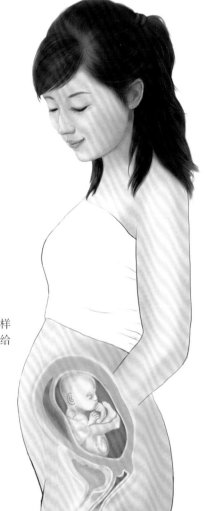

胎宝宝已经有模有样了。他的日益成长给孕妈妈带来了不便。

明明白白做产检

孕妈妈应该继续坚持到医院做定期产前检查,通过检查来大致了解胎宝宝和孕妈妈的状况,让整个孕期更加安心、安全。

孕 6 月产检项目

产检项目	检查内容和目的	标准值
B 超检查	主要是为了了解胎儿的发育有无异常。本月,羊水相对较多,胎儿大小比例适中,在子宫内有较大的活动空间。此时进行 B 超检查,能清晰地看到胎儿的各个器官,可以对胎儿进行全身检查	孕 21 周:双顶径的平均值为 5.22±0.42;股骨长为 3.64±0.40; 孕 22 周:双顶径的平均值为 5.45±0.57;股骨长为 3.82±0.47; 孕 23 周:双顶径的平均值为 5.80±0.44;股骨长为 4.21±0.41; 孕 24 周:双顶径的平均值为 6.05±0.50;股骨长为 4.36±0.51(单位:厘米)
葡萄糖耐量试验	检测是否存在妊娠葡萄糖不耐症,以确定是否患有妊娠糖尿病	空腹:<5.1mmol/L; 服糖后 1 小时:<10mmol/L; 服糖后 2 小时:<8.5mmol/L
测量宫高、腹围	了解胎儿宫内发育情况,是否发育迟缓或为巨大儿	宫高正常:24(22~25.1)厘米 腹围正常:85(80~91)厘米

读懂你的产检报告

正常妊娠而无高危因素者应在孕 23~28 周采血化验筛查是否患有糖尿病,一般抽血检查前一天晚上 12 点过后就不要进食了,第二天早上不吃早餐即可抽血测量空腹血糖。将 50 克葡萄糖粉溶于 200 毫升水中,5 分钟内喝完,接着在第 1、第 2 个小时各采血测定血糖,三项中任何一项的值达到和超过以下临界,即诊断为妊娠糖尿病。

参考范围

空腹血糖 <5.1 mmol/L
餐后 1 小时血糖 <10 mmol/L
餐后 2 小时血糖 <8.5 mmol/L

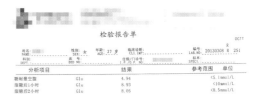

营养与饮食

孕 6 个月的时候，胎宝宝通过胎盘吸收的营养是孕初时的五六倍，孕妈妈比之前更容易感觉到饿，少食多餐是这一时期饮食的明智之举。此外，孕妈妈要特别补充铁质，以满足胎宝宝血液制造红细胞的需要。

本月重点补充营养素

铁——胎宝宝营养的输送带

供给量：怀孕期间，铁的需求达到孕前的 2 倍：孕早期每天至少应摄入 15 毫克，孕中期每天约 20 毫克，孕晚期每天为 25~35 毫克。100 克鸡肝能提供 12 毫克的铁，100 克鸭血能提供 30.5 毫克的铁，孕妈妈可有选择地摄入。

食物来源：含铁较多的食物有猪肝、鸡肝、鸭血、蛤蜊、海带、木耳、鱼、鸡、牛肉、蛋、紫菜、菠菜、芝麻、红枣、山药、大豆等。此外，在吃含铁食物的同时，也要多吃富含维生素 C 的水果及蔬菜，这样更有助于铁质的吸收和利用。

维生素 C——促进铁的吸收

供给量：孕期推荐量为每日 130 毫克，基本上 2 个猕猴桃或 1 个柚子就能满足这个需求。

食物来源：黄色、橙色水果和蔬菜都含维生素 C。含维生素 C 的新鲜蔬菜有小白菜、油菜、苋菜、芹菜、香椿、苦瓜、毛豆、豌豆苗、莲藕等；富含维生素 C 的水果也很多，如柚子、柑橘、橙子、柠檬、草莓、柿子、芒果、猕猴桃、龙眼等。

一日科学食谱推荐

早餐：全麦面包 1 个，纯果汁 1 杯，鸡蛋 1 个。

加餐：牛奶 1 杯，苹果 1 个，核桃 2 个。

午餐：虾皮豆腐汤 1 碗，红烧排骨、地三鲜各 1 份，米饭 1 碗。

加餐：葡萄适量。

晚餐：什锦豆腐、清蒸鲈鱼各 1 份，鸡丝面 1 碗。

加餐：酸奶布丁适量。

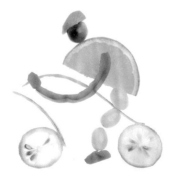

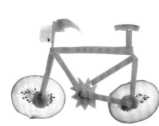

黄色或橙色水果、蔬菜富含维生素 C，与补铁的食物同食，有助于铁的吸收。

要为宝宝储备营养了

现在是胎宝宝发育的高峰期，胎宝宝的生长发育明显加快，孕妈妈也开始进行蛋白质、脂肪、钙等营养素的储备。充足的营养储备，不仅能保证胎宝宝的正常发育，而且能提高孕妈妈的抵抗力，使孕妈妈免受疾病困扰。

同时，这个时期胎宝宝要靠吸收铁质来制造血液中的红细胞，如果铁摄入不足，孕妈妈还会出现贫血。所以为防止缺铁性贫血的发生，孕妈妈应该多吃富含铁的食物。

素食孕妈妈应适当吃富含油脂的食物

孕妈妈在孕期只吃素食会对胎宝宝有一些影响，单纯吃素食会造成营养种类的缺失，影响胎宝宝的生长发育。如果孕妈妈是素食主义者，建议至少要吃一些富含油脂的植物，比如坚果、大豆。但怀孕期间孕妈妈最好还是能充分摄入各种类型的营养。

吃饭要细嚼慢咽

孕6月，大多数孕妈妈都会出现胃胀、消化不良的现象，这是由于子宫增大，向上顶到胃肠，影响了胃肠蠕动导致的。若此时孕妈妈吃饭依然狼吞虎咽，会增加胃肠的负担，加重胃肠胀气、消化不良的症状。

食物未经充分咀嚼，进入胃肠道之后，与消化液的接触面积小，使食物与消化液不能充分混合，影响食物的吸收。有些粗糙食物，因咀嚼不够细，还会加大胃肠消化负担或损伤消化道。为了孕妈妈的健康和胎宝宝的发育，孕妈妈吃饭时最好细嚼慢咽。

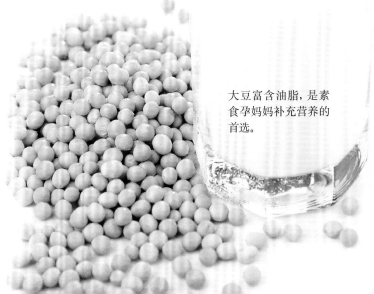

大豆富含油脂，是素食孕妈妈补充营养的首选。

生活细节

　　这个月是孕妈妈身体比较稳定的时候，如果条件允许，孕妈妈可以考虑带上胎宝宝去旅行。但是要注意，母子的安全永远都是第一位的。

和胎宝宝一起去旅游

　　适当出游可带给孕妈妈好心情。进入孕中期，胎宝宝各方面发育稳定，这时候适当的出游可以为孕妈妈带来好心情。孕妈妈可以选择一些安全的旅游景点旅游。但是决定要出门以后，请拜访一次你的妇产科医生，向他了解自己的身体情况，并将整个行程向医生交代好，询问有关的注意事项。另外，别忘了记录医生的联系电话，以便紧急时联系。方便的话，托人在目的地找一位可靠的医生，或事先打听好当地的医院，以备不时之需。孕妈妈要随身带好自己的产检手册、保健卡，这一点很重要，可以帮助孕妈妈应对一些紧急状况。此外，还要注意以下几点：

　　制定合理的旅行计划：在行程安排上一定要留出足够的休息时间。

　　选择适合的地区：在出发前必须查明目的地的天气、交通、医院等。

　　要有人全程陪同：在旅途中感到累或不舒服的时候，要有人可以照顾。

　　选择最安全的交通方式：不要搭乘摩托车或快艇，登山、走路也都注意不要太费体力。

　　饮食要注意：食物若不能确定是否新鲜，最好不要吃，多喝开水，多吃蔬果。

　　运动量不要太大或太刺激：例如过山车、自由落体、高空弹跳等，千万不要去做。

　　旅途中随时注意身体状况：不要轻视身体上的任何症状而继续旅行，以避免造成不可挽回的损失。

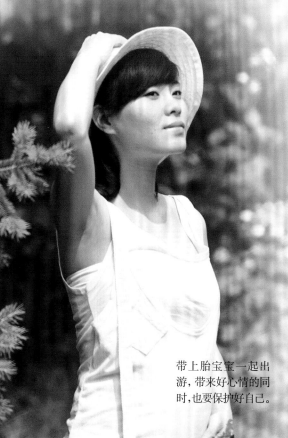

带上胎宝宝一起出游，带来好心情的同时，也要保护好自己。

正确俯身弯腰

　　孕 6 月后，胎宝宝的体重会给孕妈妈的脊椎造成很大压力，并引起孕妈妈背部疼痛。因此，孕妈妈要尽量避免俯身弯腰，以免给脊椎造成过重的负担。如果孕妈妈要从地面捡拾东西，俯身时不仅要慢慢地、轻轻地向前，还要首先屈膝并把全身的重量分配到膝盖上。孕妈妈要清洗浴室或是铺沙发也要照此动作。

附身弯腰步骤示意

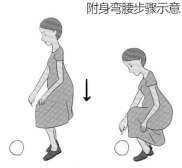
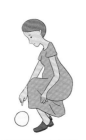
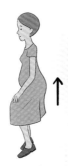

缓慢降低身体重心。　　在不压迫腹部的情况下拾起东西。　　缓慢站直。

选择有靠背的椅子

　　孕妈妈不可能整天都躺在床上，除了一些活动以外，很多时候都是在坐着，特别是职场孕妈妈，可能一天中会有很长时间坐着，这样就会影响血液循环，从而造成脚部的肿胀和小腿静脉曲张，严重的还有血栓性静脉炎的危险。

　　建议孕妈妈选择有靠背的椅子，可以在后面垫个软垫，在脚前方放个能放双脚的小凳子，每隔半个小时就起身活动一下。

穿宽松、防滑的鞋

　　孕妈妈宜穿宽松、轻便、防滑、透气性好的鞋，不要穿合成皮质的鞋和尼龙材质的鞋，以防因脚不透气而加重双脚水肿。双脚水肿比较严重和怀孕 6 个月以上的孕妈妈，要选择比自己双脚稍大一点的鞋，但也不要过于宽松。

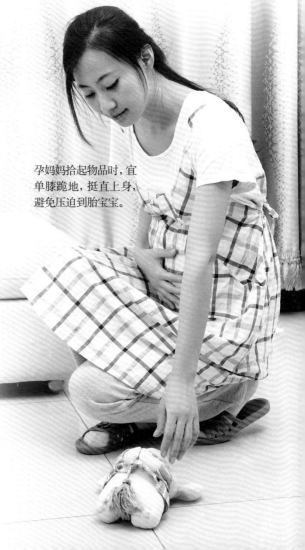

孕妈妈拾起物品时，宜单膝跪地，挺直上身，避免压迫到胎宝宝。

健康运动

　　用运动的方式来缓解孕期的不适，可以达到缓解症状和锻炼身体的双重效果，孕妈妈可以试一试。

适合孕 6 月的运动

　　适宜运动：徒步行走

　　运动时间：以不感觉疲劳为宜

　　徒步行走可以增强腿部肌肉的紧张度，预防静脉曲张，并增强腹腔肌肉力量。但一旦感觉疲劳，孕妈妈要马上停下来，找身边最近的凳子坐下休息 5~10 分钟。

缓解不适的运动方式

运动名称	作用	方法
扩胸运动	缓解胳膊肿痛，对消化不良也会起到一定的作用	双手举过头顶，慢慢吸气，然后呼气，缓慢放下双臂，伸直置于胸前，再放于身体两侧，最后放到背后。重复 5 次，感觉手臂紧张时停止
颈部运动	可缓解颈部和肩部的疼痛	下巴靠在胸部，头部按顺时针和逆时针方向各缓慢转动 3 次，放松颈部和肩部的肌肉
肩部运动	可缓解因不良姿势造成的上背部疼痛	两手臂弯曲，手指尖置于双肩处，肘关节向前做画圈动作，然后再向后做，每次做 10 次，感到上背和肩部肌肉紧张时停止
背部运动	可缓解上背部的肌肉和上肢肌肉的疼痛	向两侧伸开双臂，同时手掌打开，做画圈动作。幅度由小到大，共做 10 次。然后反方向画圈，动作由大到小，共 10 次
伸腿弯腿	有利于血液循环，防止静脉曲张和腿、脚水肿	站立，依次抬高双腿，使踝关节弯曲，脚趾朝向自己。换不同的方向转腿，然后坐下，再做同样的动作。注意，不要让脚趾绷得太直太紧，以防抽筋
伸展小腿	缓解腿部抽筋，促进血液循环	如果发生腿部抽筋，就平坐地板上或床上，两腿平伸。让准爸爸一只手压住膝盖，另一只手抓住脚，把脚趾向你头部的方向牵拉，慢慢施加压力，直至缓解抽筋症状

孕期游泳可照样进行

　　游泳可以锻炼臂部和腿部肌肉，对心血管也很有好处，而且可以让身形日益"庞大"的孕妈妈在水中感到自己的身体不那么笨重。游泳在孕期的任何时段都可进行，但是要注意泳池的卫生条件，尽量选择人少的时候，注意保暖，预防感冒。

瑜伽颈部练习

　　瑜伽被许多孕妈妈证实是安全的孕期运动。瑜伽强调身体在有限的范围内柔和伸展，因此它可能是最适合这一特定时期的运动。下面这个坐着或站着就能做的颈部练习，可以让紧张的颈部肌肉得到放松，减轻脖颈的不适感，非常适合孕妈妈。这个练习要缓慢进行，避免颈部肌肉过于用力而劳累。这个动作如果闭着眼睛做，还可以缓解眼部疲劳，滋养眼部神经。

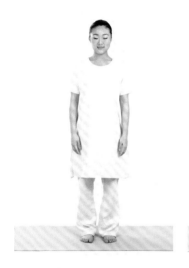

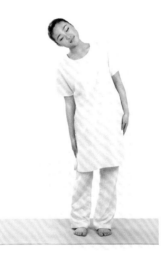

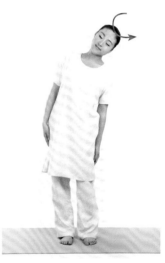

1 跪坐、站立或者坐在一张直背椅子上都可以，两肩平直不动，保持这个姿势。

2 两眼向前直视，吸气，将头部向右方倾斜，右耳尽量向肩部靠拢。呼气，头回到正中。然后吸气，头向左方倾斜。

3 轻柔地把头向后仰和向前低头，然后头部做轻柔的圆圈旋转运动，以不使颈部过于用力为度，肩膀尽量保持放松状态。每个方向旋转 8~10 次（一左一右，一前一后算一次）。

常见不适与解决方案

伴随胎宝宝的日渐长大，可能还有一些"不速之客"会悄悄来临，妊娠期糖尿病便是其中之一。除此以外，韧带和腹股沟疼痛也会让孕妈妈不舒服，需要采取一些小措施来缓解。

热敷缓解韧带疼痛

这种疼痛多发生于孕 16~20 周。韧带是子宫两侧连接骨盆的两条粗线状的结缔组织，随着子宫的增大而拉长。子宫四周的韧带由原来松弛状态变为紧张状态，尤其是位于子宫前侧的一对圆韧带，由于过度牵拉，可能会造成牵引胀痛。在这个过程中，痛感会伴随着孕妈妈的任何运动。所以，孕妈妈平时的行动要缓慢，不可猛然改变姿势。孕妈妈可以尝试用局部热敷和适当休息的方法减轻韧带疼痛。

手部刺痛巧应对

孕妈妈的手指和手腕有时会有一种针刺及灼热的感觉，有时从手腕到整个肩膀都会感觉疼痛，这种情况也被称作"腕骨综合征"。这是怀孕时体内聚集的大量额外体液储存在了手腕的韧带内，从而造成手腕肿胀。

孕妈妈白天应减少手的活动量，运用手腕工作时多注意姿势，比如打字时让手腕自然放平，稍稍向下弯曲一些，或者在手腕下面垫一个鼠标垫。晚上睡觉时，手自然地举在头顶，放在枕头上。

腹股沟疼痛怎么办

孕妈妈腹股沟疼痛，这是联系子宫和骨盆的韧带松弛惹的祸，在孕妈妈大笑、咳嗽、打喷嚏、拿东西和改变姿势时会有明显的疼痛感觉。好在这种疼痛也只是转瞬即逝，孕妈妈只要改变姿势就会缓解。

如果孕妈妈还是不放心，可以去医院做彩超检查，如果检查结果显示一切正常，就不必过于担心。建议孕妈妈日常生活中避免过度活动，多休息，注意饮食营养均衡，这样疼痛会有所缓解。

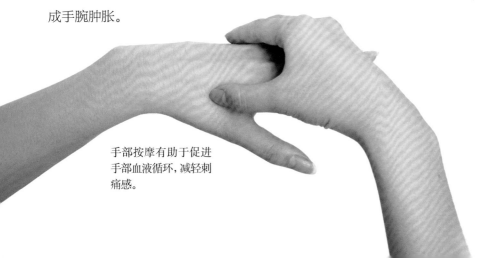

手部按摩有助于促进手部血液循环，减轻刺痛感。

高血糖自检

担心自己有妊娠期糖尿病吗？孕妈妈可以这样自检一下。如果你符合其中的一条，就要好好注意了，并要做好产前检查及相关的筛查。

1. 孕妈妈年龄超过 30 岁。
2. 近亲中有糖尿病人。
3. 肥胖或反复自然流产者。
4. 曾有过找不到原因的早产、流产、新生儿死亡史和畸形史。
5. 孕妈妈有慢性高血压。
6. 妊娠胎儿大于孕周或分娩过巨大儿。
7. 羊水过多。
8. 发觉自己喝水多、吃饭多、尿尿多。

饮食法控制血糖

有 60%~80% 的妊娠期糖尿病可以靠严格的饮食控制和运动疗法控制住血糖，所以饮食控制是妊娠期糖尿病治疗的基础，是重中之重。

1. 咨询营养师，牢记自己一天应该摄入的食物总量，不随意增减。
2. 培养良好的饮食习惯，不偏食，保持食物种类多样。
3. 定时、定量进餐，不过饥，不过饱。
4. 饮食清淡，控制植物油及动物脂肪的摄入量。
5. 少用煎炸的烹调方式，多选用蒸、煮、炖等烹调方式。
6. 少吃甜食。

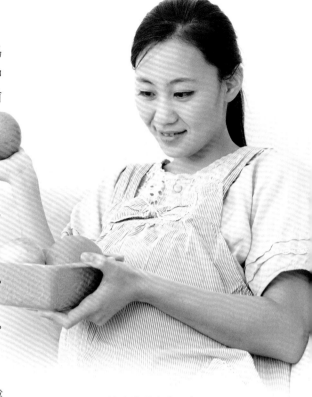

血糖高的孕妈妈，宜在两餐之间食用水果，并避免食用过多。

7. 水果根据病情食用，通常在两次正餐之间作为加餐食用，在病情控制不满意时应暂时不食用。
8. 土豆、红薯、芋头、莲藕等可以算作主食。

轻轻松松做胎教

如果胎儿时期就开始接受教育，出生后的宝宝反应敏锐，接受能力强，学习成绩优秀。但是，胎宝宝也有作息规律，无休止的胎教会累坏胎宝宝。所以，孕妈妈做胎教也不要影响到胎宝宝的休息。

电影欣赏：《阿甘正传》

阿甘在影片中被塑造成了美德的化身，诚实、守信、认真、勇敢而重视感情，对人只懂付出不求回报，也从不介意别人的拒绝，他只是豁达、坦荡地面对生活。他把自己仅有的智慧、信念、勇气集中在一点，他什么都不顾，只知道凭着直觉在路上不停地跑，他跑过了儿时同学的歧视、跑过了大学的足球场、跑过了炮火纷飞的越战泥潭、跑遍了全美国，并且最终跑到了他的终点。

看完电影，孕妈妈还可以撷取里面的经典台词，反复读给胎宝宝听。

1. If God intended everybody to be the same, he'd have given us all braces on our legs.

如果上帝要让人人都一样的话，他会给每人一双脚撑。

2. Life is like a box of chocolates. You never know what you're going to get.

人生就像一盒各式各样的巧克力，你永远不知道下一块将会是什么口味。

3. You got to put the past behind you before you can move on.

你只有忘记以往的事情，才能够继续前进。

4. Miracles happen every day.

奇迹每天都在发生。

送孕妈妈一束花

孕妈妈心情愉快是最重要的。准爸爸可以在下班途中帮孕妈妈挑一束鲜花，也许不是节日，也不是你们的纪念日，但孕妈妈接过这束鲜花时，欣喜感动之余肯定也会带给胎宝宝一份美好的心情。

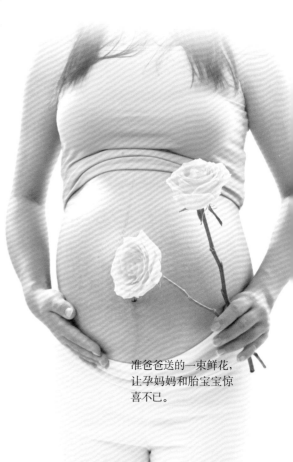

准爸爸送的一束鲜花，让孕妈妈和胎宝宝惊喜不已。

与胎宝宝玩踢肚子游戏

与胎宝宝进行踢肚子游戏，不仅是孕妈妈的"专利"，准爸爸也应该积极参与，从而提高游戏的趣味性，让胎宝宝在潜意识里也能感知爸爸同样关注自己。同时通过训练，也可以刺激胎宝宝的运动积极性和动作灵敏性。

当胎宝宝踢孕妈妈的肚皮时，孕妈妈应迅速做出反应，轻轻拍打一下被踢的部位，然后静静等待小家伙的第二脚。一般在一两分钟后，胎宝宝会再踢，这时候可以由准爸爸来轻拍胎宝宝踢的部位，并告诉胎宝宝："宝宝，猜猜哪只手是爸爸的。"或干脆把耳朵贴在孕妈妈的肚皮上，感觉胎宝宝了不起的腿力。如果胎宝宝踢中了爸爸贴的位置，准爸爸一定要及时给予夸奖。

需要注意的是，如果在游戏中宝宝出现躁动、乱动，让孕妈妈难受了的话，准爸爸可就不能再和宝宝进行这个游戏了。

玉雕欣赏

玉雕笔洗可谓中国传统工艺的代表之一，其最大的特征是一洗一模样，没有雷同。这件和田玉笔洗，用料讲究，全身温润光泽，雕工细腻传神，边缘的几朵花蕾含苞待放，栩栩如生，在器身外的一只蝙蝠静伏其上，让人不忍打扰。孕妈妈欣赏这件精美艺术品的同时，腹中的胎宝宝也在一同细细观赏呢！

孕妈妈欣赏玉雕艺术品时，也会将艺术的美传递给胎宝宝。

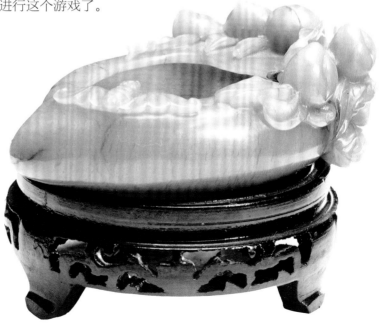

妈妈的歌声:《幸福拍手歌》

《幸福拍手歌》又名《假如幸福的话就拍拍手吧》，这是一首脍炙人口的儿童歌曲，节奏明快，歌词简洁，陪伴无数人走过美好的童年时光，这是他们最纯真的童年记忆。

胎宝宝肯定想不到，这首妈妈小时候就开始哼唱的儿歌，最早是一首西班牙民歌，名字叫《如果你感到快乐》，后传入日本，经填词成为日本儿歌，再后来，脍炙人口的旋律传到我国，就是这首《幸福拍手歌》了。看来好听的歌曲，全世界的孩子们都喜欢听。宝宝，咱们也一起听听吧。

熟悉的旋律是不是也把孕妈妈带回了美好的童年时代？儿时的回忆总是美好的，你是不是也在畅想着胎宝宝出生后的童年？无论如何，相信你一定会给他一个健康、快乐的童年。

现在孕妈妈身体越来越沉重，也变得越来越懒了，觉得坐着、躺着都累，更别说运动了，这对顺利分娩可是很不利的。其实，你完全可以利用音乐胎教的神奇力量适当地活动一下筋骨，但是一定要注意幅度不要过大，保证均匀用力。孕妈妈不妨跟着音乐的节拍，一边哼唱一边运动起来吧！

孕妈妈要将音乐和动作结合起来，如果觉得音乐节奏有些快，可以让准爸爸一句一句或者一段一段地播放，这样孕妈妈就可以根据自己的节奏多做几个关于拍手、跺脚、拍肩的动作，不仅锻炼了身体，而且可以给胎宝宝一些简单的动作刺激和记忆。

听音乐的同时，做拍手动作，可以给胎宝宝很好的动作刺激。

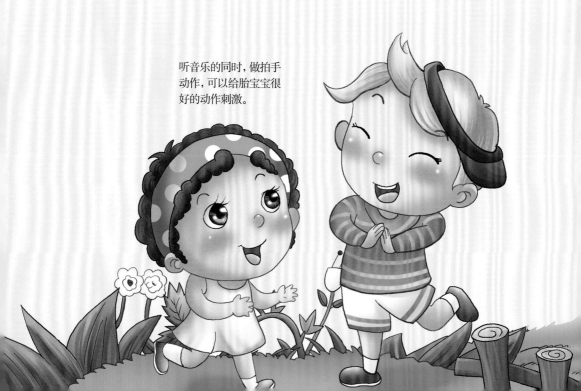

可爱的英语小笑话

School-Go slow

　　Teacher: Why are you late for school every morning?

　　Tom: Every time I come to the corner, asign says, "School-Go slow".

学校——慢行

　　老师：为什么你每天早晨都迟到？

　　汤姆：每当我经过学校的拐角处，就看见一个牌子上写着"学校——慢行"。

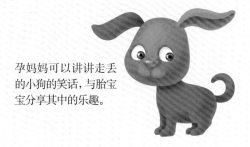

孕妈妈可以讲讲走丢的小狗的笑话，与胎宝宝分享其中的乐趣。

My Little Dog Can't Read

　　Mrs. Brown: Oh, my dear, I have lost my precious little dog!

　　Mrs. Smith: But you must put an advertisement in the papers!

　　Mrs. Brown: It's no use, my little dog can't read.

我的小狗不识字

　　布朗夫人："哦，亲爱的，我把心爱的小狗给丢了！"

　　史密斯夫人："那你该在报纸上登广告啊！"

　　布朗夫人："没有用的，我的小狗不认识字。"

诗歌欣赏：《风在哪里》

　　宝宝在妈妈的肚子里过得安逸而逍遥，都不知道"风"是什么感觉吧。孕妈妈给胎宝宝朗读一首关于风的诗歌吧，让他小小的脑袋里对风有个初步的印象。

　　树儿说："当我的枝叶翩翩起舞，那是风在吹过。"

　　风在哪里？

　　花儿说："当我的花朵频频点头，那是风在吹过。"

　　风在哪里？

　　草儿说："当我的身体轻轻晃动，那是风在吹过。"

　　风在哪里？

　　风就在我们身边。

　　春天，它吹绿了大地；

　　夏天，它送来了凉爽；

　　秋天，它飘来了果香；

　　冬天，它带来了银装。

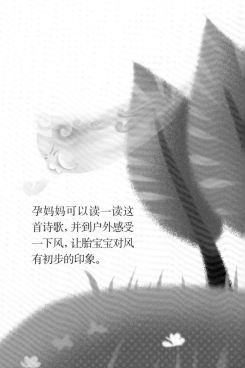

孕妈妈可以读一读这首诗歌，并到户外感受一下风，让胎宝宝对风有初步的印象。

第 7 个月（25~28 周）

胎宝宝：能分辨明暗了

第 25 周：握紧拳头

胎宝宝在继续发育中，此时，胎宝宝还能抱起小脚和握紧拳头了。

第 26 周：可以听到心跳

胎宝宝的肺、脊椎仍在发育中，已经会吸气和呼气，眼睛已经形成，听觉也很敏锐。如果趴在孕妈妈的腹部仔细听，还能听到胎宝宝的心跳声。

第 27 周：觉察光线的变化

胎宝宝的肺继续发育，味蕾、虹膜、睫毛已基本形成。此刻他能感觉不同的味道，还能觉察光线的变化。

第 28 周：喜欢妈妈的声音

胎宝宝的肺已经能呼吸了，体重也在一点点增加。胎宝宝现在最喜欢的就是听妈妈的声音，如果你和他对话，他会以胎动来和你交流。

孕妈妈：大腹便便也很美

腹部继续变大，行动已经显得非常笨拙了，但是不管如何，只有最后的三个月了，孕妈妈咬紧牙关，坚持到底吧，其实，大腹便便何尝不是一种美呢？

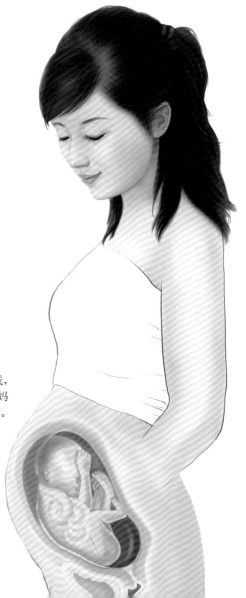

胎宝宝能够察觉光线，可以吸气和呼气，孕妈妈可以经常与他互动。

明明白白做产检

这时期贫血发生率增加, 孕妈妈一定要做相关检查, 若发现贫血要在分娩前治愈。此外, 孕妈妈必须定期到医院做检查, 孕 28 周前每 4 周检查一次, 从孕 28 周开始每 2 周检查一次。

孕 7 月产检项目

产检项目	检查内容和目的	标准值
体重检查	通过孕妈妈的体重增长情况对孕妈妈进行合理的饮食指导	孕 15 周以后至分娩, 每周可以稳定增加 0.45 千克, 每周又以不超过 0.5 千克为原则
血压检查	检测孕妈妈是否患有高血压或低血压	平均血压在 110/70~120/80mmHg 为正常
尿常规	便于医生了解肾脏的情况	正常: 尿蛋白、糖及酮体均为阴性
彩超	可了解胎儿的发育情况有无异常	孕 25 周: 双顶径的平均值为 6.39±0.70, 股骨长为 4.65±0.42; 孕 26 周: 双顶径的平均值为 6.68±0.61, 股骨长为 4.87±0.4; 孕 27 周: 双顶径的平均值为 6.98±0.57, 股骨长为 5.10±0.41; 孕 28 周: 双顶径的平均值为 7.24±0.65, 股骨长为 5.35±0.55 (单位: 厘米)
听胎心音	监测胎儿是否正常	正常范围: 每分钟 120~160 次
测量宫高、腹围	了解胎儿宫内发育情况, 是否发育迟缓或为巨大儿	宫高正常: 26 (22.1~29) 厘米; 腹围正常: 87 (82~94) 厘米

读懂你的产检报告

双顶径: 在孕 5 个月以后, 双顶径基本与怀孕月份相符, 也就是说, 孕 28 周 (7 个月) 时双顶径约为 7 厘米; 孕 32 周 (8 个月) 时约为 8 厘米。以此类推, 孕 8 个月以后, 双顶径平均每周增长约 0.2 厘米为正常, 足月时应达到 9.3 厘米或以上。

营养与饮食

本月胎宝宝眼睑打开，长出眼睫毛，大脑、眼睛、耳朵等感觉系统显著发达起来，孕妈妈要适当增加 B 族维生素、脂肪、蛋白质和矿物质等的摄入，以适应胎宝宝的发育。

本月重点补充营养素

B 族维生素——让胎宝宝健康又漂亮

供给量：B 族维生素能促进蛋白质、碳水化合物、脂肪酸的代谢合成；维持和改善上皮组织，如眼睛的上皮组织、消化道黏膜组织的健康；还能帮助身体组织利用氧气，提高皮肤、指甲、毛发组织的获氧量，并能保护肝脏。B 族维生素摄入充足，则细胞能量充沛，胎宝宝神经系统发达，胎宝宝大脑、骨骼及各器官的生长发育正常。

孕妈妈维生素 B_1 的推荐日摄入量为 1.5 毫克；维生素 B_2 的推荐日摄入量为 1.8 毫克；维生素 B_6 的推荐日摄入量为 2 毫克；维生素 B_{12} 的推荐日摄入量为 3~4 微克。

食物来源：维生素 B_1（硫胺素）：西葫芦、黄瓜、羊肉、芦笋、豌豆、生菜、圆白菜、西蓝花、辣椒、西红柿、蘑菇等。

维生素 B_2（核黄素）：蘑菇、圆白菜、芦笋、西蓝花、南瓜、豆芽、牛奶、西红柿、麦芽等。

维生素 B_3（烟酸）：蘑菇、金枪鱼、三文鱼、鸡肉、芦笋、圆白菜、羊肉、西红柿、黄瓜、西葫芦、全麦食品等。

维生素 B_5（泛酸）：蘑菇、西蓝花、豌豆、扁豆、西红柿、芹菜、圆白菜、鸡蛋、草莓、南瓜等。

维生素 B_6（吡哆素）：圆白菜、菜花、西蓝花、辣椒、香蕉、芦笋、西葫芦、洋葱、菠菜、花生、芝麻、腰果等。

维生素 B_{12}（氰钴胺素）：羊肉、牡蛎、金枪鱼、鸡蛋、奶酪、虾、鸡肉等。

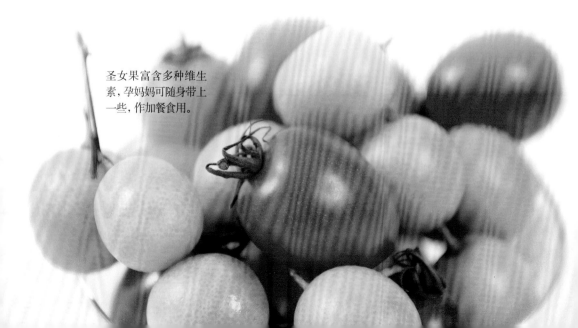

圣女果富含多种维生素，孕妈妈可随身带上一些，作加餐食用。

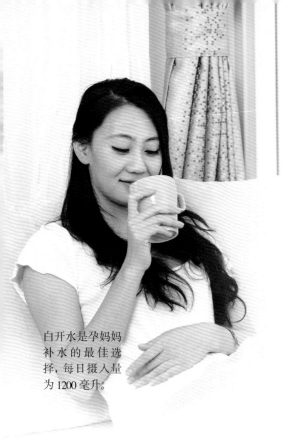

白开水是孕妈妈补水的最佳选择，每日摄入量为 1200 毫升。

脂肪——提升胎宝宝智力

供给量：脂肪有益于本月胎宝宝中枢神经系统的发育和维持细胞膜的完整。膳食中如果缺乏脂肪，可导致胎宝宝体重增加过缓，并影响其大脑和神经系统发育。孕妈妈每天需要摄入约 60 克的脂肪，每天 2 个核桃、25 克植物油，再加 1 把松子或瓜子基本就可以满足需要。

食物来源：我们一般从以下食物中摄入脂肪——各种油类，如花生油、豆油、菜油、香油等，奶类，肉类，蛋类如鸡蛋、鸭蛋等，此外，还有花生、核桃、芝麻等。

一般来说，植物油比动物油好，不仅消化率在 95% 以上，而且亚油酸含量丰富，还含有大量维生素 E，可增强孕妈妈和胎宝宝的机体耐力，维持正常循环功能。

水——不可忽视的营养素

供给量：为了把更多的营养输送给胎宝宝，并加速各类营养素在体内的吸收和运转，孕妈妈不可忽视水的补充。孕妈妈每日饮水量约为 1200 毫升，每天 6~8 杯水即可。如果饮食中有汤、粥、果汁等液体食物，饮水量就要相应减少。缺水和饮水过量对孕妈妈和胎宝宝的健康都有危害。

食物来源：白开水是补水的最佳选择。市售矿泉水也是外出孕妈妈不错的饮品，但纯净水、矿泉水等不宜多喝。

市售的果汁饮料，孕妈妈最好不要喝，因为这些饮料中大部分的成分是糖，并添加了各种色素、香精、防腐剂等，会导致孕妈妈血糖升高，食欲下降。如果孕妈妈喜欢喝果汁，完全可以在家现榨现喝。

一日科学食谱推荐

早餐：酸奶 1 杯，生煎馒头 1 个，海带丝 1 份。

加餐：橙子 1 个。

午餐：皮蛋瘦肉粥 1 碗，冬笋肉丝、麻婆豆腐各 1 份，馒头 1 个。

加餐：烤红薯 1 个。

晚餐：西红柿鸡蛋汤，油爆大虾、西芹百合各 1 份，米饭 1 碗。

加餐：牛奶 1 杯，菠萝适量。

科学补充孕妇奶粉

孕妈妈喝孕妇奶粉时首先要控制量，不能既喝孕妇奶粉，又喝牛奶、酸奶，或者吃大量奶酪等奶制品，这样会增加肾脏负担，影响肾功能。其次，挑选的时候要看厂家、挑口味、看保质期，最好选择大厂家的品牌孕妇配方奶粉。当然，回家后别忘记在奶粉桶盖上贴一张小条，记下开盖日期，因为大部分奶粉开盖后保质期仅为 4 周左右。

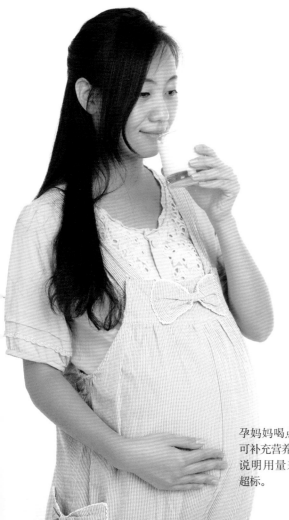

孕妈妈喝点孕妇奶粉可补充营养素，但宜按说明用量来喝，不可超标。

多吃些谷物和豆类

从现在到分娩，孕妈妈应该增加谷物和豆类的摄入量，以满足自己和胎宝宝的营养需要。富含膳食纤维的食品中 B 族维生素的含量很高，对胎宝宝大脑的生长发育有重要作用，而且可以预防孕妈妈便秘。比如全麦面包及其他全麦食品、豆类食品、粗粮等，孕妈妈都可以适当吃一些。

零食首选葵花子

胎宝宝大脑的充分发育离不开良好的营养供给。孕妈妈多吃补脑食品，可以让大脑正处于发育之中的胎宝宝受益。实践证明，喜食葵花子的人，不仅皮肤红润、细嫩，且脑子灵活、记忆力强、言谈有条不紊、反应较快。所以，孕妈妈应常吃葵花子，可促进胎宝宝大脑发育。

吃对食物防焦虑

食物是影响情绪的一大因素，选对食物的确能提神，安抚情绪，改善忧郁、焦虑症状，孕妈妈不妨在孕期多摄取富含 B 族维生素、维生素 C、镁、锌的食物及深海鱼等，通过饮食的调整来达到抗压及抗焦虑的功效。

可以预防孕期焦虑的食物有鱼油、深海鱼、鸡蛋、牛奶、优质肉类、空心菜、菠菜、西红柿、豌豆、红小豆、香蕉、梨、葡萄柚、木瓜、香瓜和坚果类、谷类、柑橘类等。

小心体重增长过快

孕 13~28 周的中期阶段是孕妈妈体重迅速增长、胎宝宝迅速成长的阶段，多数孕妈妈体重增长会超标，所以这也是妊娠高血压、糖尿病的高发期。此时孕妈妈的主食最好是米面和杂粮搭配，副食则要全面多样，讲究荤素搭配。

孕 29~40 周的孕晚期阶段，胎宝宝生长速度最快，很多孕妈妈体重仍会急剧增加。这个阶段除正常饮食外，可以适当减少米、面等主食的摄入量，不要吃太多水果，以免自身体重增长过快和胎宝宝长得过大，不利分娩。

家中常备一个体重秤，可随时掌握体重增长情况，避免超标所致不良后果。

过量食用荔枝不可取

从中医角度来说，怀孕之后，孕妈妈体质偏热，阴血往往不足。荔枝属于热性水果，过量食用容易出现便秘、口舌生疮等上火症状，而且荔枝含糖量高，易引起血糖升高，使孕妈妈患上妊娠期糖尿病。所以，孕妈妈不要吃太多荔枝。

不要太贪嘴

孕妈妈不要因为嘴馋而吃一些不干净的食品，以免引起细菌感染，影响胎宝宝正常发育。孕妈妈平时还要避免吃下列食物：太甜的食物及人工甜味剂和人造脂肪，包括白糖、糖浆、各种糖果及朱古力、可乐或人工添加甜味素的果汁饮料、罐头水果、人造奶油、冰冻果汁露、含糖花生酱等。

慎吃刺激性食物

怀孕第 7 个月已接近孕晚期，胎宝宝发育迅速，若此时孕妈妈常吃芥末、辣椒、咖喱等刺激性食物，容易给胎宝宝带来不良刺激。此外，在怀孕期间孕妈妈大多呈血热阳盛状态，而这些辛辣食物性温，孕妈妈常吃会加重血热阳盛、口干舌燥、心情烦躁等症状。

生活细节

马上就要进入孕晚期了，孕妈妈是不是有点等不及，想和宝宝见面呢？别着急，此时你可以拍套大肚照，为自己的孕期生活留下美好的回忆，也可以为宝宝选购一些婴儿用品或者给宝宝布置房间，提前感受一下做母亲的感觉。

留张珍贵大肚照

孕妈妈在拍大肚照时，除了拍摄效果要达到自己的要求以外，一些拍照细节也不能忽略：

1. 选择专门给孕妇拍摄的影楼，这样的影楼专业性会比较强，而且有很多孕妇服装可以选择。

2. 与化妆师沟通，尽量少用化妆品，不要用含铅的化妆品，尤其要注意不要将唇彩吃到肚子里。

3. 既然是拍大肚照，至少要有一组露出肚子的照片。不要害羞，也不要遮遮掩掩的，大方地把骄傲的大肚子露出来，还可以涂些亮亮的橄榄油。但要注意对腰腹部的保暖。

4. 拍摄的环境不要太封闭，以免空气不好。拍摄的时间不要太久，避免孕妈妈太累了。

家中不要用发泡地垫

许多人喜欢把发泡地垫铺在地板上，这些花花绿绿的发泡地垫，很可能是空气污染的源头。抽查显示，市场上 75% 的发泡地垫都属于不合格产品，它们会缓慢释放甲醛，成为居家生活的"定时炸弹"，孕妈妈一定要慎用。

准爸爸应帮孕妈妈翻身

孕 6 个月后，孕妈妈肚子会慢慢变大，睡觉时连翻身都觉得困难。这时，准爸爸一定要牺牲自己一点睡眠时间，让自己变得机警些，夜晚孕妈妈需要翻身时帮帮她，她一定会为准爸爸的体贴而感到欣慰，还能在一定程度上缓解对分娩的恐惧。

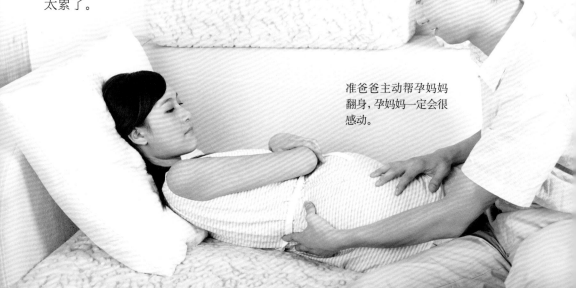

准爸爸主动帮孕妈妈翻身，孕妈妈一定会很感动。

布置好宝宝的房间

在整个儿童期，宝宝可能使用同一个房间，所以装饰必须能与他一起成长。简单的背景颜色，时尚的点缀，这样的布置可以随宝宝的成长随时更换。另外，家具必须结实，边角要圆滑，最好选购安全的天然材质制品。宝宝的房间应保证白天光照要充足，也要安装一盏晚间照明灯。厚窗帘可以防止宝宝被外面的强光弄醒。

了解购买宝宝衣物明细

宝宝衣物不用准备太多，因为宝宝长得很快，一般准备三四套即可。

名称	数量	备注
薄棉抱被	1~2 个	用于宝宝出生时的包裹
开襟毛衫、裤子	2~3 套	最小号
连身衣裤(纯棉、开裆)	2~3 套	最小号
小棉袜	4~5 双	最小号
小布帽	1 顶	可调节大小的那种
纱布手帕	大小各 10 条	用于擦拭
小手套	2 副	避免指甲太长抓伤脸
纯棉尿布	50 片以上	可用旧床单或纯棉衣服改做
小号纸尿裤或尿片	5 包	最小号，最好满月之后用
棉衣棉裤	3~4 套	如果是冬季加买
纯棉秋衣秋裤	3~4 套	如果是夏季加买，最小号

只需备到宝宝 3 个月的物品

不要想在怀孕前把宝宝出生以后很长时间的东西都预备齐了。月子以内需要的物品备齐了就行，如果想从容些，只需备到宝宝 3 个月以内用的就可以了。宝宝长得快，同品种的尽量少买。

健康运动

从这个月开始，孕妈妈就可以学习拉梅兹分娩呼吸法了，先做好准备工作，比如开窗更换一下新鲜空气，播放一段优美的胎教音乐。如果在床上练习，床垫不能太软了；如果在客厅的地板上，则要铺一条毯子，然后盘腿而坐，目视前方，身体放松。

适合孕 7 月的运动

👣 适宜运动：简单家务

🕐 运动时间：以不感觉疲劳为宜

孕妈妈可以在家里擦擦桌子，洗洗菜，洗洗碗，步行去买菜，做点简单的饭菜。适当的体力劳动能使人体气血通畅。家务起到的运动效果也能帮助孕妈妈顺利分娩。孕妈妈做家务时要确保姿势平稳、正确。扫地时双脚前后站立，后腿弯曲，将重心前后移动就可以，尽量不要弯腰。

学习拉梅兹分娩呼吸法

拉梅兹分娩呼吸法，也被称为心理预防式的分娩准备法。这种分娩呼吸方法，从孕期开始一直到分娩，通过对神经肌肉控制、产前体操及呼吸技巧训练的学习过程，有效地让孕妈妈在分娩时将注意力集中在对自己的呼吸控制上，从而转移疼痛，适度放松肌肉，在阵痛时能够充满信心地保持镇定，以达到加快产程并让宝宝顺利出生的目的。

孕妈妈可于怀孕 7 个月时开始练习，直到分娩。

阶段	呼吸法	练习方式	适用时机	练习时间或作用
第一阶段	胸部呼吸法	由鼻子深深吸一口气，随着子宫收缩开始吸气、吐气，反复进行，直到阵痛停止，再恢复正常呼吸	此方法应用在分娩刚开始时，感觉子宫每5~20分钟收缩一次，每次收缩30~60秒	胸部呼吸是一种不费力且舒服的减痛呼吸方式，每当子宫开始或结束剧烈收缩时，孕妈妈可以通过这种呼吸方式，准确地跟家人或医生反映有关宫缩的情况

阶段	呼吸法	练习方式	适用时机	练习时间或作用
第二阶段	"嘶嘶"轻浅呼吸法	让自己的身体完全放松，眼睛注视着同一点。先用嘴吸入一小口空气，保持轻浅呼吸，让吸入及吐出的气量相等。呼吸完全用嘴进行，保持呼吸高位在喉咙，就像发出"嘶嘶"的声音	应用在宝宝一面转动，一面慢慢由产道下来时。此时宫颈开至3~7厘米，子宫的收缩变得更加频繁，每2~4分钟就会收缩一次，每次持续45~60秒	随着子宫开始收缩，采用胸部呼吸法。当子宫强烈收缩时，采用轻浅呼吸法。收缩开始减缓时恢复深呼吸。练习时由连续20秒慢慢加长，直至一次呼吸练习能达到60秒
第三阶段	喘息呼吸法	先将空气排出后，"深吸"一口气，接着快速做4~6次的短呼气，感觉就像在吹气球，比"嘶嘶"轻浅式呼吸还要更浅，也可以根据子宫收缩的程度调节速度	感觉到子宫每60~90秒就会收缩一次，当子宫已经开至7~10厘米时，孕妈妈感觉到这是产程最激烈、最难控制的阶段。宝宝马上就要出生，子宫每次收缩维持30~90秒	练习时由一次呼吸持续45秒慢慢加长至一次呼吸练习能达90秒
第四阶段	哈气运动法	阵痛开始，孕妈妈先深吸一口气，接着短而有力地哈气，如浅吐1、2、3、4，接着大大地吐出所有的"气"，就像在吹一样很费劲的东西。孕妈妈要快速、连续，以喘息方式急速呼吸	进入第二产程的最后阶段，孕妈妈想用力将宝宝从产道送出，但是此时医生要求不要用力，以免发生阴道撕裂，等待宝宝自己挤出来，孕妈妈此时就可以用哈气法呼吸	直到不想用力为止，练习时每次需达90秒
第五阶段	用力推	下巴前缩，略抬头，用力使肺部的空气压向下腹部，完全放松骨盆肌肉。需要换气时，保持原有姿势，马上把气呼出，同时马上吸满一口气，继续憋气和用力，直到宝宝娩出。当胎头已娩出产道时，孕妈妈可使用短促的呼吸来减缓疼痛	此时宫颈全开了，助产士也要求产妇在即将看到宝宝头部时，用力将宝宝娩出。孕妈妈此时要长长吸一口气，然后憋气，马上用力	每次练习时，至少要持续用力60秒

常见不适与解决方案

马上进入孕晚期了，孕妈妈本身就对分娩充满了焦虑，如果产检时被告知有些小异常，更会担心得吃不下饭，睡不着觉。孕妈妈一定要克服心理上的障碍，有问题及时解决，无须担心会影响自己和胎宝宝的健康。

脐带绕颈怎么办

脐带绕颈1周的情况很常见。脐带绕颈松弛，不影响脐带血循环，不会危及胎宝宝。脐带绕颈的发生率为20%~25%，也就是说，每四五个胎宝宝中就有一个生下来发现是脐带绕颈的。有很多绕了2圈甚至还有3圈的，宝宝出生后也都很好。

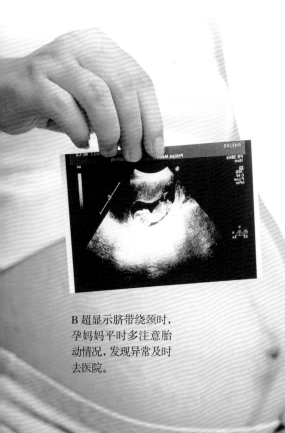

B超显示脐带绕颈时，孕妈妈平时多注意胎动情况，发现异常及时去医院。

当然，任何事情都有意外。如果脐带绕颈过紧，可使脐血管受压，致血循环受阻或胎宝宝颈动静脉受压。

如果做B超显示脐带绕颈了，孕妈妈回家要经常数一下胎动，如果突然发生激烈的大量胎动，赶紧去医院检查。胎宝宝脐带绕颈，孕妈妈要注意的就是减少震动，保持左侧位睡眠姿势。不要因惧怕脐带绕颈意外而要求剖宫产。

正确应对产前焦虑症

畏惧的心理主要是孕妈妈缺乏分娩知识，对分娩有不正确的认识。生育能力是女性与生俱来的能力，分娩也是正常的生理现象，绝大多数女性都能顺利自然地完成，如果存在胎位不正、骨盆狭窄等问题，现代的医疗技术能够采取剖宫产方式，顺利地将宝宝取出，最大限度地保证母婴安全。

应对策略：学习有关孕产知识；增加对自身的了解；增强生育健康宝宝的自信心。

妊高征不可怕

妊高征，也就是妊娠高血压综合征，它的病理变化是孕妈妈全身小动脉发生痉挛性收缩，子宫动脉痉挛性收缩，致使胎盘血液供应大大减少。胎宝宝在子宫内的生长发育完全依赖于母体的养料供给，一旦母体向胎盘供血减少，胎宝宝就无法获取充分的营养，生长速度势必随之减缓。孕妈妈一旦患了妊高征，最好住院观察胎宝宝的情况。生活中孕妈妈需注意以下几个方面。

采取左侧卧位休息。休息对妊高征的孕妈妈极为重要。左侧卧位可以纠正妊娠子宫右旋，减轻妊娠子宫对腹主动脉及髂动脉的压力，增加子宫胎盘供血量；减轻子宫对下腔静脉压力，增加回心血量，从而使肾血流量增加，尿量增多；改善子宫胎盘供血，纠正胎宝宝宫内缺氧。

妊高征的孕妈妈要多吃高蛋白、高维生素、低脂肪、低碳水化合物、低盐的食物。

孕晚期妊高征的孕妈妈应尽可能地采取措施"适时分娩"，即孕妈妈已达到规定的孕期，经监测胎宝宝出现持续的体重不增，但测试证明胎宝宝肺脏已成熟，可采取自动或被动方式娩出胎宝宝。

子宫过速增大正常吗

随着孕妈妈怀孕月份的增加，子宫会逐渐长出盆腔并慢慢增大，腹部逐渐隆起。子宫的增大在一定程度上可以反映出胎宝宝的生长，因此，每次产检时均要测量宫底高度和腹围，以判断子宫增长速度。如果发现子宫增长较慢或停止增长，可能提示胎宝宝发育不良、羊水过少，应及早进行相关检查并进行相应处理。

若子宫增大过快，则要注意是否存在双胎妊娠、巨大胎宝宝或羊水过多等问题。不过，宫底高度测量会存在一定的测量误差，不同的检查者测量值会有所差异。因此，如果发现子宫增大速度异常，可以通过超声波检查以帮助医生做进一步诊断。

有妊高征的孕妈妈左侧卧位休息最好，可改善子宫胎盘供血。

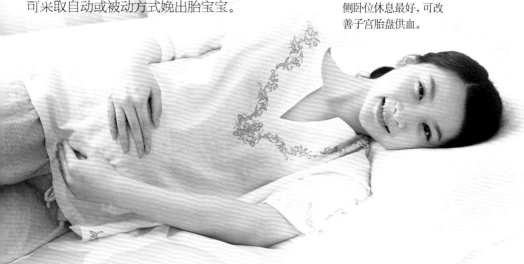

轻轻松松做胎教

　　本月，胎宝宝已经会用胎动来和孕妈妈交流了，在胎宝宝兴奋的时候，孕妈妈用手轻轻拍打腹部，胎宝宝就会踢孕妈妈肚子，多有意思！赶紧和胎宝宝一起交流和互动吧，他很喜欢跟爸爸妈妈一起做胎教！

又是谜语又是歌

　　下面几段小诗既是谜语又是童谣，给胎宝宝读一读吧，等他出生后再读给他听，他一定会有反应的。

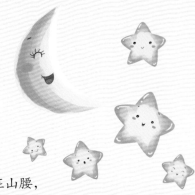

牛奶

吃进青青草，挤出甜甜水，

谢谢牛妈妈，让我快长大。

花生

麻屋子，红帐子，

里面住着个白胖子。

太阳

明又明，亮又亮，

一团火球挂天上，

冬天待的时间短，

夏天待的时间长。

月亮

有时落在山腰，

有时挂在树梢，

有时像面圆镜，

有时像把镰刀。

雨

千条线，万条线，

落到河里都不见。

雪

小小白花天上栽，

一夜北风花盛开，

千变万化六个瓣，

飘呀飘呀落下来。

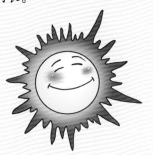

宝宝走迷宫

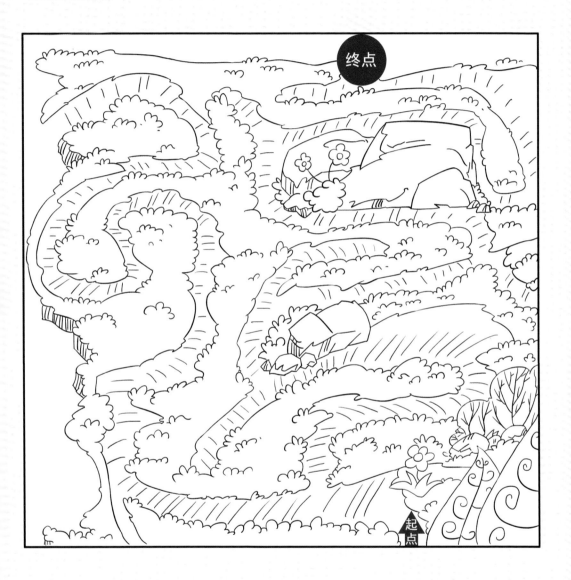

准爸爸讲故事:《公鸡蛋》

古时候,有个皇帝,他总会冒出一些奇怪的想法。一天退朝时,他对大臣们说:"下次上朝,每人献一个公鸡蛋来。"公鸡下蛋,听都没听说过。但大臣们都没吭声,一个个若有所思地退朝了。

第二天早朝,太阳已经升了三尺高,可金銮殿上空空的,连个人影都没有,大臣到哪里去了?原来,全都聚集在丞相家里想办法呢。

丞相有个8岁的小孙子,听见大臣们在院子里吵吵闹闹的,不知道出了什么事,就问爷爷,爷爷就把皇上要公鸡蛋的事说给他听了。

小孙子听了,说:"这有什么难的,你们等着,我替你们上朝去。"

丞相的小孙子走到金銮殿门前,被门外的侍卫拦住了。小孩说:"我是丞相的孙子,我是来给皇上送公鸡蛋的。"

侍卫觉得有意思,就领着他去见皇上。

这时候皇上正为大臣们不来上朝而生气呢!小孩儿不慌不忙地走上大殿,对皇帝说:"皇上,他们来不了啦,全坐月子呢!"

皇帝一听,哈哈大笑起来,说:"他们这些老头子坐什么月子呢?"

丞相的小孙子说:"公鸡都能下蛋,老头子为什么不能坐月子呢?"

皇上听了,吃了一惊:好聪明的孩子!忙说:"好,好!公鸡蛋免了,快传大臣们上朝来吧。"

公鸡打鸣,母鸡下蛋,快讲给胎宝宝听听吧!

妈妈的歌声:《世上只有妈妈好》

孕妈妈在唱这首歌的时候,不一定要想着胎宝宝,可以想着自己的妈妈。孕妈妈现在的辛苦,还不及妈妈的一半,毕竟你现在只是在孕育,还没有体会到抚养的艰辛。孕妈妈这份理解,也会传递给胎宝宝的,让他体会到母亲的伟大。

世上只有妈妈好,有妈的孩子像块宝,投进妈妈的怀抱,幸福享不了。

世上只有妈妈好,没妈的孩子像根草,离开妈妈的怀抱,幸福哪里找?

世上只有妈妈好,没妈的孩子不知道。要是他知道,梦里也会笑。

现在流行的《世上只有妈妈好》没有最后一行歌词,但是不管怎样,都不会削弱这首歌对我们的影响。尤其是现在怀孕的孕妈妈,想想现在只是孕育胎宝宝就已经这么辛苦,别说以后的养育了。

从现在开始,孕妈妈要理解母亲,孝顺母亲,从心底里理解母亲,这样你肚子里的胎宝宝也会感受到。他来到这个世界上的时候,也会是一个听话、孝顺的乖宝宝。

赞颂母爱的古诗

《游子吟》

——孟郊(唐)

慈母手中线,游子身上衣。
临行密密缝,意恐迟迟归。
谁言寸草心,报得三春晖。

《岁暮到家》

——蒋士铨(清)

爱子心无尽,归家喜及辰。
寒衣针线密,家信墨痕新。
见面怜清瘦,呼儿问苦辛。
低徊愧人子,不敢叹风尘。

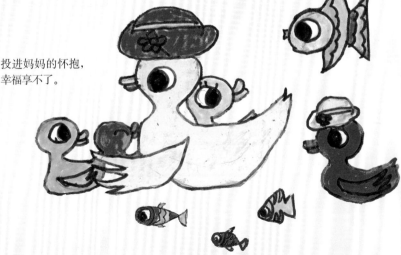

投进妈妈的怀抱,
幸福享不了。

孕中期食谱参考

补钙食谱

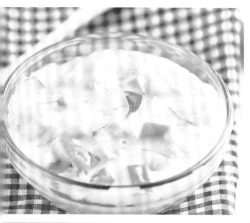

酸奶布丁

原料： 酸奶、牛奶、各色水果丁、明胶粉、白糖各适量。

做法： ❶ 牛奶加适量明胶粉、白糖煮化，晾凉后加入酸奶，倒入玻璃容器中混匀。

❷ 加入各色水果丁后冷藏，以促进凝固。

推荐理由： 酸奶布丁的钙质来自奶制品，易吸收。变换一种喝牛奶的方式，会让孕妈妈更有食欲。

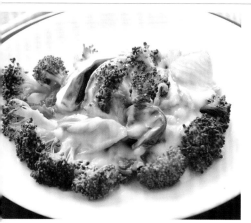

奶汁烩生菜

原料： 生菜、西蓝花、牛奶、盐、水淀粉各适量。

做法： ❶ 生菜、西蓝花洗净切小丁。

❷ 炒锅中放油烧热，倒入切好的菜略炒。

❸ 加盐、高汤调味，盛盘，西蓝花放在中央。

❹ 煮牛奶，加一些高汤，用盐调味，以水淀粉勾芡，熬成稠汁，浇在菜上。

推荐理由： 与一般的蔬菜制作方法相比，奶汁烩生菜可有效提高菜肴的钙含量，其淡淡的奶香，也更能迎合孕妈妈的胃口。

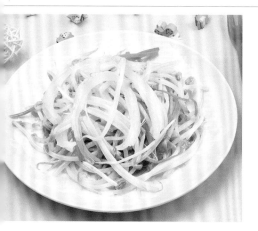

银鱼豆芽

原料： 银鱼 20 克，黄豆芽 300 克，鲜豌豆 50 克，胡萝卜丝 50 克，葱花、盐各适量。

做法： ❶ 银鱼焯水，沥干，鲜豌豆煮熟。

❷ 炒锅加油，放入葱花爆香，加入黄豆芽、银鱼及胡萝卜丝翻炒。

❸ 略炒后加入煮熟的豌豆，加盐调味。

推荐理由： 银鱼和黄豆芽都是很好的钙质来源，而且，孕妈妈也无须担心这样的补钙菜肴会有太多的脂肪，不会增加孕妈妈的体重。

补血食谱

猪肝凉拌瓜片

原料：黄瓜 200 克,熟猪肝 150 克,香菜 50 克,酱油、醋、盐各适量。

做法：❶ 黄瓜、熟猪肝切片,香菜切段,放在盘内。
❷ 将酱油、醋、盐兑成调料汁,浇在瓜片和肝片上即可。

推荐理由：猪肝含有大量的铁,与新鲜黄瓜搭配,菜香味美,可增进食欲。

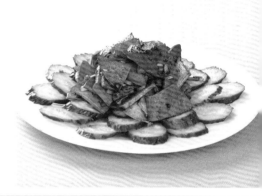

猪血青菜汤

原料：猪血、菠菜各 300 克,姜片、盐各适量。

做法：❶ 猪血切块,菠菜洗净切段。
❷ 锅中倒入适量水,水烧开后,加入姜片,再加入菠菜、猪血,煮 3 分钟,最后加盐调味即可。

推荐理由：猪血是补铁的最佳食品,含铁丰富且易吸收。

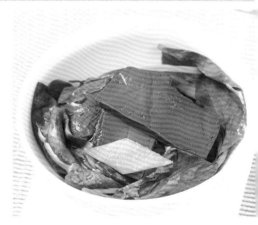

菠菜牛肉

原料：牛里脊肉 50 克,菠菜 200 克,淀粉、酱油、盐、葱末、姜末各适量。

做法：❶ 将牛里脊肉切成薄片,再用淀粉、酱油、姜末调好汁,腌片刻。菠菜择洗干净,用开水焯一下,捞出,沥干水分,切成段。
❷ 锅置火上,放油浇热,放姜末、葱末煸炒,再把牛肉片放入,用大火快炒后取出。再将余油烧热后,放入菠菜段、牛肉片,用大火快炒几下,放盐,拌匀即可。

推荐理由：牛肉益气血、强筋骨,菠菜含铁丰富。

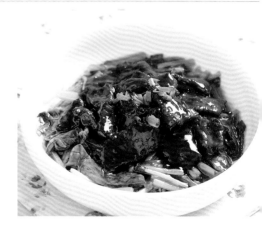

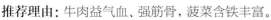

降血糖食谱

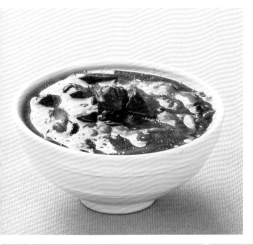

五谷皮蛋瘦肉粥

原料： 松花蛋半个，香菇 2 朵，猪瘦肉 50 克，虾皮、小米、高粱米、糯米、紫米、糙米各适量。

做法： ❶ 松花蛋去壳切块；香菇洗净切丝；猪瘦肉洗净切丝。

❷ 油锅烧热，放入香菇、虾皮爆炒，再放入猪肉丝和松花蛋，翻炒均匀后盛出，备用。

❸ 将小米、高粱米、糯米、紫米、糙米均洗净，浸泡，加水煮至七成熟时，放入炒好的猪肉丝、香菇、松花蛋、虾皮，同煮至熟即可。

推荐理由： 此粥既降血糖又补充营养。

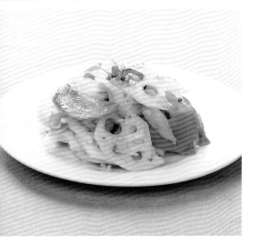

玉竹炒藕片

原料： 玉竹 3 根，莲藕 1 节，胡萝卜半根，盐、姜汁、葱花各适量。

做法： ❶ 玉竹洗净，去根须，切段，焯熟，沥干；莲藕洗净，切片，焯水；胡萝卜洗净，去皮，切片。

❷ 锅中放油烧热，倒入藕片、玉竹段、胡萝卜片炒熟，加盐、姜汁翻炒均匀，撒上葱花，装盘即可。

推荐理由： 莲藕健脾开胃、益血生肌、止泻；玉竹养阴润燥、生津止渴，二者同食，适合有妊娠糖尿病的孕妈妈常食。

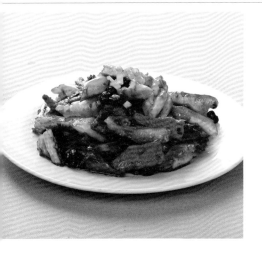

苦瓜炒牛肉

原料： 苦瓜 1 根，牛肉 100 克，酱油、豆豉、盐各适量。

做法： ❶ 苦瓜洗净，纵向对半剖开，去子，切菱形片；牛肉切片。

❷ 锅中放油，烧热后放入牛肉翻炒，至牛肉完全变色，加入酱油、豆豉翻炒一下，将苦瓜放入锅中，翻炒 3~5 分钟，放入盐调味即可。

推荐理由： 苦瓜有很好的降糖作用，同时富含维生素，非常适合患妊娠糖尿病的孕妈妈食用。

降血压食谱

奶香瓜片

原料: 冬瓜半个,胡萝卜半根,鲜牛奶 120 毫升,盐、水淀粉、鸡汤各适量。

做法: ❶ 冬瓜、胡萝卜分别去皮洗净,切成片,焯熟捞出。

❷ 锅置火上,倒入鲜牛奶、鸡汤烧开后,加盐和水淀粉;倒入瓜片、胡萝卜片翻匀,淋入花生油,装盘即可。

推荐理由: 本品能补虚损、益肺胃、清热利水、去脂降压,特别适宜患有高血脂、高血压的孕妈妈食用。

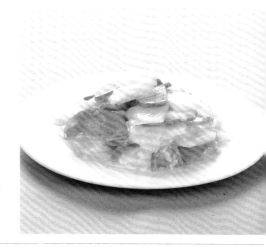

海带炒干丝

原料: 海带 1 片,豆腐干 1 块,盐适量。

做法: ❶ 海带用水发透,切成丝;豆腐干切细丝。

❷ 炒锅加油,至八成热时先入豆腐干丝翻炒,再放入海带丝,加盐、水,煮 20 分钟即可。

推荐理由: 海带和豆腐都能防止脂肪在动脉壁沉积,常食海带和豆腐,有利于降压。

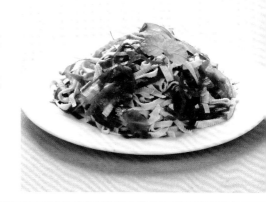

土豆汁

原料: 土豆 1 个。

做法: ❶ 土豆洗净,带皮切成圆片。

❷ 土豆片放入锅中,加入适量水,煮开后撇去浮沫,可去两三次,等不再出现浮沫时,改小火煮约 1 小时,至土豆变得黏稠时即可。

推荐理由: 土豆中的钾离子有抑制钠离子收缩血管的作用,是妊高征孕妈妈理想的降压食品。

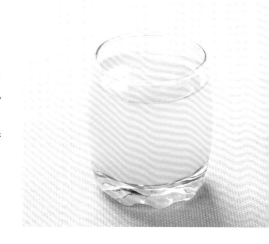

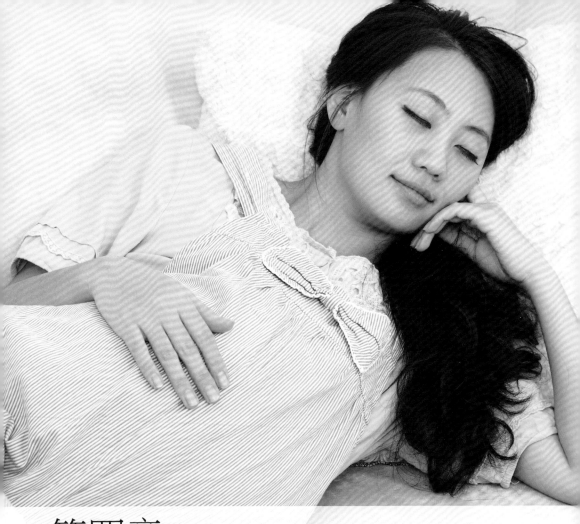

第四章
孕晚期（8~10 个月）

进入最后的 3 个月，宝宝开始变得胖嘟嘟了，孕妈妈的肚子也是迅猛增大，长势之快让人惊讶。孕晚期的增重一般可达 4.5~5.5 千克。这时，兴奋和焦虑会将你紧紧围绕。不用担心，坚持到最后一刻，迎接属于你的幸福吧！

第 8 个月（29~32 周）

胎宝宝：喜欢头朝下的姿势

第 29 周：活动范围变小了

虽然胎宝宝爱运动，但孕妈妈日益增大的身体已经限制了他在子宫内的活动范围。

第 30 周：喜欢头朝下

胎宝宝的脑和肺继续发育，头发更密了，眼睛能够睁合，骨髓开始造血，骨骼开始变硬，脚趾也在生长。他已经喜欢头朝下的姿势了，这可是标准的分娩姿势。

第 31 周：眼睛变化明显

胎宝宝的脑和肺正在发育的最后冲刺阶段。眼睛的变化非常明显，活动时睁开，休息时闭上，感觉到红光时，瞳孔能放大。

第 32 周：喜欢转头

胎宝宝依然热衷于睁眼和闭眼的工作。更重要的是，他的五种感觉器官已经完全发育好并开始运转了，他还喜欢转动头部。

孕妈妈：好像得了"健忘症"

胎宝宝和孕妈妈的体重都在迅猛增加，连走动都会让你觉得费力，也会感到憋气，这是因为肚中的胎宝宝也需要孕妈妈吸入的氧气。你的肚脐可能更加向外突出，别担心，生产完它就会自动回去的。这时，你可能也有些健忘，这是正常的，因为除了宝宝，你已经装不下任何东西了。

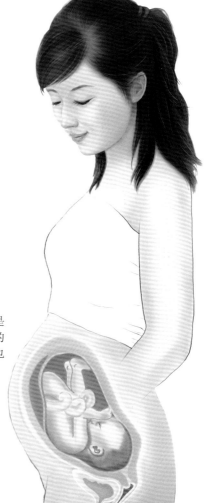

胎宝宝更多的时候是头朝下的姿势，活动的空间更小了，孕妈妈也更容易累了。

明明白白做产检

孕 8 月，已进入孕晚期的孕妈妈要细致再细致，密切观察，随时注意自己身体的"风吹草动"。这时的产检一般为 2 周一次。

孕 8 月产检项目

产检项目	检查内容和目的	标准值
超声波检查	主要目的是监测胎儿发育情况、羊水量、胎盘位置、胎盘成熟度及胎儿有无畸形，了解胎儿发育与孕周是否相符	
胎心监护	一般从孕 32 周开始，借助仪器记录下瞬间的胎儿心率的变化，推测出胎儿宫内有无缺氧	胎心率正常波动在 120~160 次 / 分钟
体重检查	通过孕妈妈的体重增长情况对孕妈妈进行合理的饮食指导	每周可以稳定增加 0.45 千克
血压检查	检测孕妈妈是否患有高血压或低血压	血压在 110/70~120/80mmHg 为正常
尿常规	便于医生了解孕妈妈肾脏的情况	正常：尿蛋白、糖及酮体均为阴性
骨盆测量	骨盆狭小或骨盆畸形均可引起难产	
白带检查	判断孕妈妈是否有生殖道感染	正常 pH 值为 4.5

读懂你的产检报告

化验阴道清洁度时常用 pH 值来表示酸碱度，正常时 pH 值为 4.5，患有滴虫性或细菌性阴道炎时白带的 pH 值上升，可大于 5。

阴道清洁度判断标准

清洁度	阴道杆菌	球菌	上皮细胞	脓细胞或白细胞
I	++++	–	++++	0~5 个 /HP
II	++	–	++	5~15 个 /HP
III	–	++		15~30 个 /HP
IV	–	++++		>30 个 /HP

"+"这一符号只说明感染了滴虫或真菌，并不说明其感染的严重程度。其中：I ~ II 为正常。III ~ IV 为异常，可能为阴道炎，同时常可发现病原菌、真菌、阴道滴虫等，做清洁度检查时应同时做滴虫、真菌检查。

营养与饮食

从这个月开始，就进入孕晚期了，此时胎宝宝开始在体内储存营养，相应的，孕妈妈对营养的需求也就特别大。为了不久就要见面的小宝宝，孕妈妈一定要加油！

本月重点补充营养素

蛋白质——胎宝宝体重飞速增长的助推剂

供给量：本月，母体基础代谢率增至最高峰，胎宝宝生长速度也增至最高峰，孕妈妈应尽量补足因胃容量减小而减少的营养。其中，优质蛋白质的摄入就很好地为孕妈妈和胎宝宝补充了所需的营养。与孕中期相比，孕妈妈可适当增加摄取量，每天摄取80~100克蛋白质为最佳。

食物来源：鱼、虾、鸡肉、鸡蛋、牛奶和豆制品都可以提供优质蛋白质。需要特别强调的是，鱼肉含有优质蛋白质，脂肪含量却很低，还含有各种维生素、矿物质和鱼油，有利于胎宝宝的大脑发育和骨骼发育，是孕晚期最佳的蛋白质来源。

蛋挞热量较高，可及时为孕妈妈补充能量，但不宜多吃。

碳水化合物——帮助胎宝宝储存糖原及脂肪

供给量：第8个月，胎宝宝开始在肝脏和皮下储存糖原及脂肪，此时孕妈妈要及时补充足够的碳水化合物。结合孕妈妈的体重，碳水化合物每日摄入量应在150克以上。如果本月孕妈妈每周体重增加350克，即说明碳水化合物摄入合理，如果不够或超出，则需要适当增加或减少摄入量。

食物来源：谷物类，如大米、小米、小麦、玉米、燕麦等；豆类，如红小豆、绿豆等；根茎类蔬菜，如红薯、芋头等。

一日科学食谱推荐

早餐：小米粥1碗，煮鸡蛋1个，拌黄瓜1份。

加餐：橘子1个。

午餐：冬瓜排骨汤1碗，韭菜炒鸡蛋1份，米饭1碗。

加餐：苹果1个。

晚餐：紫菜虾皮汤1碗，肉片炒木耳1份，玉米饼1个。

加餐：酸奶1杯。

预防营养过剩

传统观念认为，怀孕时多吃点，宝宝出生时胖一点，这就意味着母子健康。其实这是错误的观念。孕晚期如果营养过剩，孕妈妈摄入过多的热量，可能会导致葡萄糖耐受性异常，糖代谢紊乱，引发妊娠糖尿病，还有可能增加妊娠高血压综合征发生的风险，直接导致分娩困难。

如果孕妈妈身体是健康的，就没有必要盲目乱补。孕妈妈平时所吃食物尽量多样化，多吃一些新鲜蔬菜，少吃高盐、高糖食物，高糖水果也要控制，不能多吃。

尽量用铁炊具烹调

做菜时尽量使用铁锅、铁铲，这些炊具在烹制食物时产生的一些小碎铁屑溶解于食物中，形成可溶性铁盐，容易让肠道吸收铁，预防贫血。

饭菜中少放盐

孕晚期由于身体负担增加、胎宝宝压迫下腔静脉、血液循环不好等原因，孕妈妈比前几个月更易出现水肿的情况。最常见的是下肢水肿，严重者可有大腿、腹部甚至全身水肿的情况。食盐中的钠会增加体内水分的潴留，加重水肿的程度。因此，这个时期应适当限盐，以每日不超过 5 克为佳，如有水肿及妊娠高血压，食盐摄入量在 3 克之内更为安全。

吃坚果要适量

多数坚果有益于孕妈妈和胎宝宝的身体健康，但因油性比较大，而孕妈妈消化功能相对减弱，过量食用坚果很容易引起消化不良。孕妈妈每天食用坚果以不超过 50 克为宜。

坚果补脑益智，对孕妈妈和胎宝宝都有益处，每天食用 50 克为宜。

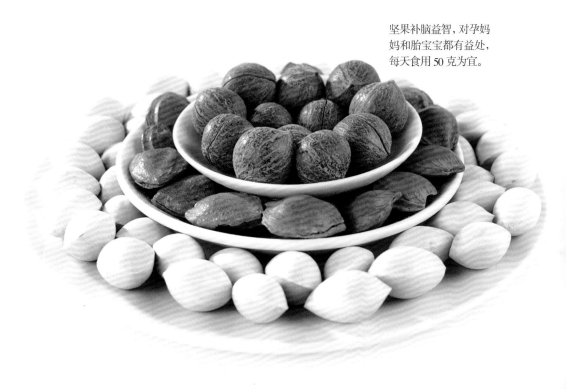

富含膳食纤维的食物

一般加工越细的食物，膳食纤维含量越少，各种肉类、蛋类、奶制品、食用油、海鲜、酒精饮料、软饮料都不含膳食纤维。下面是一些膳食纤维含量比较高的常见食物，孕妈妈可以选择性地每天吃上一些，可有效预防和减轻便秘。

种类	纤维含量	举例
谷物	4%~10%	从多到少排列为：小麦、大麦、玉米、荞麦面、高粱米、黑米
豆类	6%~15%	从多到少排列为：大豆、青豆、蚕豆、芸豆、豌豆、黑豆、红小豆、绿豆
蔬菜类	蔬菜种类不同差异较大	蕨菜、菜花、菠菜、南瓜、白菜、油菜
菌类（干）	30%	从多到少排列为：香菇、银耳、木耳
坚果	3%~14%	10% 以上的有：黑芝麻、松子、杏仁 10% 以下的有：白芝麻、核桃、榛子、胡桃、葵瓜子、西瓜子、花生仁

每周吃 2 次海带

海带富含碘、钙、磷、硒等多种人体必需的矿物质。其中钙含量是牛奶的 10 倍，含磷量也很高。海带还含有丰富的 β - 胡萝卜素、维生素 B_1 等。海带中的褐藻酸钠盐，有预防白血病与骨痛病的作用，对动脉出血症也有止血功效；食用海带，可减少放射性元素锶 -90 在肠道内的吸收，海带淀粉硫酸酯为多糖类物质，能帮助孕妈妈降血压和降血脂。

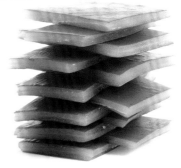

食用海带前，应将海带在水中浸泡24小时，再清洗干净。

饭后马上吃水果不健康

如果饭后立即吃水果，先到达胃的食物会阻碍胃对水果的消化，水果在胃里积滞时间过长会发酵产生气体，容易引起腹胀、腹泻或便秘等症状，对孕妈妈和胎宝宝不利。

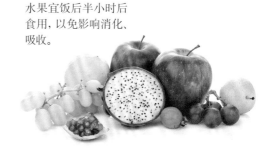

水果宜饭后半小时后食用，以免影响消化、吸收。

生活细节

这个月的孕妈妈在生活上不要再大大咧咧的，要更加注意生活起居，不要独自出门和过度劳累。

要保持外阴清洁

孕期越往后，孕妈妈越会感觉阴道分泌物增多。所以，要注意外阴卫生，每天用温开水清洗外阴 2 次，内裤勤换勤洗，避免细菌感染。

指甲要勤修剪

孕妈妈一定要勤修指甲，避免留长指甲。因为长指甲易藏污纳垢，指甲缝里会隐藏大量的病菌，如不慎抓破皮肤，可能会引起继发性感染；做乳头按摩时易损伤皮肤，引起感染；如碰触内裤，可能会使病菌进入阴道，受到病菌侵害。

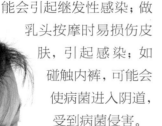

指甲中易藏病菌，孕妈妈一定要勤修指甲。

保持乳房清洁

常用温开水清洗乳头，用毛巾将乳头擦洗干净，这样既可保持卫生，又可增加乳头表皮韧性，以便将来哺乳时经得起宝宝的吸吮。如果乳头凹陷，擦洗时可用手轻轻拉出乳头。

大龄孕妈妈不宜再工作

年龄超过 35 岁的女性被定义为"大龄产妇"，是生产中需要多加注意的高危人群，自怀孕 32 周以后就不宜再工作。因为这个时候的孕妈妈心脏、肺及其他重要器官必须更辛苦地工作，且对脊椎、关节和肌肉形成沉重的负担。此时，孕妈妈应尽可能让身体休息。

所以，职场大龄孕妈妈要提前跟单位领导商量好休假时间，千万不可不好意思开口。这个时候，没有什么比自己和胎宝宝的身体更重要的，相信单位会理解你的难处，提前帮你安排好工作交接及后续问题。

尽早选择分娩医院

选择合适的医院分娩，是孕晚期最应该关注的问题，而且还需要实地考察了解分娩的实际情况，住院部的条件和医生、护理人员的水平等。一般考察分娩医院要注意以下几点：

医院的口碑

可以看医院的等级，再听听周围生过宝宝的妈妈的介绍和推荐。如果需要提前住院或剖宫产，也需要了解住院部的条件和收费。

离家远近

离家的远近也是一大因素，比如，分娩时是否能很快地到达医院；是否会堵车；生产完之后，家人是否能很方便地照顾等。所以，家附近口碑好的医院应是最佳的选择。

是否提倡自然分娩

在选择医院的时候分娩方法也需要考虑进去，比如，这个医院的自然分娩率是多少，剖宫产率是多少，是否提供助产分娩，就是由助产士一对一地照顾，是否可以有亲人陪护，麻醉服务是不是什么时候都有等。

是否母婴同室

现在一般提倡母婴同室，虽然宝宝会影响妈妈休息，但是可以充分保证妈妈和宝宝的亲密接触，而且还能指导妈妈哺乳的方法和催乳的方法等。因为不同医院的条件、设施存在差异，有些不能保证母婴同室，所以，分娩前就应了解这方面的情况，以免引起不必要的麻烦。

提前选购好哺乳用品

名称	数量	备注
玻璃或塑料奶瓶	大的 2 个，小的 2 个	母乳喂养妈妈可各备 1 个即可
消毒锅	1 个	蒸气的好用些，最好选可同时消毒多个奶瓶的
奶瓶刷	大小各 1 个	
吸奶器	1 个	手动、自动均可
小勺	1 把	可喂药或喂水
保温杯	1 个	可随时备温水，很方便

健康运动

此时运动一定要注意安全，动作幅度不可过大，千万不能过于疲劳，如有不适，应立即停止运动。

适合孕8月的运动

👣 适宜运动：舒展体操、孕期瑜伽、棋类

🕐 运动时间：每次不超过15分钟

此时的运动目的是舒展和活动筋骨，以稍慢的体操为主。舒展体操能加强骨盆关节和腰部肌肉的柔软性，既能松弛骨盆和腰部关节，又可以使产道出口肌肉柔软，同时还能锻炼下腹部肌肉。

另外，孕期瑜伽对于分娩时调整呼吸很有帮助，而一些棋类活动能够起到安定心神的作用。

准爸爸常与孕妈妈携手散步

运动对孕妈妈很重要，特别是在孕晚期，不但有助于顺利生产，还可以帮助孕妈妈恢复愉悦的心情。准爸爸每天清晨或傍晚陪孕妈妈出去散步，在小区里或附近的公园里慢走，还可以陪她一起做孕妇体操。

孕晚期缺乏运动，易腰酸背痛

如果缺乏运动，肌肉组织中堆积的代谢产物——乳酸就来不及运走，加上子宫随着胎宝宝的生长发育而逐渐增大，增大的子宫挤压周围的脏器，压迫腰部及下肢血管和神经，会产生肌肉酸痛、疲惫无力的现象，导致下肢水肿，身体笨重，活动不方便。

为此，在怀孕期间这种特有的生理状态下，孕妈妈应适当地加强体育锻炼。

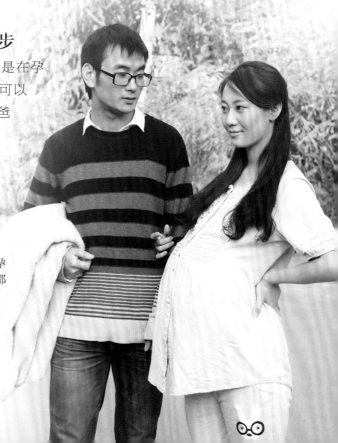

孕晚期，准爸爸常陪孕妈妈散步，对母子都有利。

胸部运动——释放紧张情绪

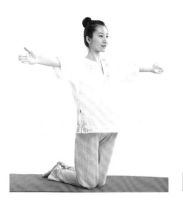 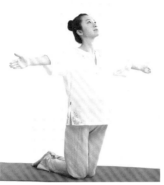 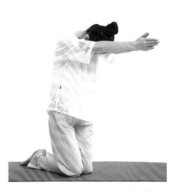

1 采用跪坐姿势，注意保持上半身挺立。两臂平伸，手心朝前，与肩平行。

2 深吸气的同时双手臂尽力向后张开，略仰头部，眼睛向上看。保持均匀呼吸。

3 呼气，双臂回到身体两侧，再慢慢收拢至胸前，掌心相碰，略低头，调整气息，彻底放松胸腔。

有助于分娩的扭动骨盆运动

孕妈妈在分娩前经常进行适宜的扭动骨盆运动，可以减轻耻骨分离引起的疼痛，为分娩时骨盆的开裂做好准备。做这个动作的时间不宜过长，5分钟即可。

具体方法如下：

仰卧在床上，两腿与床呈45°角，双膝并拢。双膝并拢带动大小腿向左右摆动。摆动时两膝好像是一个椭圆形，要缓慢有节奏地运动。双肩和双脚板要紧贴床面。

左腿伸直，右腿保持原状，右腿的膝盖慢慢向左倾。右腿膝盖从左侧恢复原位后，再向右侧倾。按照此方法两腿交换进行。

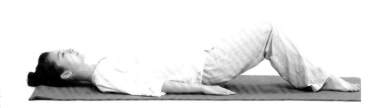

先双腿同时左右摆动，再单腿摆动，摆动幅度可由小变大。

常见不适与解决方案

到这个月，孕妈妈行动越来越吃力，也特别容易感到疲劳；之前的腰酸背痛、水肿等状况，在本月可能还会加重；睡眠质量不好；食欲会有所下降；缺乏耐心，心情容易变得急躁。孕妈妈一定要及时关注身体的变化，避免发生意外。

预防前置胎盘

前置胎盘是孕中晚期严重的并发症。前置胎盘，指胎盘在子宫内的位置过低，附着在子宫内口，将子宫颈口遮住。正常妊娠时的胎盘，一般附着在子宫的前壁、后壁或侧壁。平时要注意预防：

避免搬重物。怀孕中晚期，孕妈妈要多加小心，不宜搬重物或腹部用力。

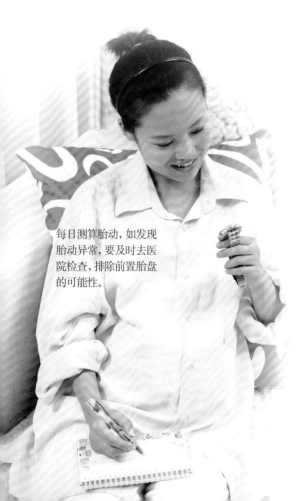

每日测算胎动，如发现胎动异常，要及时去医院检查，排除前置胎盘的可能性。

有出血应立即就诊。不管血量多少都要立即就诊。如果遇上新的产检医生，也应主动告知有前置胎盘的问题。

注意胎动。每日留意胎动是否正常，如果觉得胎动明显减少时，需尽快就诊检查。

有早产征兆应安胎

早产是指在满 28 孕周至 37 孕周之间的分娩，一般占分娩总数的 5%~15%。在此期间出生的婴儿体重在 1000~2499 克，且身体各器官未成熟，称为早产儿。

由于早产儿各器官系统尚未发育成熟，生存能力弱，容易导致各种疾病，如肺部疾病、颅内出血、感染、硬肿症等，少数可有智力障碍或神经系统的后遗症。一般胎龄越小、体重越低，死亡率越高。孕妈妈如已经有早产征兆，应该做到以下几点：

尽量卧床休息。

避免性生活。

在医生指导下服用安胎药。

孕妈妈尽量不去公共场所及热闹拥挤的地方，以防细菌感染。

饮食清淡，少吃多餐，注意营养均衡，避免吃寒凉、辛辣、刺激的食物。

调整好心情。

失眠的应对方法

有些孕妈妈会出现失眠的现象，不要焦虑，下面介绍一些促进睡眠的好方法，孕妈妈可以试着做一下。

养成规律的睡眠习惯：建议每天晚上10 点前就睡觉，睡足八个小时。

保持正确的睡姿：最好取左侧位睡眠，这样呼吸会顺畅些，也可以备几个枕头，放在肚子、腿下或两腿之间。

选择舒适的卧具：不要睡过软的床垫，应该用棕床垫或在硬床板上铺 9 厘米厚的棉垫。

注意血压，预防先兆子痫

绝大多数孕妈妈孕晚期血压均有一定程度的升高，但严重的高血压会导致危险的妊娠并发症——先兆子痫。先兆子痫的发病往往没有预兆，血压升高至危险水平，导致子痫发作，对母婴有致命危险。因此每次检查时，孕妈妈要仔细看自己的尿检报告，是否有尿蛋白，同时向医生了解你的血压是否正常，随时监测，发现问题可及时采取措施。

胸膝卧位操，纠正胎位不正

胎宝宝在子宫内的位置叫胎位。正常的胎位应为胎体纵轴与母体纵轴平行，胎头在骨盆入口处，并俯屈，颌部贴近胸壁，脊椎略前弯，四肢屈曲交叉于胸腹前，整个胎体呈椭圆形，称为枕前位。除此之外，其余的胎位均为异常胎位，也叫胎位不正。常见的胎位不正有胎儿臀部在骨盆入口处的臀位，胎体纵轴与母体纵轴垂直的横位或斜位等。

孕晚期如果胎位不正，孕妈妈要在医生指导下进行矫正，胸膝卧位式（即头低臀高位）是常用的矫正方法。其具体做法是：孕妈妈跪在硬板床上，头放在床上，脸转向一侧，两臂微曲前伸，臀部抬高和大腿呈直角。每天早晚各做一次，每次5~10 分钟，5~7 天为一个疗程。

要注意，胸膝卧位式必须在医生的指导下才可进行，千万不可自行矫正。

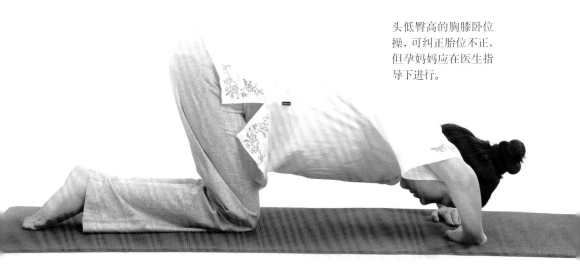

头低臀高的胸膝卧位操，可纠正胎位不正，但孕妈妈应在医生指导下进行。

轻轻松松做胎教

胎宝宝的身体器官逐渐发育成熟，他对外界的感知能力越来越强烈，总是很积极地响应外界的声音和抚摸。孕妈妈趁此机会，将胎教内容安排得更丰富些吧！

挪火柴小游戏

"满屋娃娃，圆圆脑瓜。出门一滑，开朵红花。"这个谜语的谜底是什么？孕妈妈一定已经猜出来了，没错，就是小小的火柴棒。现在就来做做火柴棒游戏，找回童年的记忆吧。

游戏一：由 12 根火柴棒摆成的一个"田"字图形，只允许移动其中的三根火柴棒，你能把它摆成"品"字么？

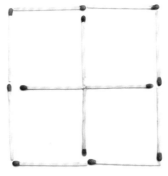

游戏二：孕妈妈，请你开动脑筋想一想，在下面用火柴捧摆成的自然数"1995"中，任意移动一根火柴棒而得到的所有四位数中，最大的数和最小的数分别是几？

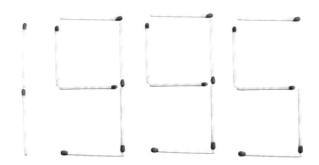

答案：先工有圆图摆为下面的下图品字里边一根摆到到另外字右边的上方，就是一个品字了。

答案：最大的数 7955，最小小数 1095。

一起折纸吧

　　孕妈妈可以和胎宝宝一起做一个小房子。首先要准备 1 张正方形的纸和彩色水笔。

制作方法

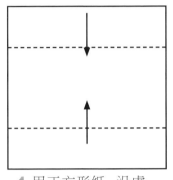

1 用正方形纸，沿虚线向箭头方向折。

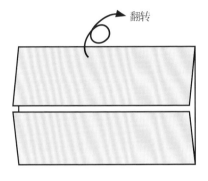

2 翻转。

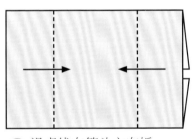

3 沿虚线向箭头方向折。

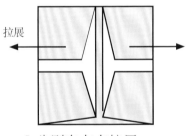

4 分别向左右拉展上端第一层。

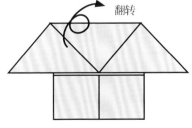

5 翻转。

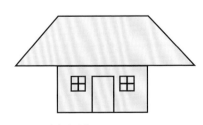

6 画上门窗。

准爸爸讲故事:《拇指姑娘》节选

　　这个小故事来自安徒生的童话《拇指姑娘》。安徒生的童话多充满绮丽的幻想和乐观的精神,在你的面前会出现很多美好的事物,准爸爸不妨跟着故事一起发挥想象,并把这一切的美好告诉胎宝宝,和他一起分享吧。

　　从前有一个女人,她非常希望有一个丁点儿小的孩子。但是她不知道从什么地方可以得到,因此她就去请教一位巫婆。她对巫婆说:"我非常想要有一个小小的孩子! 你能告诉我什么地方可以得到一个吗?"

　　"嗨! 这容易得很! "巫婆说,"你把这颗大麦粒拿去吧。它可不是乡下人田里长的那种大麦粒,也不是鸡吃的那种大麦粒。你把它埋在一个花盆里,不久你就可以看到你所要看的东西了。"

　　"谢谢您! "女人说。她给了巫婆三个银币就回到家来,种下那颗大麦粒。

　　不久以后,一朵美丽的大红花就长出来了。它看起来很像一朵郁金香,不过它的叶子紧紧地包在一起,好像仍旧是一个花苞似的。

　　"这是一朵很美的花。"女人说,同时在那美丽的、黄而带红的花瓣上吻了一下。不过,当她正在吻的时候,花儿忽然"劈啪"一声,开放了。人们现在可以看出,这是一朵真正的郁金香。但是在这朵花的正中央,在那根绿色的雌蕊上面,坐着一位娇小的姑娘,她看起来又白嫩,又可爱。她还没有大拇指的一半长,因此人们就将她叫作拇指姑娘。

　　拇指姑娘的摇篮是一个光得发亮的漂亮胡桃壳,她的垫子是蓝色紫罗兰的花瓣,她的被子是玫瑰的花瓣。这就是她晚上睡觉的地方。但是白天她在桌子上玩耍——在这张桌子上,那个女人放了一个盘子,上面又放了一圈花儿,花的枝干浸在水里。水上浮着一片很大的郁金香花瓣。拇指姑娘可以坐在这花瓣上,用两根白马尾作桨,从盘子这一边划到那一边。这样真是美丽! 她还能唱歌,而且唱得那么温柔和甜蜜,从前没有任何人听到过。

　　人人都喜欢美丽、快乐的拇指姑娘……

　　　　　　　　　　——安徒生(丹麦)

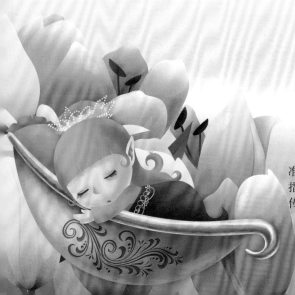

准爸爸可以讲一讲拇指姑娘的故事,把美好传达给胎宝宝。

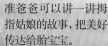

世界名曲:《蓝色多瑙河》

《蓝色多瑙河》是奥地利作曲家、小提琴家小约翰·施特劳斯最著名的圆舞曲。这首曲子向我们呈现出这样的画面和氛围:清晨河面的薄雾散去,洒满了金光,随后而来的五个小圆舞曲分别带来了蓬勃的生机、柔和的姿态、欢乐淳朴的跳跃旋律、幸福和欢乐满人间的气氛。这就是《蓝色多瑙河》所呈现的美好意境,孕妈妈和胎宝宝也会被这份幸福和美好所吸引。

乐曲全名《美丽的蓝色的多瑙河旁圆舞曲》,来自于卡尔·贝克一首美丽的诗。孕妈妈可以在音乐中将这美丽的文字读给胎宝宝听:你多愁善感,你年轻,美丽,温顺好心肠,犹如矿中的金子闪闪发光,真情就在那儿苏醒,在多瑙河旁,美丽的蓝色的多瑙河旁……

妈妈的歌声:《小木匠和油漆工》

这首《小木匠和油漆工》,歌曲旋律鲜明而简单,前段节奏跳跃、后段舒缓连贯,对比很明显。轻松风趣的旋律和生动形象的歌词,形象地描绘了小木匠和油漆工辛勤劳动的场景。

听这首歌的时候,孕妈妈除了让精神放松之外,也要尽量放松自己的身体,并可以让自己的身体跟着歌曲的旋律轻轻摇摆,使身体舒展开来。

叩叩叩叩叩叩叩叩,叩叩叩叩叩叩叩叩,

叩叩叩叩,小小木匠,我会造房子,叩叩。

啦啦啦,小小的油漆工,

多少美丽的颜色,刷刷刷。

叩叩叩叩叩叩叩叩,叩叩叩叩叩叩叩叩,

叩叩叩叩,小小木匠,我会造房子,叩叩。

啦啦啦,小小的油漆工,

多少美丽的颜色,刷刷刷。

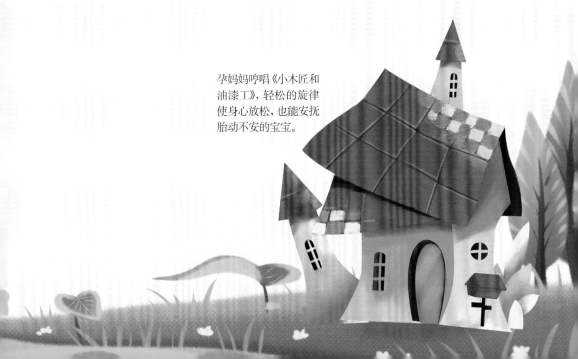

孕妈妈哼唱《小木匠和油漆工》,轻松的旋律使身心放松,也能安抚胎动不安的宝宝。

第9个月(33~36周)

胎宝宝：可爱的粉红色宝贝

第33周：可爱的粉红色

胎宝宝的皮肤由红色变成了可爱的粉红色，大脑也迅速发育。这时的羊水量是最多的。

第34周：头朝下

胎宝宝运动起来更加困难，甚至已经不能漂浮在羊水中了，基本上是头朝下的姿势。

第35周：更加丰满

这时胎宝宝的肺、中枢神经系统、消化系统都基本上发育成熟，如果此时出生，完全可以成活。他的胳膊和腿已经更加丰满了。

第36周：随时待命

因为活动范围的限制，胎宝宝的运动明显减少，但运动的力度可是大为增强。胎宝宝已经随时待命准备出生了。

孕妈妈：肚子坠坠的

乳头增大，乳房也更加丰满，体重增加得让孕妈妈害怕。这时孕妈妈要适当减少脂肪的摄入量，以防胎宝宝太胖不容易生出来。胎宝宝开始头朝下顺着子宫向下滑，逐渐下降入盆，孕妈妈会感觉肚子坠坠的，又因骨盆后部及耻骨疼痛，使行动变得艰难。

孕9月，胎宝宝皮肤变成粉红色，身体发育成熟，表情也更丰富了。

明明白白做产检

本月，产前检查除了常规地完成前几次检查的项目外，医生会建议你开始着手进行分娩前的准备工作。

孕 9 月产检项目

产检项目	检查内容和目的	标准值
体重检查	通过孕妈妈的体重增长情况对孕妈妈进行合理的饮食指导	孕 15 周以后至分娩，每周可以稳定增加 0.45 千克，每周又以不超过 0.5 千克为原则
血压检查	检测孕妈妈是否患有高血压或低血压	血压在 110/70~120/80mmHg 为正常
尿常规	便于医生了解肾脏的情况	正常：尿蛋白、糖及酮体均为阴性
心电图	判断孕妈妈心脏能否承受生产压力	
胎心监护	推测出宫内胎儿有无缺氧	胎心率正常波动在 120~160 次 / 分钟
听胎心音	随时监测胎儿是否有异常	正常值为 120~160 次 / 分钟
测量宫高、腹围	估计胎儿宫内发育情况	宫高正常：32（29.8~34.5）厘米；腹围正常：92（86~98）厘米

读懂你的产检报告

心电图要完全看懂，很有难度。孕妈妈最好询问医生。心电图由 P 波、QRS 波、ST 段、T 波和 U 波组成。一小格是 0.04 秒，一趟颜色深的大格是 25 小格，也就是 1 秒，数 6 个这样的格子内的搏动然后乘以 10 就是心率。两个搏动之间也就是两个 QRS 波之间的距离越小，心率越快。P-R 间期反映的是房传导速度，太长说明阻滞。

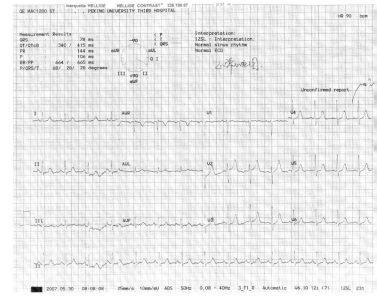

营养与饮食

这个月胎宝宝已经相当成熟，孕妈妈要开始为分娩做准备了。在营养的摄入上，孕妈妈要根据自己的身体情况，来做有针对性的调节。需要强调的是，胎宝宝在最后两个月能够在体内储存一半的钙，孕妈妈可适当补充一些。

本月重点补充营养素

钙——加速牙齿和骨骼钙化

供给量：怀孕全过程皆需补钙，但孕晚期钙的需求量显著增加。一方面孕妈妈自身钙的储备增加，有利于防止妊娠高血压的发生；另一方面胎宝宝的牙齿、骨骼钙化加速，而且胎宝宝自身也要储存一部分钙以供出生之后用，所以孕晚期钙的补充尤为重要。

此时孕妈妈每天需要摄入 1500 毫克的钙，每天 2 杯牛奶已不能满足所需，孕妈妈需要再吃些豆腐或虾。另外，孕妈妈是否需要补充钙剂要听医生的建议，不可自行补充。

食物来源：含钙丰富的食物种类不少，其中以牛奶及乳制品为最佳。各种海产品，如虾米、虾皮、海带、紫菜等，以及木耳、大豆及豆制品、芝麻酱等含钙量也较高。绿叶蔬菜，如白菜、油菜等，也是日常膳食中钙的来源。

铜——防止胎膜早破

供给量：为了减少胎膜早破的危险，还应增加铜的摄入量。铜元素水平低就极易导致胎膜变薄，弹性和韧性降低，从而导致胎膜早破。由于铜在人体内不能存储，所以要每天摄取。

食物来源：人体内的铜往往以食物摄入为主。含铜量高的食物有动物肝脏、豆类、海产类、蔬菜、水果等。

一日科学食谱推荐

早餐：五谷杂粮粥 1 碗，花卷半个，蔬菜适量。

加餐：牛奶 250 毫升，核桃糕适量。

午餐：米饭 1 碗，牛肉胡萝卜丸子、香干芹菜各 1 份。

加餐：葡萄适量。

晚餐：炒鱼片、香菇油菜各 1 份，面条 1 碗。

加餐：红枣枸杞粥 1 碗。

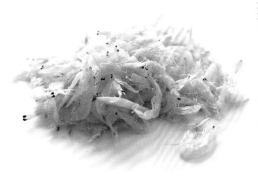

虾皮是很好的补钙食物，对虾皮不过敏的孕妈妈可在做汤时放点，补钙又美味。

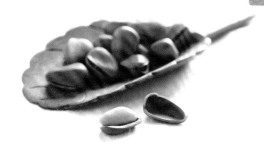

孕妈妈在两餐之间适量吃点松子，利于缓解紧张情绪。

最佳防早产食品——鱼

鱼被称为"最佳防早产食品"。研究发现，孕妈妈吃鱼越多，怀孕足月的可能性越大，出生时的婴儿也会较一般婴儿更健康、更精神。孕妈妈每周吃一次鱼，早产的可能性仅为 1.9%，而从不吃鱼的孕妈妈早产的可能性为 7.1%。

鱼之所以对孕妈妈有益，是因为它富含一种脂肪酸，有延长孕期、防止早产的功效，也能有效增加婴儿出生时的体重。像鲱鱼、金枪鱼等富含脂肪的鱼，除了对孕妈妈有益处外，还有治疗忧郁症、抑制癌细胞生长等作用。

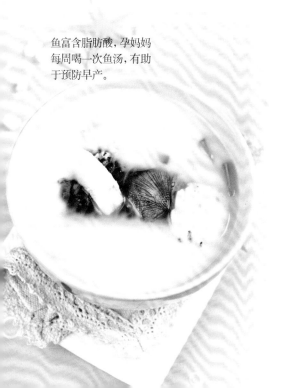

鱼富含脂肪酸，孕妈妈每周喝一次鱼汤，有助于预防早产。

吃健康零食调节情绪

美国耶鲁大学的心理学家发现，吃零食能够缓解紧张情绪，消减内心冲突。在吃零食时，会通过视觉、味觉以及手的触觉等，将一种美好松弛的感受传递到大脑中枢，有利于减轻内心的焦虑和紧张。临近分娩，孕妈妈难免会感到紧张甚至恐惧，可以试着通过吃坚果、饼干等零食来缓解压力。

但是，孕妈妈也不可毫无顾忌地猛吃零食，这样反而会影响正餐的摄入，给胎宝宝的发育带来不利影响。孕妈妈可以将零食作为加餐或者心情不好时适量吃一点。

别用限制饮食来控制体重

很多孕妈妈在这个时候发现自己体重超标，便采用克制进食的方法来控制体重，这样反而有害无益。咨询医生和营养师，根据自己的情况制定出合适的食谱才是科学的方法。

孕妈妈是不能单靠节食来控制体重的，因为孕妈妈需要为宝宝准备一个好的生存环境，母体的健康是最重要的。在孕晚期，孕妈妈坚决不能吃垃圾食品，应多吃膳食纤维含量高的食物，比如绿色蔬菜和水果，太过油腻的不要吃。另外，还可以做适当的运动。

生活细节

此时胎宝宝的发育已经接近成熟了，孕妈妈的肚子越来越大，生活越来越不方便了，因此更要注意产前的日常生活细节。另外，一些重的家务活就留给准爸爸来做吧！

视情况使用托腹带

如果孕妈妈腹部的腹壁肌肉比较结实，则不必使用托腹带。如果孕妈妈腹壁肌肉比较松弛，再加上胎宝宝比较大，可能会造成一定的悬垂，对胎宝宝入盆有一些影响，这时使用托腹带，可以缓解一下腹壁的张力。

孕妈妈使用托腹带时，不宜包得太紧，且睡觉时不宜使用。

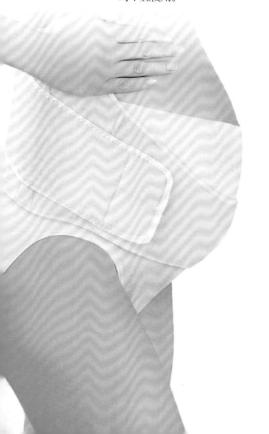

严禁性生活

此时胎宝宝已经成熟，子宫已经下降，子宫口逐渐张开。如果这时进行性生活，羊水感染的可能性较大，容易造成胎膜早破和早产。

洗头发要选用正确姿势

短发的孕妈妈头发比较好洗，可坐在高度适宜、可让膝盖弯成90°的椅子上，头往前倾，慢慢地清洗。

长发的孕妈妈最好坐在有靠背的椅子上，请家人帮忙冲洗。若嫌这样太麻烦，干脆将头发剪短，比较清爽好洗，等生完宝宝之后再留长好了。

最好每天洗澡

这个时期，由于内分泌的改变，孕妈妈新陈代谢逐渐增强，汗腺及皮脂腺分泌也会随之旺盛，孕妈妈比常人更需要沐浴。孕妈妈要尽可能每天洗澡以保持皮肤清洁，预防皮肤、尿路感染，以免影响胎宝宝的健康。每天洗澡不方便，只擦擦身体也可以，特别要注意保持外阴部的清洁。头发也要整理好。洗澡时要注意水温的调节，水温以38~42℃为宜。

如何选择婴儿床

一个设计合理的婴儿床不仅是宝宝健康成长的保证,同时也在一定程度上为妈妈提供了便利,减轻了妈妈的负担。现在是该准备婴儿床的时候了。

安全第一位:婴儿床必须符合严格的安全标准。

天然材质:比如实木,如果选用金属材料的婴儿床,绝对不能含有铅等对宝宝身体有害的元素。

边角圆滑,无尖锐棱角:所有表面必须漆有防止龟裂的保护层,或者床沿的双边横杆装上护套。

大小适度:最好可以调节长短,这样的床比较实用,但要注意是否结实,以免发生事故。

缓冲围垫:围在婴儿床内四周的缓冲软垫,最好是棉布的,围垫最少要有六个以上的结缚处。

床垫:当床垫调到最高位置时,它与床沿的距离至少要 25 厘米以上。不选择海绵垫,海绵垫对宝宝骨骼的生长发育不利;最好选用有弹性、支撑力好的优质床垫。

调位卡锁:两边的床沿通常有两个高低调整位置,这些调整控制必须具有防范宝宝自己打开的固定卡锁功能。

该什么时候停止工作

如果孕妈妈工作环境安静清洁,危险性小,或是在办公室工作,同时身体状况良好,那么可以在预产期的前一周或前两周回家等待宝宝出生。

如果孕妈妈的工作是长期使用电脑,或经常待在工厂或是暗室等阴暗嘈杂的环境中,那么就应在怀孕期间调动工作或选择暂时离开待在家中。

如果孕妈妈的工作是饭店服务人员、销售人员,或每天的工作至少有 4 小时以上在行走,建议在预产期的前两周半就离开工作岗位回到家中待产。

如果孕妈妈的工作运动性相当大,建议提前 1 个月开始休产假。

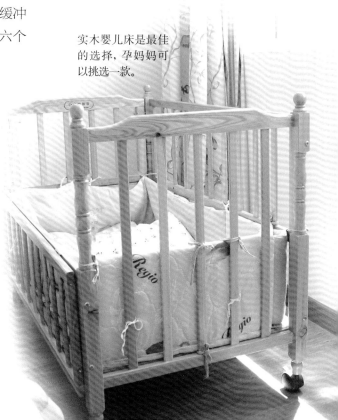

实木婴儿床是最佳的选择,孕妈妈可以挑选一款。

健康运动

有研究表明，在怀孕期间保持适度运动的孕妈妈，她们的分娩时间将缩短 3 个小时；如果再加上系统的孕期知识学习，分娩时间更可缩短 6 个小时，并且产时和产后出血明显减少，顺产率大大提高。

适合孕 9 月的运动

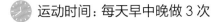 适宜运动：深呼吸

🕐 运动时间：每天早中晚做 3 次

这时候浅呼吸不能满足身体对氧的需求，尤其对孕晚期的孕妈妈来说，大脑的耗氧量最多。此时练习深呼吸运动，可以消除紧张情绪，将体内废气排出。深深吸气，使肺部完全被气体充满，然后慢慢呼气，让气流带着紧张情绪流出体外。反复这样的深呼吸，胎宝宝和自己的压力可以得到不断释放。

最大限度地下降或提升双肩，就能达到深呼吸的目的。吸气时肩膀尽量上提，呼气时肩膀下沉放松。要经常有意识地检查双肩是否放松，尤其在感到紧张的时候。

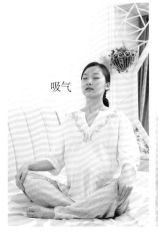
吸气

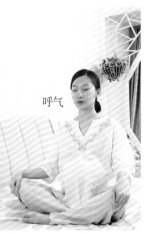
呼气

产前运动的注意事项

1. 宜在怀孕 24 周后至产前 1 个月期间进行。

2. 保持心情轻松，忘却工作烦忧。

3. 全身放松并穿着宽松的衣服。

4. 在空气流通的地方做运动。

5. 运动前先排清小便。

6. 运动量以不感到疲劳为宜，微微出汗时就可停止。运动过程中如有不适，应及时向医生咨询。

产道肌肉收缩运动，减少分娩伤害

孕晚期，孕妈妈可适当做一些有助于分娩的运动，如产道肌肉收缩运动。运动前应排空小便，姿势不拘，采取站、坐、卧位均可。利用腹肌收缩，使尿道口和肛门处的肌肉尽量向上提，以增强会阴部与阴道肌腱的弹性，减少分娩时的撕裂伤。

练练分娩热身操

不要想着到分娩前夕只能卧床休息了，此时的锻炼更有必要。练练分娩热身操，不仅可以增加体内含氧量，缓解孕晚期的不适症状，更锻炼了分娩时相关部位的关节和肌肉，为分娩做好了必要的准备。当然，能否锻炼还需咨询医生，以免发生意外。

盘腿坐

作用：伸展肌肉，放松腰关节。

方法：

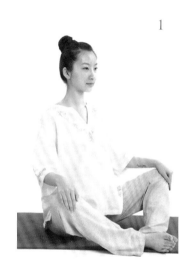

1

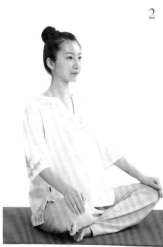

2

1 盘腿而坐，背部挺直，双手置膝盖上，两眼微闭，全身放松。

2 呼吸，双手向下按压。再呼吸，再向下按压。慢慢加大力度，使膝盖向地面靠近。

骨盆运动

作用：缓解骨盆关节和腰部肌肉的压力，强健下腹部肌肉。

方法：

1. 双手双膝着地。低头，后背上拱呈圆形。

2. 仰头，将面部朝上，重心前移，每呼吸一次做一次重心前移运动。

脚部运动

作用：增强血液循环，缓解腿、脚肿胀，强健脚部肌肉。

方法：

1. 直身坐椅子上，双脚并拢，平放在地上，保持小腿与地面呈垂直状态。

2. 脚尖向上跷起，呼吸 1 次，脚尖平放。然后再重复做。

3. 左脚置右腿上，左脚脚尖慢慢自上而下活动。然后换右脚，动作同上。

常见不适与解决方案

马上就要和胎宝宝见面了，孕妈妈满怀期待的同时也要更加关注自己的身体，如果出现心慌气短、腹胀等孕晚期常见不适时，要及时解决，平时也要多加预防。

正确应对孕晚期心慌气短

此时的孕妈妈常常有这样一种感觉：平时不觉得怎么累的动作，这时做了就会扑通扑通地心跳、大口喘粗气，这就是孕晚期心慌气短。这是为什么呢？这主要是因为在怀孕过程中，为了适应胎宝宝的生长发育，母体循环系统发生了一系列变化。

孕晚期，孕妈妈全身的血容量比未怀孕时增加了40%~50%，而心率则每分钟增加了10~15次，心脏的排出量增加了25%~30%，心脏的工作量比未怀孕时明显加大。另外，孕晚期，随着胎宝宝的长大，子宫体也增大了，向上推挤使心脏向左上方移位，再加上孕妈妈自身体重的增加，新陈代谢的旺盛，更是加重了心脏的负担，机体必须增加心率及心搏量来完成超额的工作。

所以，孕妈妈需要通过加深加快呼吸来增加肺的通气量，以获取更多的氧气和排出更多的二氧化碳。正常的心脏有一定的储备力，可以胜任所增加的负担。

因此，一旦出现心慌气短症状，孕妈妈不必惊慌，休息一会儿即可缓解；也可侧卧静睡一会儿，但注意不要仰卧，以防发生仰卧位低血压综合征。

若是孕妈妈在怀孕时没有心脏病史，在怀孕最后3个月里发生心慌气短，休息后也不能得到缓解的话，就要考虑是否有围产期心肌病的可能。围产期心肌病的心慌气短主要发生在夜间，半夜常常会因为胸闷不能入睡而坐起来呼吸，或者经常感到胸痛而与用力无关。若出现上述情况，孕妈妈应及时去医院咨询医生。

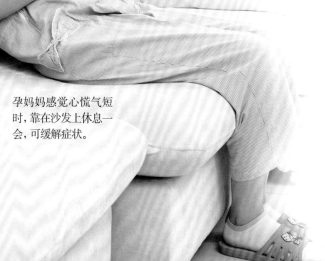

孕妈妈感觉心慌气短时，靠在沙发上休息一会，可缓解症状。

孕晚期腹胀怎么办

到了孕晚期，特别是到了预产期那个月，胎宝宝所需的血流量达到高峰，孕妈妈就特别容易疲劳，此时腹胀次数的增加通常是发出"需要休息"的信号。所以，孕妈妈应注意判断腹胀是否正常，是否由生理性原因造成。

胎宝宝长得越大，子宫的负担也就越大，妊娠反应和生理性腹胀的次数也会增多，同时早产的可能性也就越大。

腹胀时的对策

如果感觉腹胀，那是身体在提醒孕妈妈该休息了。无论是否为正常的生理性腹胀，孕妈妈首先要做的就是要休息一下，能平躺下自然是最好的，如果是在外，也可以坐在椅子上安静地休息。

很多孕妈妈也会在早上醒来时感觉腹胀，这是因为刚醒来容易感觉到的缘故，或者可能是对将要开始的一天感到紧张。这时，孕妈妈不要着急起床，稍微休息一下，感觉好点后再起床。

如果孕妈妈休息了 1 小时后，腹胀依然得不到缓解，则有可能是因某种病症刺激了子宫造成的，此时就应该去医院进行检查。

如果腹胀难受时，孕妈妈可采取简单的按摩方法舒缓。温热手掌后，采取顺时针方向从右上腹部开始，接着以左上、左下、右下的顺序循环按摩 10~20 圈，每天可进行 2 次。要注意按摩时力度不要过大，并稍微避开腹部中央的子宫位置，用餐后也不宜立刻按摩。

警惕胎膜早破

如果孕妈妈尚未到临产期，从阴道突然流出无色无味的水样液体，就是胎膜早破。胎膜早破可刺激子宫，引发早产，并会导致宫内感染和脐带脱垂，影响母子健康，甚至可能发生意外，需及时就医。

孕妈妈可顺时针轻柔按摩腹部，有助于缓解腹胀。

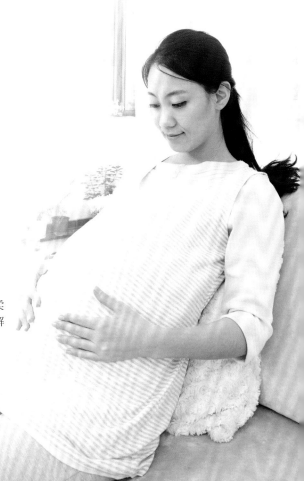

轻轻松松做胎教

孕晚期的孕妈妈容易有焦躁不安的情绪，别忘了心情愉快就是最好的胎教。此时孕妈妈不妨多欣赏些优美的文字、乐曲，以平复心绪。

让人心灵澄净的美文美句

从明天起，做一个幸福的人，
喂马，劈柴，周游世界，
从明天起，关心粮食和蔬菜。
我有一所房子，
面朝大海，春暖花开。

心中有爱，
这个世界才会如此丰富多彩。

燃一盏心灯，
照亮每一个黑暗的角落。

赠人玫瑰，手留余香。

看庭前花开花落，
望天空云卷云舒。

天上一个月亮，
水里一个月亮，
天上的月亮在水里，
水里的月亮在天上。

微笑，
是人生最美的修行！

学画简笔画

萝卜

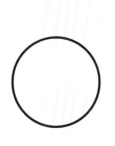

1. 一张圆圆脸，

2. 画上蝴蝶结，

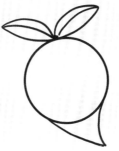

3. 下巴拉长长，

4. 长出小胡须。

菠萝

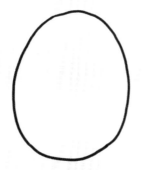

1. 一个大鸡蛋，

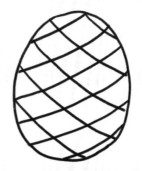

2. 穿上格子衣，

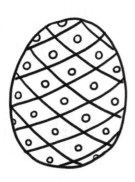

3. 画上小圈圈，

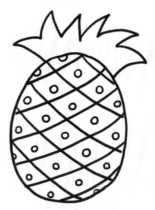

4. 长出绿头发。

读童谣，学数字

将来孕妈妈就会发现，宝宝对动物有着特别的兴趣，用动物来让小宝宝熟悉数字，他们会更容易接受。因此，现在不妨将一些动物卡片作为胎教素材，同时，基于胎宝宝了不起的听力，给他绘声绘色地读一读童谣，再描述一下小动物们都长什么样子。

1 只小猪肥又壮，1 盆食儿全吃光。

2 只蜜蜂采蜜忙，2 朵鲜花把头昂。

3 只小兔来吃饭，3 个萝卜它们尝。

4 只小猫做游戏，4 个皮球拍得响。

5 只母鸡咯咯嗒，5 个鸡蛋大家尝。

6 只青蛙捉害虫，6 条虫子进肚囊。

7 条春蚕吐丝忙，7 个茧房亮堂堂。

8 只蚂蚁在搬家，8 粒白米搬进仓。

9 只小鸭来游水，9 条小鱼水中藏。

10 只小鸟爱劳动，10 个小窝搭得棒！

有趣的数字脑筋急转弯

孕妈妈的身体负荷已经越来越重，同时也担心自己是不是能顺利分娩，别太忧虑了，你现在最重要的就是放松身心，与胎宝宝一起玩玩有趣的数字脑筋急转弯，分散一下注意力。

1. 把 8 分成两半，是多少？

2. 4-3 在什么情况下等于 5？

3. 什么情况下，0 大于 2，2 大于 5，5 大于 0？

答案：1. 两个 0；2. 四则运算后等于一（三角形）等于五则为五；3. 谜语中的石头，钟上（2）、午（5）。

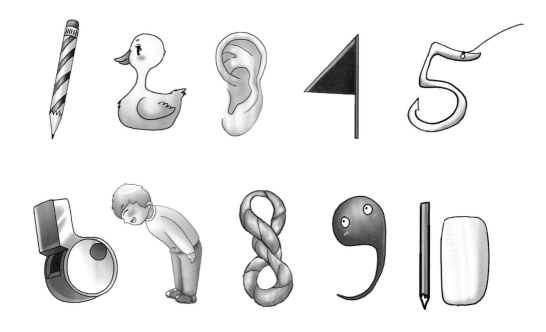

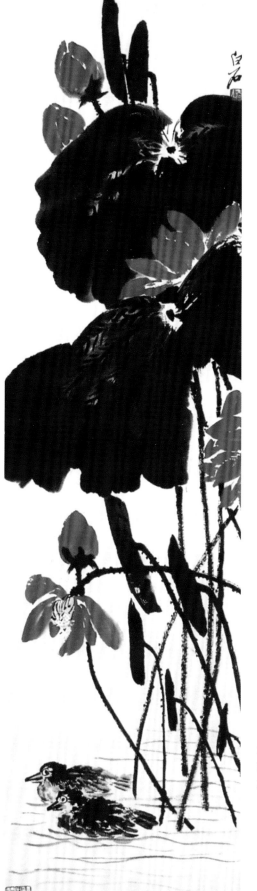

和胎宝宝一起看名画：
《荷花双鸭》

　　前面我们已经欣赏了齐白石的《棕榈鸡雏》，现在再来欣赏大师的另一幅作品吧！无论是饱满的果实，还是鲜艳欲滴的荷花，抑或是荷下悠然的双鸭，都传达着宁静的美感，相信你和胎宝宝翻到此页，已被深深地感染了。

在不久的将来，你就能带着宝宝去公园看荷花绽放，看小鸭嬉水。

第 10 个月（37~40 周）

胎宝宝：这个世界，我来了

第 37 周：足月了

现在的胎宝宝已经足月，随时可以出生了。

第 38 周：像个新生儿了

现在的胎盘已经老化，一种黑色物质聚集在胎宝宝的肠道内，出生后将在宝宝第一次大便中排出，这就是胎便。

第 39 周：胎毛褪去

胎宝宝身上的大部分胎毛也逐渐褪去，只有两肩及上下肢部位仍覆盖着少量胎毛。

第 40 周：具备很多种反射能力

胎宝宝已经具备了很多种反射能力，可以完全适应子宫外的生活了。当胎盘从子宫脱离，宝宝呼吸到第一口空气，脐带也要功成身退了。

孕妈妈：尽量顺产吧

孕妈妈的体重已经达到高峰，会感觉到下腹部有沉重感，现在做什么事都感到很费力。有时宫缩的感觉很明显，孕妈妈可能以为那就是要生的征兆，但这种收缩并不规律。带着如此大的肚子睡觉会让孕妈妈睡不安稳，而且腹部皮肤因为拉得太紧有些瘙痒，腿也很麻。别担心，马上就要结束这些历程了。符合顺产条件的孕妈妈为了自身和宝宝的健康，要尽量选择顺产，别单纯因为怕痛而盲目选择剖宫产。

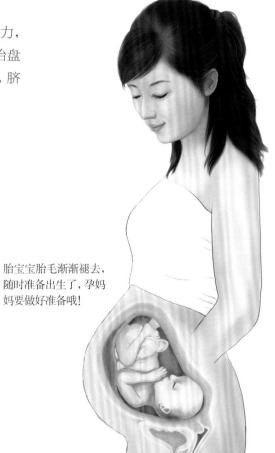

胎宝宝胎毛渐渐褪去，随时准备出生了，孕妈妈要做好准备哦！

明明白白做产检

孕妈妈在怀孕的最后 1 个月应每周去医院检查一次，以便在第一时间了解胎宝宝的变化，据此推测分娩日期。孕妈妈在孕晚期要认真数胎动，以便及时发现问题。

孕 10 月产检项目

产检项目	检查内容和目的	标准值
羊膜镜检查	判断胎儿安危的检查，主要用于高危妊娠以及出现胎儿窘迫征象或胎盘功能减退的检测	正常：羊水清亮，无色透明，可见胎先露及胎在羊水中呈束状微动，并可见白色光亮的胎脂片
胎心监护	推测宫内胎儿有无缺氧	胎儿正常的心率是 120~160 次 / 分钟
胎位检查	确定孕妈妈是自然分娩，还是手术助产	
胎儿成熟度检查	一般临床采用测量子宫底高度和腹围，按公式计算胎儿体重，还需要通过羊水来推测胎龄	胎头双顶径 ≥ 8.5cm，孕周在 36 周以上，体重 2500 克左右，可作为胎儿成熟度的指标
手摸宫缩	宫缩的频度和强度是指导医生进行相应处理的依据	通常临产时，宫缩至少为五六分钟 1 次，每次持续不少于 30 秒
B 超检查	本次 B 超将为确定生产的方式提供可靠的依据	

读懂你的产检报告

胎心监护记录纸上主要有两条线。上面一条是胎心率，正常情况下波动在 120~160 次 / 分钟，一般表现为基础心率，多为一条波形曲线，出现胎动时心率会上升，出现一个向上突起的曲线，胎动结束后会慢慢下降。胎动计数＞ 30 次 /12 小时为正常，胎动计数＜ 10 次 /12 小时提示胎儿可能缺氧。下面一条表示宫内压力，在宫缩时会增高，随后会保持 20mmHg 左右。

胎心过快或过慢未必就有问题，医生会根据一段胎心监护的图纸进行评分，8~10 分为正常，7 分以下为异常。异常的情况出现时，医生会及时进行下一步处理。

营养与饮食

最后一个月，由于胎宝宝生长更快，胎宝宝体内需要贮存的营养素也会增多，孕妈妈需要的营养也达到了最高峰。为此，孕妈妈的膳食应多样化，尽力扩大营养素的来源，保证营养素和热量的供给。

本月重点补充营养素

碳水化合物——为分娩储备能量

供给量：分娩是体力活，因此饮食中含碳水化合物的食物少不了。临产孕妈妈的饮食中必须富含碳水化合物，建议每天摄入量为 500 克左右，孕妈妈三餐中都要吃米饭、面条等主食，再加一碗粥品，就能满足体内所需。

食物来源：孕妈妈可以多吃一些粥、面汤等易消化的食物，还要注意粗细粮搭配，防止便秘。

另外，孕妈妈摄取的谷类食物中所含的维生素可以促进孕妈妈产后的乳汁分泌，有助于提高新生儿对外界的适应能力。

维生素 K——预防新生儿出血

供给量：预产期前一个月，孕妈妈应多吃含维生素 K 的食物，必要时可在医生指导下每天口服维生素 K 制剂，以预防产后新生儿因维生素 K 缺乏而引起颅内、消化道出血等症状。

此外，若孕晚期缺乏维生素 K，还会导致胎宝宝存活率降低，或者宝宝出生后患先天性失明、智力发育迟缓等疾病。

建议孕妈妈每天摄入 14 毫克维生素 K 为宜，每天至少食用 3 份蔬菜即可摄取足够的维生素 K。

食物来源：富含维生素 K 的食物有蛋黄、奶酪、海藻、莲藕、菠菜、白菜、菜花、莴苣、豌豆、大豆油等。

早餐多吃点粥品，可为孕妈妈补充身体所需碳水化合物，为分娩储备能量。

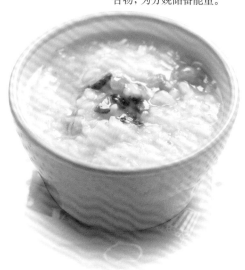

一日科学食谱推荐

早餐：花卷 1 个，鸡蛋 1 个，豆浆 250 毫升。

加餐：西红柿鸡蛋面半碗。

午餐：馒头 1 个，软熘虾仁腰花丁、罐焖牛肉各 1 份。

加餐：红枣红豆汤 1 碗。

晚餐：米饭 100 克，香干芹菜 200 克，莲藕红枣章鱼猪手汤适量。

加餐：小米粥 1 碗，蔬菜或水果适量。

产前饮食要清淡

对于即将临产的孕妈妈来说，要选用对分娩有利的食物和烹饪方法。产前孕妈妈的饮食要保证温、热、淡，可调养身体，帮助顺产。所以，孕妈妈从现在起饮食要坚持清淡为主，对分娩很有好处。

全面营养均衡摄入

种类	主要食物来源	每天需要量
蛋白质	鱼类、肉类、蛋类、奶制品、豆制品，此外还有芝麻、瓜子、核桃、杏仁、松子等坚果类	80~100 克
维生素	新鲜蔬菜、水果，粗制谷物及豆类食品	每天应食用 2 种以上的蔬菜
碳水化合物	粥、面食、红薯、土豆、香蕉等	每天 500 克左右
脂肪	花生油、豆油、奶类、肉类、蛋类、坚果类等	每天 25 克左右

产前吃些巧克力

孕妈妈在产前吃巧克力，可以缓解紧张情绪，促进积极情绪。另外巧克力可以为孕妈妈提供足够的热量。整个分娩过程一般要持续 12~18 小时，这么长的时间需要消耗很大的能量，而巧克力被誉为"助产大力士"，因此，在分娩开始和进行中，应准备一些优质巧克力，随时补充能量。

少食多餐才健康

进入怀孕的最后一个月了，孕妈妈最好坚持少吃多餐的饮食原则。因为此时孕妈妈的胃肠很容易受到压迫，从而引起便秘或腹泻，导致营养吸收不良或者营养流失，所以，一定要增加进餐的次数。每次少吃一些，而且应吃一些口味清淡、容易消化的食物。越是接近临产，孕妈妈就越要多吃些含铁质的蔬菜，如紫菜、芹菜、海带、木耳等。孕妈妈要特别注意进食有补益作用的菜肴，这能为临产积聚能量。

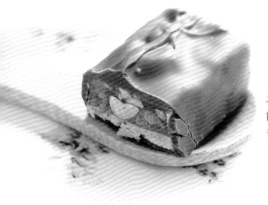

巧克力可快速补充能量，孕妈妈产前宜备些。

生活细节

即将临产，孕妈妈乃至全家人都会有些紧张、期待、激动……在这种情况下，可能会忽视一些问题。这就需要全家总动员，迎接随时可能来临的分娩。

确认入院待产包

妈妈用品

梳洗用具：牙膏、牙刷、漱口杯、香皂、洗面奶、毛巾 3 条 (擦脸、身体和下身)、擦洗乳房的方巾 2 条、小脸盆 2 个。

特殊衣物：大号棉内裤 3 条，哺乳胸罩、背心 2 件，便于哺乳的前扣式睡衣 2 件，束腹带 1 条，哺乳衬垫、产妇垫巾、特殊或加长加大卫生巾、产后卫生棉、面巾纸若干，保暖的拖鞋 1 双 (产后需要加强保暖)。

个人餐具：水杯、汤匙 (有的医院需要自己准备成套餐具，提前问清楚)。

方便食品：准备一些巧克力或饼干，饿了随时吃。

医疗文件：户口本或身份证 (夫妻双方)、医疗保险卡或生育保险卡、有关病历、住院押金等。

宝宝用品

喂养用品：奶瓶、奶瓶刷、配方奶 (小袋即可，以防母乳不足)。

护肤用品：婴儿爽身粉、婴儿护臀霜、婴儿湿巾、纸尿裤或棉质尿布。

服装用品："和尚领"内衣、婴儿帽、出院穿着的衣服和抱被 (根据季节准备)。

孕晚期起床动作要缓慢

到了孕晚期，为避免发生意外早产，任何过猛的动作都是不允许的。孕妈妈起床时，如果睡姿是仰卧的，应当先将身体转向一侧，弯曲双腿的同时，转动肩部和臀部，再慢慢移向床边，用双手撑在床上，双腿滑到床下，坐在床沿上，稍坐片刻以后再慢慢起身站立。

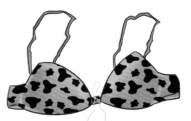

入院待产前，要准备好哺乳胸罩，随时准备迎接宝宝的降临。

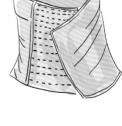

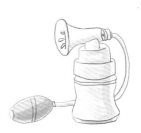

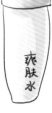

入院待产包里，孕妈妈的护肤用品也要备齐，应选择孕妇专用的。

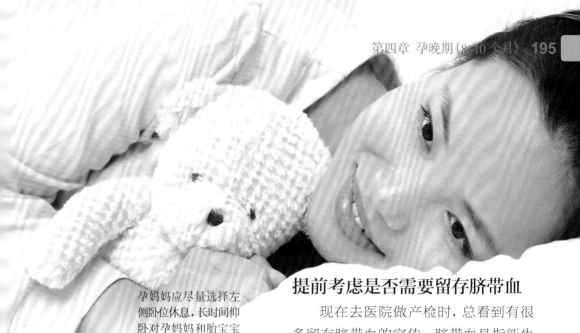

孕妈妈应尽量选择左侧卧位休息，长时间仰卧对孕妈妈和胎宝宝不利。

避免长时间仰卧

孕妈妈如果长时间仰卧，子宫会直接压向脊椎，使脊椎两旁的大血管受压，尤其是下腔静脉受压，造成静脉中的血液不能顺畅流回心脏，这就使心脏向全身输出的血量减少，出现一系列血压下降症状，严重时不仅会造成孕妈妈休克，同时还导致子宫缺氧，出现胎心率增快、减慢或不规律现象，甚至危及胎宝宝生命。因此，如果孕妈妈在仰卧时出现头晕，要立刻转成侧卧姿势。

临产前不要疲倦劳累

分娩前，孕妈妈生活起居一定要规律，要放松心情，吃好休息好，养精蓄锐，从容地等待分娩。保持精力，避免疲倦劳累是保证孕妈妈顺利生产的重要条件。孕妈妈要努力让精神和身体处于最佳状态，以利于顺利生产。

提前考虑是否需要留存脐带血

现在去医院做产检时，总看到有很多留存脐带血的宣传。脐带血是指新生儿出生10分钟内遗留在脐带和胎盘中的血液，因为有大量的人类成体干细胞，具有再生为各种组织器官的潜能，对治疗白血病、再生障碍性贫血等有重大作用，以后可能受益于供血的宝宝及他的同胞、父母、祖父母和其他家族成员等。

一般家庭是否有必要留存脐带血，可根据自己家庭的需要和经济条件而定。大多有必要留存的家庭是：有血友病或其他恶性肿瘤、镰状细胞贫血、血友病家族史以及其他可能需要骨髓移植的疾病家庭史的。目前脐带血的储存期限只有15年，费用在数千元至上万元不等。

避免交接工作"临时抱佛脚"

要交接的工作最好提前准备好，避免"临时抱佛脚"，既弄得孕妈妈自己手忙脚乱，又让同事和领导措手不及，而且情急之下还容易丢三落四，产生不必要的工作失误。所以，交接工作要提前做好准备，这样孕妈妈才能安心回家待产。

健康运动

最后时期做些分娩训练，对孕妈妈很有帮助，这种训练有助于身体机能的提高，也有心理安慰的作用。

适合孕 10 月的运动

👣 **适宜运动**：家人陪同散步

🕐 **运动时间**：以不感到疲劳为度

在分娩之前，最好的运动方式就是在准爸爸的陪同下多散步。在散步的同时，孕妈妈稍稍调整一下自己的步伐，还可以达到减压的效果。

首先孕妈妈要以放松短小的步伐向前迈，一定要以一个你感觉到舒适的调子进行，手臂自然放在身体两侧。同时，散步时还可训练分娩时的呼吸方法：用鼻子深呼吸，然后用口呼气。最好在空气清新的户外或者绿荫下散步。

腰部运动——促进顺产

下面简单的腰部练习，可以帮助孕妈妈顺利分娩。

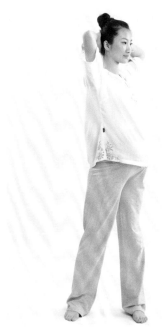

1 孕妈妈站立，双腿略宽于肩。双手抱头，向左转 90°，身体跟着向左转。

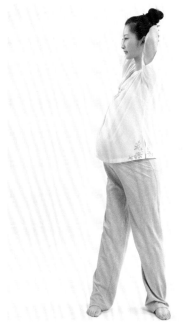

2 再向右转头、转身，左右各进行 10 次。

做些分娩准备运动

浅呼吸法

孕妈妈仰卧平躺，嘴微微张开，进行吸气和呼气，呼气与吸气之间要间隔相等的轻而浅的呼吸。

这个方法可以消除腹部的紧张感。

肌肉松弛法

肘关节和膝关节用力弯曲，接着伸直并放松。该动作是利用肌肉紧张感的差异进行放松肌肉的练习。

这个方法如果每天练习 30 分钟，会收到很好的效果。

直立扩胸运动，促使胎宝宝入盆

如果到了预产期还没有动静，孕妈妈要加强运动。直立扩胸运动能促使胎宝宝入盆，同时还能锻炼盆底肌肉，增加产力。不过，一定要让准爸爸陪在身边，以免发生意外。

练习方法：两脚站立，与肩同宽，身体直立，两臂沿身侧提至胸前平举，挺胸，双臂后展，坚持 30 秒。做这一动作应注意扩胸时呼气，收臂时吸气。

按摩乳房助催生

孕妈妈轻柔地刺激自己的乳房，可以帮助催生。

练习方法：一只手在下面托住乳房，另一只手掌心顶住乳房边缘，缓缓由外侧朝内侧按摩，然后用相同的手法反方向再

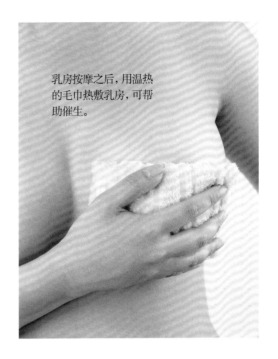

乳房按摩之后，用温热的毛巾热敷乳房，可帮助催生。

按摩乳房。按摩完可以用温热的毛巾覆盖在乳房上，来刺激乳房。

减少分娩痛苦的运动

这个运动从现在开始练习，每天练 2 次。孕妈妈可以一边练习，一边想着胎宝宝娩出时的感受，这样效果会更好。

仰卧，屈膝，双腿充分张开，脚后跟尽量靠近臀部，抬起双腿并用双手抱住大腿，膝盖以下要放松，自然下垂。

大口吸气将胸部充满，然后轻轻呼气，如同解大便时的感觉那样，慢慢向肛门运气并用力。这个过程包括吸气→用力→呼气→吸气→结束，共需要 20 秒钟左右。

常见不适与解决方案

这个月孕妈妈主要就是放松心态，不要时刻处于高度紧张的状态，同时也要了解一些分娩前可能遇到的常见不适，做到心中有数。

胎位不正提前 2 周住院

正常情况下，胎宝宝在母亲腹中是"头朝下，屁股朝上"的，但有 3%~4% 的胎宝宝是"头朝上，屁股朝下"，这就属胎位不正的臀位。这种情况易造成难产，需要比预产期提早 2 周左右住院。孕妈妈可在医生的帮助下进行纠正，或以自然分娩或剖宫产结束妊娠。

预防胎膜早破

如果在子宫没有出现规律性收缩以前就发生了胎膜破裂、羊水流出，也就是说胎膜在临产前破裂了，这种情况被称为胎膜早破。

孕妈妈应坚持定期做产前检查，有特殊情况随时去做检查；不要进行剧烈活动，不宜过于劳累；每天保持愉快心情；适当地散步；不宜走长路或跑步，走路要当心以免摔倒；切勿提重东西以及长时间路途颠簸；禁忌孕晚期性生活；注意个人卫生，预防和治疗阴道炎症；对羊水过多、多胎妊娠、胎位不正等胎膜早破高危的孕妈妈更要特别关注。

了解真假临产

假临产，即临近预产期时，孕妈妈经常感觉到轻微腰酸，伴有不规则腹坠，其特点是持续时间较短，往往少于半分钟，程度不重而且不会逐渐加强，这些症状多在夜间出现，而清晨又消失，不伴有子宫颈管长度的改变，也不伴有子宫口的扩张。下面将真假临产列一个表格，作为孕妈妈辨别真假临产的参考：

真临产	假临产
宫缩有规律，每 5 分钟一次	宫缩无规律，每 3 分钟、5 分钟或 10 分钟一次
宫缩逐渐增强	宫缩强度不随时间而增强
当行走或休息时，宫缩不缓和	宫缩随活动或体位的改变而减轻
宫缩伴有见红	宫缩通常不伴有黏液增多或见红
宫颈口逐渐扩张	宫颈口无明显改变

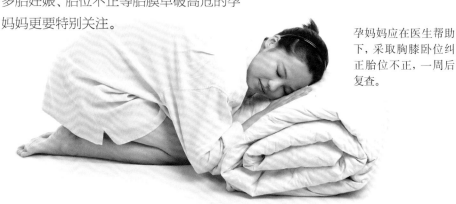

孕妈妈应在医生帮助下，采取胸膝卧位纠正胎位不正，一周后复查。

孕晚期耻骨疼痛怎么办

孕晚期，由于受到增大的子宫的压迫及激素的影响，会使耻骨联合关节及韧带松弛，有时甚至发生自发性分离而产生疼痛。疼痛严重者，两下肢外展与起坐也会困难，甚至不能行走。缓解耻骨疼痛的办法有以下几种：

1. 卧床休息，减少活动，也可以用腹带固定以减轻疼痛。

2. 耻骨联合分离常常同时合并耻骨联合关节软骨炎，所以也可作抗感染治疗。

3. 疼痛严重者还可以用麻药局部封闭治疗。

不要忽视过期妊娠

孕期达到或超过42周称为过期妊娠。过期妊娠对胎宝宝的影响主要表现为逐渐加重的慢性缺氧及营养障碍，千万不可忽视，更不能抱侥幸心理，要注意以下几点：

1. 及时住院。明确有无胎儿宫内缺氧、巨大儿及羊水过少情况，并进行胎心监护。

2. 做好胎动检测。如胎动过频或过少就表明胎宝宝缺氧，应及时就医。

3. 时刻观察有无腹痛、阴道见红及流液等临产征兆。

4. 适时终止妊娠。对于宫颈成熟度好，无产科合并症和并发症的孕妈妈，可以用人工破膜、催产素引产；对于有胎儿缺氧、胎儿生长受限、羊水过少、巨大儿或其他产科合并症和并发症者，可以进行剖宫产，终止妊娠。

5. 配合医生诊治，放松心情。

孕晚期阴道出血怎么办

孕妈妈阴道出血不是正常的表现，孕晚期阴道出血有两种情况最为多见，即前置胎盘和胎盘早剥。

前置胎盘：表现为不伴有腹痛的阴道出血。孕妈妈如出现这种状况，应立即到医院就诊，不能因为肚子不疼，就不去医院，因为如果最终发生大出血，孕妈妈及胎宝宝的生命都会受到很大的威胁。

胎盘早剥：表现为伴有腹痛的阴道出血。这种情况发生时，医生会决定马上终止妊娠，进行剖宫产手术使胎宝宝出生。

耻骨疼痛不严重的孕妈妈，宜卧床休息，可缓解疼痛。

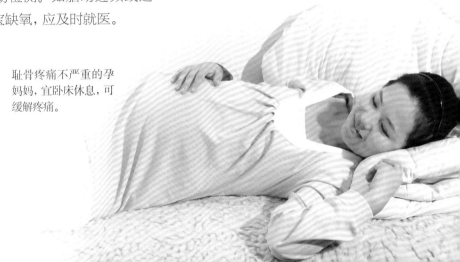

轻轻松松做胎教

这个月的胎宝宝已经是发育完全的"宝宝"了，此时的胎教就更为重要。想想宝宝就要出生了，孕妈妈和准爸爸对胎教应该更加用心！

"好"字——母子平安

好是一个会意字，一个"女"字，一个"子"字。《说文解字》中说："好，美也。"但在古代，判断女子好不好的标准并不只有美丽一个，实际上，古代女子最重要的标准是能够生育，就是说能够顺利生下小孩子的女子为好。

从"好"的甲骨文字形可以看出，"好"字特别像一个女子生下小孩子的样子，所以"好"字最初的本意是古时候的女人生孩子时，若生得顺利，孩子健康，母亲也平安，这就为"好"。这时候，"女"是指刚当上妈妈的女子，"子"则是刚刚降临人间的宝宝。

好字的演变

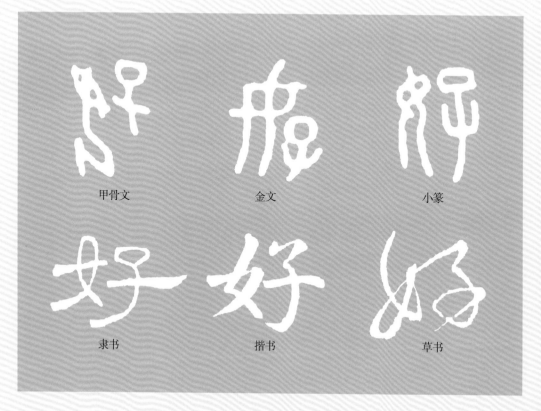

甲骨文　　　　　金文　　　　　小篆

隶书　　　　　楷书　　　　　草书

古典民乐:《牧童短笛》

贺绿汀的《牧童短笛》是驰名世界的中国优秀钢琴作品之一。这首曲子以清新流畅的线条,成功地模仿出我国民间乐器——笛子的特色,乐曲犹如一幅淡淡的水墨画,勾画出一幅人与大自然相融合的美好和谐的画面:一个牧童骑在牛背上悠闲地吹着笛子,在田野里漫游,天真无邪的神情令人喜爱。

悠扬的音乐可以使孕妈妈心旷神怡,胎宝宝也会受到感染而随着音乐轻轻舞动。孕妈妈还可以在脑中勾勒出牧童在牛背上吹笛子的美丽画面,和胎宝宝一起欣赏,这将对胎宝宝的健康成长起到不可估量的作用。

世界名曲:《魔笛》

欣赏了洋溢着中国古典气息的笛声,孕妈妈再来听一听国外艺术大师的笛声,中外艺术元素的对比和反差,对胎宝宝的神经系统是一个极好的刺激。

歌剧《魔笛》是奥地利作曲家莫扎特根据维兰的幻想童话叙事诗《鲁鲁》写成的。乐曲在欢快的气氛中开场,为剧情的展开造就了一种神奇和美妙的氛围。孕妈妈可以在音乐中欣赏到一个童话般神奇的世界。

整首乐曲如源源不断的流水,塑造了机智、善良的形象,孕妈妈可以重点感受一下这种精神,并传递给胎宝宝,这有益于促进胎宝宝的身心朝着健康的方向发展。

孕妈妈一边听着乐曲,一边想象牧童吹笛的美好画面,给胎宝宝以乐感、美感的刺激。

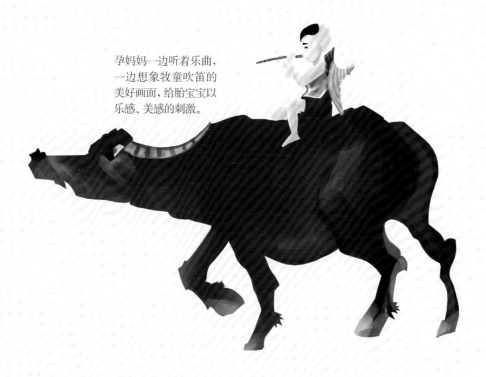

诗歌欣赏：《你是人间的四月天》

亲爱的宝宝，无论你在何时出生，对妈妈来说，都如同沐浴着四月天的熏风，同样，爸爸妈妈也会给你最温暖、最柔软的爱！

你是人间的四月天

我说你是人间的四月天；
笑响点亮了四面风；
轻灵在春的光艳中交舞着变。
你是四月早天里的云烟，
黄昏吹着风的软，
星子在无意中闪，
细雨点洒在花前。
那轻，那娉婷，你是，
鲜妍，百花的冠冕你戴着，你是
天真，庄严，你是夜夜的月圆。

雪化后那片鹅黄，你像；
新鲜初放芽的绿，你是；
柔嫩喜悦
水光浮动着你梦中期待的白莲。
你是一树一树的花开，
是燕在梁间呢喃，
——你是爱，是暖，
是希望，你是人间的四月天！
——林徽因（中国）

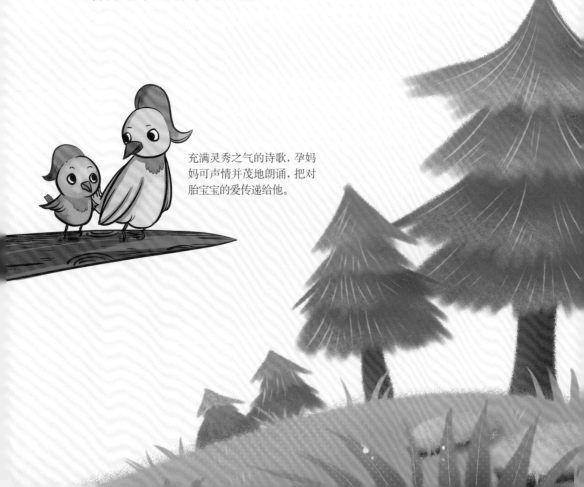

充满灵秀之气的诗歌，孕妈妈可声情并茂地朗诵，把对胎宝宝的爱传递给他。

准爸爸讲故事:《小青虫变蝴蝶》

宝宝,我是你的爸爸啊,你快出来跟爸爸见面吧,爸爸可想你了!等你出生后,爸爸依然会每天给你讲好听的故事。

冬爷爷刚走,春姑娘就来了。春姑娘头上戴着用花朵编成的帽子,打扮得可漂亮了。她张着翅膀飞呀飞呀,忽然看见树枝上挂着一个黄色的两头尖的小包包,这是什么呢?春姑娘看了看,哦!原来这个小包包是小青虫变的。

春姑娘看着这个小尖包包,心想:嗯,小青虫快要醒了。我呀,要把这个世界变个样儿,让小青虫醒来的时候,觉得很奇怪。于是,春姑娘轻轻地对小草说:"小草,我要把世界变得更美丽,让小青虫醒来的时候觉得很奇怪。你帮帮忙吧!"

小草听了春姑娘的话,立刻从土里伸出头来。呵,大地马上变成了一片绿,好像铺上了绿色的地毯,好看极啦!春姑娘又对树和花说:"树啊,花儿啊!我要把世界变得更美丽,让小青虫醒来一看,觉得非常奇怪。你们帮帮忙吧!"树和花儿点了点头,树上马上长满了绿色的嫩叶;各种各样的花儿也都开了,真是美极了。

春姑娘飞到小青虫那儿,说:"小青虫,你该醒了!"可是,春姑娘叫了半天,小青虫却没说话。她再仔细一看,小尖包包早就空了,小青虫不见啦。春姑娘东瞧瞧,西看看,呀!有一只蝴蝶在花丛里跳舞呢,多漂亮啊!小草、花儿和树看见这只蝴蝶,惊叹地说:"啊!多漂亮的一位小姑娘!她是谁呀?"

春姑娘笑了:"你们不认识她吗?她就是挂在树上的那个小尖包包里的小青虫变的,她的名字叫'蝴蝶'啊!"

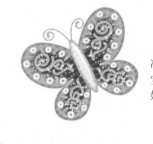

准爸爸把故事读给胎宝宝听,对胎宝宝是很好的听觉刺激。

孕晚期参考食谱

消除水肿食谱

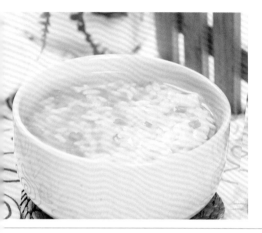

菠菜芹菜粥

原料： 菠菜、芹菜各 250 克，大米 100 克。

做法： ❶ 将菠菜、芹菜洗干净，切成 5 厘米左右的小段备用。

❷ 大米洗净，放入锅内，加水适量。

❸ 先大火煮沸，再用小火煮 30 分钟。

❹ 加芹菜、菠菜段，再煮 5 分钟，粥熟即可。

推荐理由： 芹菜、菠菜有养血润燥的功效，适合高血压、水肿、小便不利的孕妈妈食用。

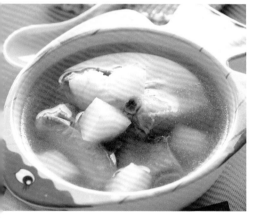

冬瓜排骨汤

原料： 猪小排 250 克，冬瓜 500 克，盐、葱花各适量。

做法： ❶ 猪小排洗净，切小段，温水下锅，水开后捞出备用。

❷ 换锅加入净水，放入排骨段，水开后转小火炖。

❸ 冬瓜去皮和瓤，切成小块。

❹ 排骨炖烂时加入冬瓜块继续炖 20 分钟。

❺ 葱花置碗中，放入适量盐，搅匀倒入锅中，关火即可。

推荐理由： 清热利水，消肿解毒，适用于水肿的孕妈妈。

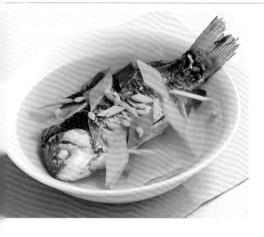

萝卜鲤鱼汤

原料： 鲤鱼 1 条，萝卜 1 根，冬瓜 50 克，松子仁、葱段、姜片、蒜瓣、盐、香油各适量。

做法： ❶ 鲤鱼洗净，清除鳞、鳃和内脏。

❷ 萝卜、冬瓜洗净，切片备用。

❸ 将鲤鱼、萝卜、冬瓜一起入锅，加清水没过鲤鱼和菜，再放入松子仁、葱段、姜片、蒜瓣和适量盐，先大火烧开，再小火煮至汤汁浓稠，起锅前加入香油即可。

推荐理由： 适用于孕晚期下肢水肿的孕妈妈，有利于消水肿，还有止咳化痰的功效。

缓解便秘食谱

海米醋熘白菜

原料：白菜半棵，海米 10 克，酱油、白糖、醋、盐、水淀粉各适量。

做法：❶ 将白菜去外帮，取其心切成小片，放入沸水锅内焯一下，捞出沥干水分。

❷ 炒锅上火，放油烧热，放入发好的海米和酱油、盐、醋、白糖，加入白菜片翻炒。加水适量，待汤沸时，用水淀粉勾芡，盛入盘内即可。

推荐理由：白菜、海米可健脾开胃，缓解便秘。

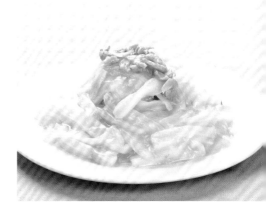

凉拌海带丝

原料：鲜海带 300 克，盐、酱油、醋、蒜泥、香菜末各适量。

做法：❶ 海带切丝，用开水焯熟，放入盘中。

❷ 放入盐、酱油、醋、蒜泥，待充分调拌均匀，撒上香菜末即可食用。

推荐理由：海带清爽可口，可以缓解便秘。

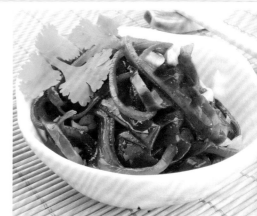

韭菜炒虾丝

原料：新鲜大虾 300 克，嫩韭菜 150 克，香油、酱油、盐、姜丝各适量。

做法：❶ 新鲜大虾洗净，抽去虾线后，剖开切成细丝。

❷ 嫩韭菜洗净，沥干水分，切成 2 厘米长的段。

❸ 炒锅上火，放入橄榄油烧热，下姜丝炝锅。

❹ 爆出香味后放入虾丝煸炒 2 分钟。

❺ 加入酱油、盐、高汤稍炒。

❻ 放入韭菜段，炒 4 分钟，淋上香油出锅即成。

推荐理由：韭菜里的膳食纤维可缓解便秘和痔疮。

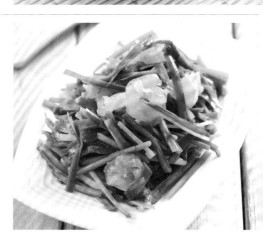

缓解胃胀气食谱

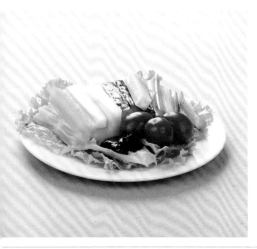

大丰收

原料： 白萝卜、黄瓜、莴苣各半根，生菜半棵，圣女果3个，甜面酱、白糖、香油各适量。

做法： ❶ 白萝卜、莴苣洗净去皮，黄瓜洗净，全部切成6厘米长的条；生菜洗净，撕成大片；圣女果洗净。将这些蔬菜码在一个大盘子里。

❷ 甜面酱加适量白糖、香油，搅拌均匀。

❸ 各种蔬菜条（片）蘸甜面酱食用即可。

推荐理由： 白萝卜具有促进消化、增强食欲、加快胃肠蠕动的作用，能有效缓解孕妈妈的胃胀气。

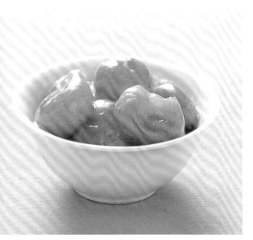

糖渍金橘

原料： 金橘6个，白糖适量。

做法： ❶ 洗净金橘，放在不锈钢盆中，用勺背将金橘压扁去子，加入适量白糖腌渍。

❷ 金橘浸透糖后，再以小火慢慢炖至汁液变浓即可。

推荐理由： 金橘能理气、解郁、化痰、除胀，无论气滞型腹胀或是食滞型腹胀，都可以食用金橘来缓解。

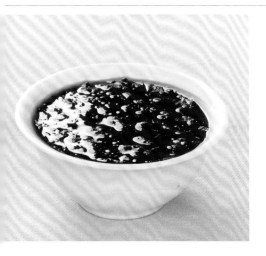

杨梅果酱

原料： 新鲜杨梅200克，樱桃、冰糖各适量。

做法： ❶ 把新鲜杨梅浸泡在盐水里反复清洗，去核。

❷ 把梅肉放进锅中，加适量冰糖，开小火慢慢熬，边熬边搅拌，熬至汤汁浓稠成酱状，放凉，点缀樱桃即可。

推荐理由： 杨梅和胃消食，消烦化滞，能帮助孕妈妈缓解胃胀气。

预防妊娠纹食谱

猪蹄汤

原料： 鲜玉米半个，猪蹄半只，葱段、姜片、盐各适量。

做法： ❶ 猪蹄洗净切成小块，在开水锅内焯一下；鲜玉米洗净，切成圆段。

❷ 砂锅加水，放猪蹄、姜片、葱段，开锅后转小火，煮1小时后加入鲜玉米段，再煮1小时，加盐出锅即可。

推荐理由： 猪蹄含有丰富的胶原蛋白，可以有效预防妊娠纹，还能防治皮肤干瘪起皱，增强皮肤弹性和韧性，是孕妈妈美容护肤的佳品。

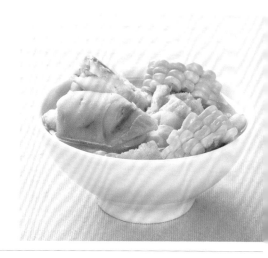

五香酿西红柿

原料： 西红柿1个，猪瘦肉50克，虾仁2个，香菇2朵，洋葱1个，豌豆1小匙，香油、盐各适量。

做法： ❶ 将猪瘦肉、虾仁洗净；香菇去蒂，洗净；洋葱洗净，与香菇、虾仁、猪瘦肉一起剁成肉馅。

❷ 西红柿洗净，切去根部带蒂的部分，开一个小口，把内瓤挖出。

❸ 将挖出的内瓤与剁好的肉馅及豌豆、盐、香油拌匀，15分钟后塞入西红柿空腔，并用保鲜膜封口。

❹ 蒸锅置大火上，放入西红柿隔水蒸熟即可。

推荐理由： 西红柿中的番茄红素可预防妊娠纹。

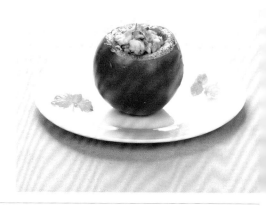

果香猕猴桃蛋羹

原料： 猕猴桃2个，鸡蛋1个，杏仁5粒，白糖、水淀粉各适量。

做法： ❶ 猕猴桃去皮，1个切成小丁，1个用搅拌机打成泥；鸡蛋打散备用。

❷ 将猕猴桃丁和泥一起倒入小锅中，加入适量清水和白糖，用小火边加热煮，边搅拌，煮开后调入水淀粉，顺时针搅拌均匀，再将鸡蛋液打入。

❸ 食用前撒入杏仁即可。

推荐理由： 猕猴桃含有丰富的维生素C，可干扰黑色素形成，保持皮肤白皙，有效减轻孕妈妈妊娠纹。

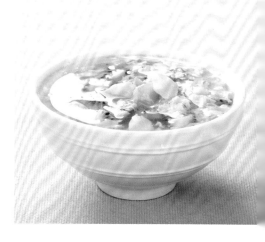

Part 2

分娩与坐月子

很多孕妈妈担心分娩时出现异常，一旦升级为新妈妈，又怕月子坐不好落下毛病。其实，新妈妈不用担心，坐月子是女性健康的一个转折点，可以说，它是能够改变女性体质的绝好机会，只要调养合理，新妈妈一样可以恢复往昔的活力，甚至更有女性魅力。

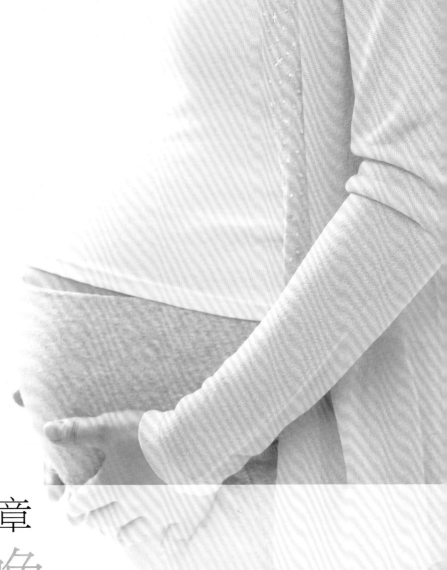

第五章
分娩

　　十月怀胎只为一朝分娩。分娩，让孕妈妈憧憬，也让孕妈妈望而却步。分娩是个很独特的、极受情绪影响的过程，每个人都会不一样，它与很多因素息息相关，比如孕妈妈的体力，还有胎儿、胎盘的情况等。

　　其实，孕妈妈只要了解在分娩的每一个过程中自己需要做什么，从而积极地配合医生就可以了。孕妈妈在临产前想到马上就要见到自己宝宝的那种迫不及待的感觉，是非常幸福的，所以没有必要胡思乱想，否则只会自己吓自己。要相信自己，相信宝宝，你们母子定会齐心协力，成功完成这个伟大的任务。

分娩前的准备

宝宝就要降临了，全家都在惴惴不安地等待着，孕妈妈此时需要做的就是吃好睡好，适度活动，保持体力。准爸爸也要做好最后的准备工作，再次确认待产包、去医院的路线等相关事宜。

何时去医院最合适

很多孕妈妈由于过分担心，只要一出现不适就马上去医院，劳心又劳力。其实，孕妈妈在出现以下征兆后再入院比较合适：

1. 子宫收缩增强。当宫缩间歇由时间较长，转入逐渐缩短，而宫缩持续时间逐渐增长，且强度不断增加时，孕妈妈应赶紧入院。

2. 尿频。孕妈妈本来就比正常人的小便次数多，间隔时间短，但在临产前会突然感觉到离不开厕所，这说明宝宝头部已经入盆，即将临产了，应立即入院。

3. 见红。分娩前 24 小时内，50% 的孕妈妈常有一些带血的黏液性分泌物从阴道排出，称"见红"，这是分娩即将开始的一个可靠征兆，应立即入院。

分娩前保证充足的休息

与其在忐忑和焦虑中等待分娩的到来，孕妈妈不如在分娩前做些身体准备。

1. 保证充足的睡眠，以保证分娩时体力充沛。

2. 临近预产期的孕妈妈应尽量不要外出或旅行，但也不要整天卧床休息，轻微的、力所能及的运动是有好处的。

3. 保持身体的清洁。由于孕妈妈产后不能马上洗澡，因此，住院之前应洗一次澡，以保持身体的清洁。如果是到公共浴室去，必须有人陪伴，以免发生意外。

剖宫产前一天应禁食

如果新妈妈是有计划实施剖宫产，手术前就要做一系列检查，以确定孕妈妈和胎宝宝的健康状况。手术前一天，晚餐要清淡，午夜 12 点以后不要吃东西，以保证肠道清洁，减少术中感染。手术前 6~8 小时不要喝水，以免麻醉后呕吐，引起误吸。

分娩前，孕妈妈需要有充足的睡眠，以保证体力充沛。

选择适合自己的分娩方式

新妈妈熬过了漫漫的孕期之旅，等待着那激动人心的分娩时刻快快来临！你的宝宝将以怎样的分娩方式降临人间呢？下面我们就给即将荣升为新妈妈和新爸爸的你们介绍几种分娩方式。其实，适合自己的分娩方式才是最好的。

顺产

虽然现在的分娩方式有所不同，但顺产仍是最理想、最安全的分娩方式，备受孕产专家推崇。如果孕妈妈怀孕期间身体健康、状态良好，胎宝宝发育正常、胎位正，就完全有条件选择自然分娩。

顺产的优点

1. 对宝宝来说：自然分娩时，由于受产道挤压，使胎宝宝气道的大部分液体被挤出，为出生后气体顺利进入气道创造了有利条件。同时，自然分娩也有助于胎宝宝剩余肺液的清除和吸收。这一过程能大大减少新生儿患吸入性肺炎的发生率。另外，自然分娩的宝宝在经产道时会吸附产道的正常细菌，从而在体内形成正常菌群，对宝宝免疫系统发育非常有利。

2. 对新妈妈来说：顺产的新妈妈恢复快，当天就可以下床，饮食上禁忌较少，即便是会阴侧切的新妈妈，伤口恢复也很快。而且在自然分娩的过程中，体内会分泌出一种名为"催产素"的物质，能促进乳汁分泌，尽早享受哺乳的美妙。

顺产的不足

自然分娩作为人类繁衍最自然的方式，具有很多优势，但并不是所有的孕妈妈都适合顺产。最常见的就是产妇患有严重疾病、胎位不正、胎儿宫内缺氧、脐带多层绕颈等，此时就要考虑剖宫产了。

自然分娩非常考验产妇的耐力和意志力，有时会因产程延长、产力消失而无法坚持，情况危急时就需要改用剖宫产。

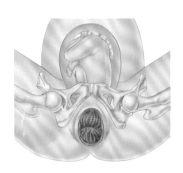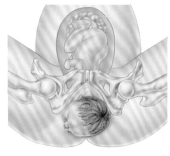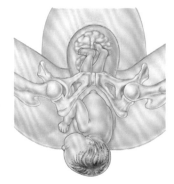

自然分娩示意图

顺产时如何用力

第一产程

第一产程持续时间最长，一般为2~9个小时。其主要任务就是宫口开全，直至扩张到可以让胎宝宝的头通过阴道。宫缩间隔时间会越来越短，持续时间越来越长，强度也随之增加。

应对方法：

1. 在每两次宫缩之间休息，保持体力。

2. 随着宫缩吸气和呼气。宫缩一开始就深呼吸，缓慢有节奏地从鼻子吸气，然后从嘴巴吐出。宫缩结束时，再次深呼吸，释放全身的紧张。

3. 不断变换姿势，只要你能感觉到舒服就可以。

第二产程

宫口开全意味着进入第二产程，当子宫颈全开，宝宝的头就会开始下降，进入产道了，这时会让你产生用力的冲动。你可以根据自己身体的感觉来用力，也可以在医生的指导下用力。胎宝宝娩出则意味着第二产程的结束。

应对方法：

1. 最好遵从自己身体的本能，短暂、多次用力可节省体力，也比较有效。一般5~6秒用力一次，每次宫缩用力3~4次，在连续地使尽力气用力推出之后，把肺里的空气全部吐出来，接着再及时吸气，准备下一次用力。

2. 在两次用力之间充分休息，还可吃点易消化的食物，或者听听熟悉的音乐，尽可能使身体放松。

第三产程

看到宝宝娩出，你可能就兴奋得顾不得其他的事情了。但是别忘了只有第三产程娩出胎盘，整个分娩才会随之结束。这个过程可能需要5~30分钟。

应对方法：在子宫收缩娩出胎盘的时候，你会感觉到像抽筋一样，这比起先前的疼痛简直是不值一提。子宫会继续收缩，让宝宝吸吮你的乳头，这种刺激也会帮助子宫快速收缩。

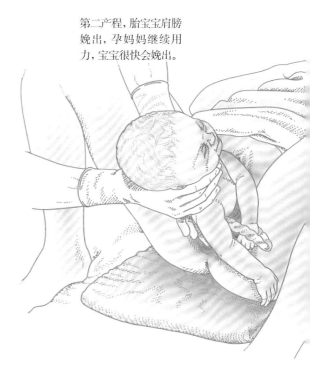

第二产程，胎宝宝肩膀娩出，孕妈妈继续用力，宝宝很快会娩出。

剖宫产

剖宫产也称为剖腹产，是指婴儿经腹壁和子宫的切口分娩出来。但若不是必须进行剖宫产，还是应该选择顺产。一般如果计划剖宫产，需要提前预约，并且提前一天入院。

剖宫产的优点

1. 由于某种原因，绝对不可能从阴道分娩时，施行剖宫产可以挽救母婴的生命。

2. 如果是选择性剖宫产，于宫缩尚未开始前就已施行手术，可以免去产妇遭受阵痛之苦。

3. 如果新妈妈腹腔内有其他疾病时，如合并卵巢肿瘤或浆膜下子宫肌瘤，均可在剖宫产手术时同时切除。

4. 剖宫产更适合生产多胞胎的情况。

剖宫产的不足

1. 剖宫产对于母体的精神和肉体都是个创伤，术后子宫及全身的恢复都比顺产慢。而且本身作为一个手术，就有相应的危险性，所以没有明显手术指征的孕妈妈尽量不要采用。

2. 手术麻醉意外虽极少发生，但有可能发生，手术时还可能发生大出血及副损伤。

3. 术后可能发生泌尿、心血管、呼吸等系统合并症，还有可能发生子宫切口愈合不良、肠粘连或子宫内膜异位症等。

4. 再次怀孕和分娩时，有可能从原子宫切口处裂开，发生子宫破裂。

5. 剖宫产出生的新生儿，可能发生呼吸窘迫综合征，且患吸入性肺炎的概率较高，并且全身协调及免疫力都不如顺产的宝宝好。

剖宫产的程序

1. 手术前8~12小时禁止吃任何东西，在手术前一晚只能吃清淡的食物。

2. 需要进行抽血化验和尿液检查。

3. 护士为你备皮以方便手术进行。

4. 让家属签署同意手术和麻醉的同意书。

5. 由护士给你插入导尿管，以排空膀胱。

6. 送进手术室。有的医院不允许家属进入手术室，有的医院可能同意。

要进行剖宫产的孕妈妈，手术前应保持充足的睡眠，避免过分焦虑。

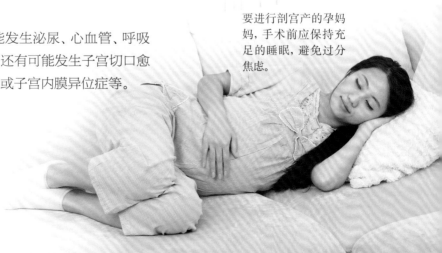

无痛分娩

无痛分娩确切地说是分娩镇痛，分为非药物性镇痛即精神性无痛分娩和药物性镇痛两大类。硬膜外阻滞感觉神经这种镇痛方法是目前采用最广泛的一种无痛分娩方式。

硬膜外无痛分娩，是在产妇腰部的硬膜外腔注入一些镇痛药和小剂量的麻醉药，并持续少量地释放，只阻断较粗的感觉神经，不阻断运动神经，从而影响感觉神经对痛觉的传递，最大限度地减轻疼痛。使用过程中，产妇可根据情况自行按需给药，基本感觉不到疼痛，是镇痛效果最好的一种方法。

无痛分娩的优势

硬膜外无痛分娩效果理想，也不会影响产妇、难产妇肌肉张力，产妇仍能主动配合，可缩短产程，不增加产后出血量。硬膜外无痛分娩对高血压病人还有降压作用，而且，经无痛分娩产出的新生儿的阿氏评分，也与顺产的新生儿无差异。

无痛分娩的不足

一般来说，硬膜外镇痛分娩是比较安全的，那些对疼痛较为敏感的孕妈妈可以选择这种分娩方式。但是如果有产前出血、低血压、凝血功能障碍、腰背部皮肤感染、心脏病、胎位不正、前置胎盘等情况的孕妈妈则不能采用。

无痛分娩的顾虑

有些产妇担心麻醉药会对宝宝产生影响，其实，一般剂量的药物，对胎儿呼吸和长期的神经行为无大影响，还能减少胎儿缺氧的危险。但大剂量使用时，有可能造成麻醉药在胎儿体内积聚，导致新生儿出生后几天内暂时性活动迟缓。如果脊椎管内镇痛平面过高，会使产妇血压降低，影响胎盘血流，有可能导致胎儿在子宫内缺血、缺氧。但因为手术中麻醉药的用药剂量非常小，大约只是剖宫产的1/5，所以一般不会对胎儿造成影响。

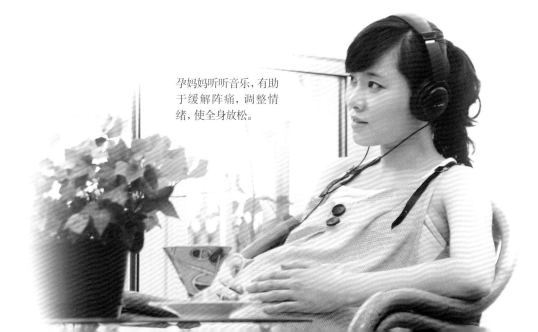

孕妈妈听听音乐，有助于缓解阵痛，调整情绪，使全身放松。

水中分娩

水中分娩即新生儿娩出时完全浸没在水中。在此过程中新生儿的头部必须是完全浸没在水中直到身体全部在水下娩出，随后立即将新生儿抱出水面。水中分娩只是顺产的一种方式，给产妇多了一种自然分娩方式的选择。

水中分娩的优势

水中分娩可以有效缓解产妇的阵痛。水的浮力让人肌肉松弛，有利于子宫收缩，加速产程，缩短分娩时间，客观上起到了降低剖宫产率的作用。

水中分娩的不足

并不是所有产妇都可以进行水中分娩。那些患有某些严重疾病，并且具有流产史的产妇建议不要采用水中分娩；胎儿体重超过 3500 克或者是双胞胎、胎位不正的产妇也不适合这种分娩方式。另外要注意，宝宝娩出后必须及时抱出水面，以免造成呛水。

导乐分娩

导乐分娩是顺产的一种方式，只不过是在分娩过程中雇请一名有过生产经历、有丰富产科知识的专业人员陪伴分娩全程，并及时提供心理、生理上的专业知识，这些专业人员被称为"导乐"。

导乐分娩的优势

因为导乐都是由产科的医生担任，他们有多年的接生经验、专业的医学知识，能够根据产妇个体差异化需求，提供一对一全程陪伴服务，更大程度地保障了母婴的安全，让产妇安心、舒适地度过产程。

导乐可以很好地帮助产妇树立自然分娩的信心，还能采用适宜的技术，有效降低产妇的分娩疼痛，进而减少产妇的分娩痛苦。

导乐分娩的不足

目前，国内进行专业导乐培训的机构很少，导乐作为国内新型职业，尚待规范和完善。另外，能够开展导乐分娩的医院较少，很多孕妈妈做孕期产检的医院都不能提供导乐分娩服务。

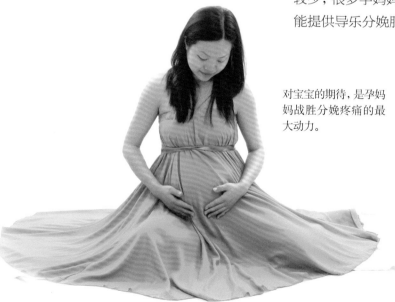

对宝宝的期待，是孕妈妈战胜分娩疼痛的最大动力。

特殊妊娠的分娩

怀有双胞胎的孕妈妈和二胎孕妈妈对分娩有着更多的担忧和顾虑，下面我们就给这些特殊孕妈妈的分娩给予帮助和指导，让她们免去后顾之忧，安心分娩。

双胞胎分娩

双胞胎孕妈妈完全可以自然分娩。一般情况下，只要双胎中的一个为头位或者都为头位时，就可以采用自然分娩。但是，当前国内外许多产科医生和新生儿科医生都认为，多胎妊娠施行剖宫产术是最佳的分娩方式。如果有下面的剖宫产特征，为了母子的安全，也需要进行剖宫产。

1. 孕妈妈有重度妊娠高血压综合征，前置胎盘，较重的心、肺、肝、肾等合并症者。

2. 三胎及三胎以上者应进行剖宫产。

3. 估计胎宝宝体重小于 1500 克或大于 3000 克的。

4. 胎位不正时，如双胎为非头位时，以剖宫产为宜。

5. 具有单胎妊娠所具有的任一剖宫产特征，如头盆不称等。

二胎分娩

一般来说，头胎自然分娩的产妇经过了第一次的生产，子宫颈口已经扩张了一次，第二次分娩时子宫收缩比第一次更容易一些，分娩的时间相对要短，再次顺产要轻松一点。但这也不是绝对的，如果第二个宝宝是巨大儿或有其他不利于顺产的情况，也要遵照医生的意见采取其他分娩方式。

剖宫产后再次怀孕的分娩

头胎是剖宫产的妈妈再次分娩时，很多都采取剖宫产。其实只要产妇和胎儿情况正常，完全可以选择自然分娩。但如果有胎位不正、宫缩乏力、脐带绕颈、高龄产妇等情况时，还是采用剖宫产比较安全。需要特别提醒孕妈妈的是，头胎剖宫产的妈妈再次怀孕至少要在两年之后，否则容易发生胎盘植入、胎盘粘连、子宫破裂等问题。

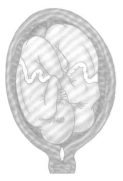
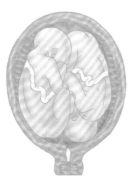
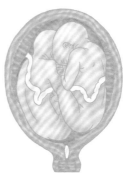

双胞胎中两个均为臀位时，宜选择剖宫产。

非正常分娩

虽然每个孕妈妈的分娩都是独一无二、与众不同的，但是大多数的分娩又都有一定的模式可循。相对于正常的分娩来说，也有几种非正常的分娩模式，以下只是其中常见的几种。

早产

早产即宝宝在 37 孕周以前分娩。因为早产儿大多还没有发育成熟，需要额外加强护理才能存活，所以，孕妈妈需要听从医生的安排，提前卧床休息或住院，尽可能避免早产的发生。

急产

顾名思义，急产是产程很急、时间很短的分娩，一般产程在 3 小时以内。

急产的表现为孕 28 周以上的孕妇，突然感到腰腹坠痛，很短的时间内就会有排便感；短时间内就出现有规律的下腹疼痛，间隔时间极短；破水、出血、出现排便感，甚至阴道口可看见胎头露出。这时，你需要冷静和放松，立即要求医生进行阴道检查，以及时了解情况。

另外，还有一种情况，就是可能还没到医院，分娩就已经开始了。如果遇到这种情况，准爸爸和家人需要了解一些急救常识，这点非常重要和必要。

1. 叮嘱产妇不要用力屏气，要张口呼吸。

2. 婴儿头部如果露出，要用双手托住，千万不要硬拉或扭动。当婴儿肩部露出时，用双手托住头和身体，慢慢向外提出，等待胎盘自动娩出。

3. 尽快将产妇和婴儿送到医院。

滞产

与急产相反，滞产是分娩时间很长，超过 24 小时的分娩。这种情况的出现可能与宫缩无力、臀先露、枕后位、巨大儿、骨盆狭窄、用药不当、空腹分娩、孕期营养不良或者孕妈妈极度紧张有关。所以，对于这种分娩，孕妈妈一定要有耐心，要学会放松的技巧，并且必须有医生或护士随时用胎心监测仪来监护胎儿的情况，必要时还需使用催产素来加强宫缩的强度。

如果遇到滞产，你需要做的是：

1. 别紧张，尽量放松，千万不要沮丧和失望。

2. 别老躺在床上，可以下地四处走走，有助于分娩。

3. 刺激自己的乳头，有助于加强宫缩。

4. 吃点东西或多喝水，如果不能吃，可以静脉输液补充营养。

5. 让丈夫或导乐在旁边多鼓励，给你援助。

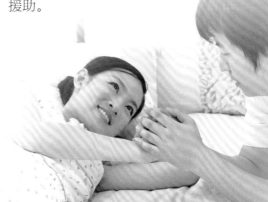

辅助分娩的几种措施

当然，不是所有的分娩都会一帆风顺。有时候，在分娩开始之前或进行中，可能会需要及时的帮助和干预来使分娩正常进行，比较常用的辅助分娩方法有以下几种。

引产

引产就是用某些化学或物理的刺激手段来诱导分娩赶快开始，比较常见的是催产素引产。这是一种脑垂体激素的合成物，在电子监护下进行静脉点滴，以加强宫缩的强度。

还有一种是羊膜穿刺术，就是人为地用一根羊膜穿刺针刺破羊膜。这种方法不会让你疼痛，但是，如果破水之后还是没有临产的迹象，为了防止感染，还是需要再用催产素，要是在 24 小时内催产素没有发生作用，则可能需要剖宫产了。

会阴切开术

会阴切开术是为了扩大阴道的出口，从阴道向直肠方向切开会阴，以保证分娩在 12 小时内完成的一种处理手段。一般有正中切口和侧切口两种切口方式。在必要的情况下，医生会在胎头开始扩张时对会阴进行会阴切开术。

但是，如果你不希望进行这项手术，最好的方法就是在孕 34 周左右就开始进行会阴按摩，帮助伸展会阴的组织。

产钳

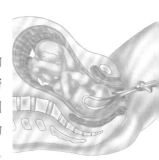

产钳是产科工具的一种，可以伸入阴道帮助胎宝宝旋转至更有利的分娩位置，并且帮助胎宝宝在产道中下降。产钳主要在胎宝宝后位或横位，或者胎宝宝头部不旋转，以及产妇因为麻醉或疲劳没有力气、胎宝宝有窒息的危险时使用。

产钳是一种弯曲的金属钳，可能在拉出胎宝宝的同时擦伤他的头或脸，但在必要的时候使用，可以避免剖宫产。

胎头吸引术

这是一种在自然分娩中，当胎宝宝出现异常时，迅速取出胎宝宝的助产技术，一般用于第二产程，胎宝宝头部位置较低的情况下。具体的操作方法是：利用金属或塑料材质的吸盘，贴紧胎宝宝头部，形成一定的负压，当子宫收缩时，迅速将胎宝宝取出。适用于进行胎头吸引术的情况：

1. 产妇患心脏病、妊高征等，需要缩短第二产程时间，避免用力过度。

2. 胎头位置不正，可以用胎头吸引器协助转动胎位，协助胎宝宝娩出。

3. 第二产程延长。

宝宝的出生经历

不管是对孕妈妈还是对胎宝宝，分娩都是一次非同寻常的考验。临产前，孕妈妈的身体在为分娩做着一系列的准备和变化，同样，胎宝宝也是如此，正为适应宫外的生活辛苦地操练着。

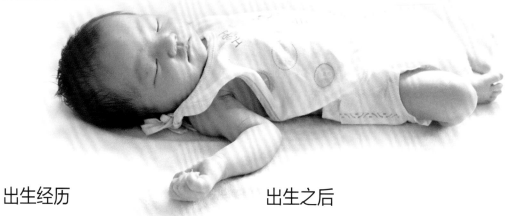

出生经历

在分娩时，通过产道对宝宝身体的压力，可以帮助他尽快适应宫外的生活。对宝宝头部的压力，可以让甲状腺素和肾上激素得到释放，帮助宝宝适应宫外体温的变化。

作用于宝宝胸部的压力，可以避免宝宝在娩出的过程中吸进血液和水，帮助宝宝排出肺内的水和黏液，有利于宝宝出生后的呼吸。

当宝宝娩出，脐带受到牵拉会使脐带内的动脉闭塞，从而避免断脐之后的大出血。一旦脐带剪断，宝宝的心脏和肺就开始了一系列的变化，从由胎盘提供氧气开始转换为自己的第一次呼吸。

一般来说，宝宝出生之后的第一件事，就是尖声大哭，这是正常的反应，证明他呼吸通畅，也是对宫外生活适应进程的表示，几分钟之后他就会平静下来。

出生之后

出生之后，一般情况下宝宝还要接受以下的检查或护理：

1. 出生后的 1~5 分钟内，宝宝接受第一次体检，主要是两次阿氏评分，用来表示新生儿在生产过程中的表现及对宫外生活的适应能力，评分内容包括心率、呼吸、肤色、肌肉和反应。

2. 宝宝刚出生时还需要进行一些简单的护理，比如通鼻腔，称体重，量身高，滴眼药水等。

3. 简单护理之后将宝宝包好就可以了，10~30 分钟后，宝宝会被送去洗浴，然后在他的手上、脚上挂一个牌子，上面是编号或父母的名字，通常是新爸爸陪着去。

4. 给宝宝注射维生素 K，还有第一针乙肝疫苗。

5. 在宝宝出生后 72 小时，会抽取一滴足底血，来进行血糖水平的试验，可以检查几种遗传代谢性疾病。

是你想象中的宝宝吗

你想象中的宝宝一定是胖嘟嘟的，白净又可爱，但是当你第一眼看到你的宝宝时，一定会失望或吃惊：他怎么和我想象中的反差这么大？皮肤皱皱的，头也扁扁的，鼻子塌塌的，耳朵贴着脸，眼睛那么小……其实，刚出生的新生儿都是这样的，过不了几天，他就会长成你想象中的可爱模样了。

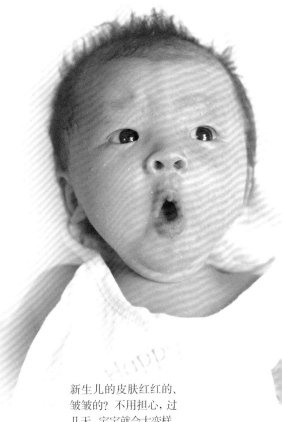

新生儿的皮肤红红的、皱皱的？不用担心，过几天，宝宝就会大变样。

新生儿阿普卡测评

阿普卡测评主要是为了快速评定新生儿的健康状况。按下表内容对宝宝进行 5 项评分，5 项测得的总分就是 Apgar(阿普卡) 评分。这些测试会在 5 分钟后再进行一次。通常得分在 7~10 分都是正常的，不需要特别护理；如果在 7 分以下，则显示缺氧，需要立即清理呼吸道，进行人工呼吸、吸氧、用药等；如果在 4 分以下，就需要马上急救了。

Apgar(阿普卡) 评分表

体征	0 分	1 分	2 分
肤色	淡蓝	身体呈粉色，末梢蓝色	身体都呈粉红色
呼吸	缺乏	慢，不规则哭泣微弱	有强烈的哭泣
心率	缺乏	少于 100 次	超过 100 次
肌肉	松弛	末梢有一些松弛	积极活动
反应	缺乏	脸部扭曲，有一些活动	哭

宝宝的先天反射

新生儿刚出生就具有很多神经反射功能，许多反射都是宝宝在子宫内就已经练就的本领。不要小看这些反射能力，这是成熟妊娠的反映，也是宝宝出生之后维持生存的必备本领。

觅食反射

当用手指或物体触及新生儿脸颊或嘴角时，新生儿立即将头转向碰触的一侧，并张口寻找，这种表现在医学上称为"觅食反射"。

吸吮反射

如果将手指放进新生儿嘴里就会引起吸吮动作，有的新生儿也会吸吮自己的手指、小拳头等，这就是"吸吮反射"。

握持反射

如果你将手指放进新生儿的掌心，他会牢牢地抓住不放，这是"握持反射"。

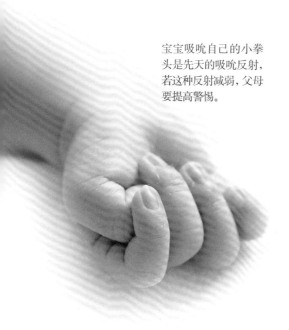

宝宝吸吮自己的小拳头是先天的吸吮反射，若这种反射减弱，父母要提高警惕。

跨步反射

如果你用双手托住新生儿的腋下让他站立，他会做出走路的动作，这就是"跨步反射"。

拥抱反射

在新生儿受了惊吓时，他会突然伸出双臂，好像一个让你抱他的姿势，这就是"拥抱反射"。

脚掌脚趾反射

如果你用手指轻压新生儿的脚，会发现他的脚趾弯曲起来，这就是"脚掌脚趾反射"。

巴氏反射

如果你用手指从新生儿的脚跟到脚趾划上一下，会发现他的脚会伸展开来，脚趾也张开了，这就是"巴氏反射"。

保护性反射

如果有某物盖住新生儿的脸部，他会挥手试图移走，或者移动自己的头。如果他感觉到冷，会用手紧紧地抱住身体来取暖。如果给他打针，他会很快回缩。他还会咳嗽，以咳出黏液。这一系列的反应就是"保护性反射"。

产后 24 小时

终于顺利生下小宝宝，新妈妈此刻的心情一定是幸福和甜蜜的，这个时候除了照顾小宝宝外，新妈妈也要注意自己的身体状况，第一时间做好护理。

密切观察出血量

产后出血是产后第 1 天最需要注意的问题，新妈妈不管多疲乏、多虚弱，都要观察自己的出血量。如出血量较多，或阴道排出组织，都应及时告知医生。产后 24 小时内，若感到会阴部、肛门有下坠不适感或疼痛感，应咨询医生。

定时量体温

分娩之后的 24 小时内，由于过度疲劳，可能会发热到 37.5℃，但这以后，体温都应该恢复正常。如有发热，必须查清原因，适当处理。个别新妈妈乳胀也可能引起发热，但随着奶汁排出，体温会降下来。

引起病理性发热最常见的原因是产褥感染，也就是俗称的"产褥热"。引起"产褥热"的原因很多，有产道感染、泌尿系统感染、乳房感染等。如果治疗不及时，可能转为慢性盆腔炎，还可能引起危险的腹膜炎、败血症及乳房肿胀。因此，如果新妈妈高热，就得赶紧找医生处理了。

千万别浪费珍贵的初乳

一般来说，当宝宝脐带处理好后，新妈妈就可以尝试给宝宝喂奶了。第 1 天有少量黏稠、略带黄色的乳汁，这就是初乳。初乳含有大量的抗体，能保护宝宝免受细菌的侵害，减少新生儿疾病的发生。哺乳的行为可刺激大脑，使大脑发出信号，增加乳汁的分泌。因此，新妈妈在产后第 1 天尽早给宝宝哺乳，可形成神经反射，增加乳汁的分泌。

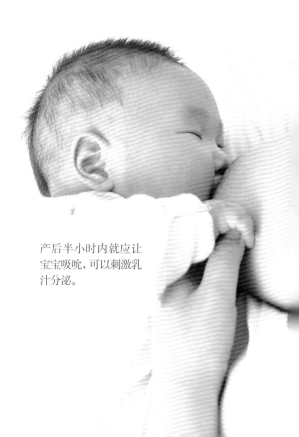

产后半小时内就应让宝宝吸吮，可以刺激乳汁分泌。

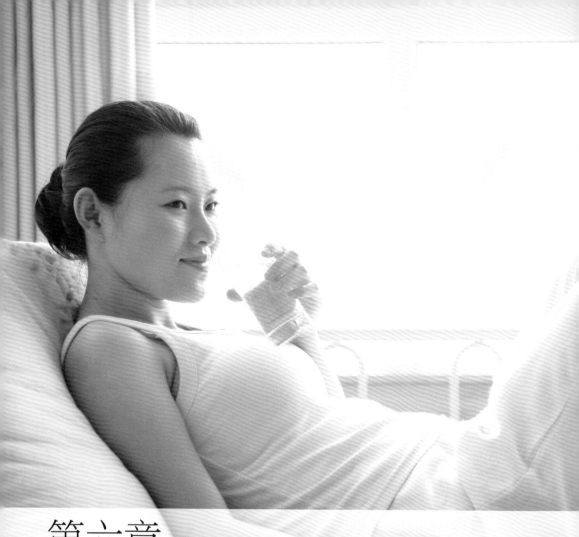

第六章
坐月子

坐月子对于女性的一生都至关重要，不仅关系着新妈妈后半辈子的健康和幸福，更关系着小宝宝的发育和成长。如果月子期间护理不当，极易给新妈妈的身心健康带来不利影响。新妈妈要想坐一个轻松、健康的月子，就从科学护理开始吧！

新妈新爸看过来

新手父母一看到可爱的宝宝似乎就忘了一切，殊不知，此时，除了宝宝，新妈妈也是最需要照顾的，而且新妈妈在这段时间的身心调理直接关乎着以后的幸福和健康，可不要忽视哦！

新妈妈——谨防产后抑郁

一些新妈妈容易在产后有一些情绪变化，比如空虚、失落、激动、失眠、焦虑、头痛、食欲减少、思考及注意力变差等心理和生理的症状，一般称之为"产后抑郁症"。这与生产和产后的压力，以及体内激素的变化有关，通常会在产后第二或第三周开始，第四或第五个月达到高峰，有的症状会持续半年以上。

如何调节自己的心理很关键。新妈妈可以和别的妈妈多交流，也可以在书上或网上寻找一些育儿的方法和技巧，最好请保姆或家人多帮忙，不要企图一个人应对所有的事。如果有时间，你可以把产后的心绪和宝宝的变化记下来。当你每天翻阅并记录这些的时候，心情也会随之平静下来。

新爸爸——伺候好月子

坐月子是新妈妈的特权，所以新爸爸要积极地协助新妈妈，伺候好月子。新爸爸不管是否有工作在身，只要回到家里，都要承担大部分的家务活并照顾宝宝。以下细则供新爸爸参考，看看你是否可以胜任：

1. 新爸爸要体贴新妈妈。当新妈妈情绪不好时要及时安慰她。

2. 新爸爸在"月子"里应尽量避免应酬，积极主动地给小宝宝洗澡、换尿布，并承担其他家务。

3. 小宝宝夜里经常会哭闹，新爸爸应帮助照料。

4. 在哺乳期，新爸爸要为新妈妈揉揉腰背，轻轻按摩乳房，适时鼓励和赞美，准备温水擦拭吮吸后的乳房，或者帮宝宝换洗尿布，这些事都会让新妈妈从心里感到温暖。

5. 日用品的摆放需要新爸爸多留心，要便于新妈妈使用和拿放。

新爸爸应体贴照顾新妈妈，并关注她的情绪变化，帮助她远离产后抑郁。

产后四周必修课

第 1 周: 要充分休息

新妈妈的身体变化

宫缩痛从第 3 天开始得到缓解。

恶露量在分娩当天和第 2 天较多,1 周后,与平时的月经量差不多。

分娩后第 1 天开始分泌乳汁。

分娩 1 周后子宫缩小。

宝宝的成长发育

出生第 2 天,排出黑绿色的胎便,从第 4 天开始,胎便逐渐变成黄色。

每天排尿 6~10 次,但量很少。

出生 1 周时体重可能会稍有下降。

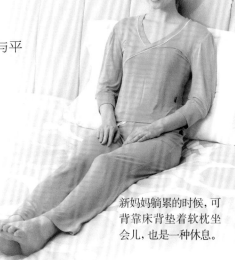

新妈妈躺累的时候,可背靠床背垫着软枕坐会儿,也是一种休息。

本周生活提醒

充分休息	产后 1 周内,新妈妈需要充分休息和静养,以消除分娩造成的疲劳;但也不能终日躺在床上,要适当下地活动,做产褥体操。新妈妈需注意下床时一定要慢,下床后站一站,然后再走
按需哺乳	在宝宝形成哺乳规律前,宝宝啼哭或要吃奶时新妈妈都应哺乳,即使母乳分泌不足,也应该坚持给宝宝哺乳
根据宝宝的生活规律休息	新妈妈应该根据宝宝的生活规律来安排自己的休息时间,在宝宝睡觉的时候新妈妈也要抓紧时间休息
通风	坐月子时要注意居室的通风。要避免新妈妈因室内温度、湿度过高而出现高热等产褥中暑现象。一般室温保持在 23~25℃,湿度保持在 40%~50%
穿着	新妈妈的衣服要常换,特别是贴身内衣更应经常换洗。内裤最好一天一换,上衣也要至少两天一换
淋浴	新妈妈是可以洗澡的,但要注意不要盆浴,而应该淋浴。刚生产完,由于身体虚弱,新妈妈不宜立即开始淋浴,等数日后体力恢复些就可以开始淋浴了

第2周: 进行适当的锻炼

新妈妈的身体变化

> 恶露的颜色由褐色变为黄色。
>
> 母乳分泌更加顺畅。
>
> 子宫恢复到分娩前的状态。

宝宝的成长发育

> 每天睡 20 个小时左右。
>
> 脐带变黑、干结，然后脱落。
>
> 吃奶量和排泄次数比较稳定。

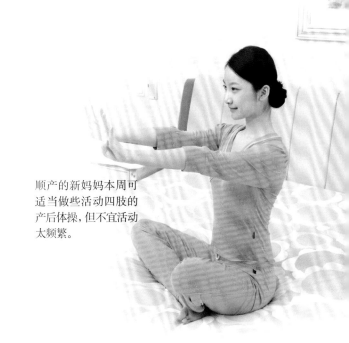

顺产的新妈妈本周可适当做些活动四肢的产后体操，但不宜活动太频繁。

本周生活提醒

适当锻炼身体	新妈妈可以适当做一些产后体操、提肛运动等，以便恢复体质和体形。但剖宫产的新妈妈，最好咨询医生后再进行产后锻炼。另外，身体虽然有了一定程度的恢复，但不要忽视保养，不要过多走动，更不要做家务
乳房护理	新妈妈要坚持按摩乳房，每天进行一两次，不但可以预防乳疮，还能使乳房变得有弹性。在按摩之前，新妈妈可以先用热毛巾敷一下乳房，这样更利于乳汁分泌。另外，要保持乳头的清洁，新妈妈在给宝宝哺乳前后都要对乳头进行清洁护理。每次哺乳后挤出剩余的母乳，可以预防乳腺炎
穿着	新妈妈可以选用腹带适当地裹紧腹部，以防腹壁松弛下垂，但也不要过紧，以免引起腹压过高，影响正常的生理功能。新妈妈的鞋要选舒适的平底鞋，最好是布鞋。另外，即使在夏天，新妈妈最好也不要光脚，应穿纯棉的袜子，避免脚底受凉引起疼痛
享受沐浴	新妈妈可以进行简单的淋浴，但时间不要超过 5 分钟，洗澡时要用弱酸性的沐浴用品清洁外阴，但注意阴道内不要冲洗。洗完头发要尽快擦干，不要受凉
保持平和的心态	引起产后抑郁的主要原因是体内激素分泌的变化以及新妈妈对宝宝产生的负担感。大部分新妈妈都会有这样的经历，对此不必过于担心，应努力保持平静，不要钻牛角尖

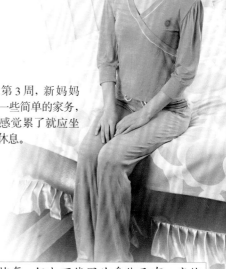

第3周：可以做些简单的家务

新妈妈的身体变化

黄色的恶露几乎消失。

分娩时的伤口基本痊愈。

阴道和会阴在一定程度上消肿。

产后第3周，新妈妈可做一些简单的家务，一旦感觉累了就应坐下来休息。

宝宝的成长发育

头部绒毛脱落。

排泄次数减少，排泄量增多。

黄疸自然消失。

本周生活提醒

简单的家务	产后第3周，大部分新妈妈的身体已经恢复，但也不能因为身体已有一定恢复就开始进行繁重的劳动。新妈妈应避免长时间站着或集中料理家务，因为此时身体还是相对虚弱的。新妈妈可以做一些简单的家务，比如用洗衣机洗衣服、给宝宝洗澡等
做体操	坚持做产褥体操，注意锻炼会阴部。很多新妈妈分娩后深受小便失禁的折磨，所以在产褥期要坚持做锻炼括约肌的凯格尔体操，可以加强会阴部肌肉的力量
下床	这周，新妈妈的体力恢复得差不多了，所以下床时不用再小心翼翼、很缓慢了，和平时速度差不多即可，但也要注意不要用力过猛、过快
沐浴	新妈妈可以尽情地淋浴了，但仍然要避免盆浴。另外浴室里的通风要良好，温度保持常温即可，淋浴的时间在5~10分钟即可，水温以36~38℃为宜。即使在炎热的夏天，也不要用较凉的水淋浴，这样容易引发恶露排出不畅、腹痛及日后月经不调等
饮食	要保持均衡营养，注意钙和铁的摄取。分娩后，新妈妈的骨骼和牙齿弱化，头发严重脱落，因此，最好多准备和食用一些像鱼、牛奶、乳酪这类富含钙和铁的食物。此外还要保证蛋白质和水分的摄取，以促进乳汁分泌

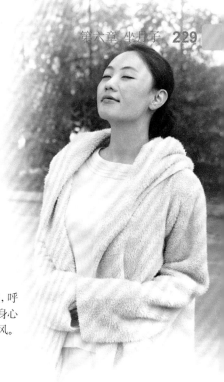

第4周: 出去散步吧

新妈妈的身体变化

恶露逐渐消失, 分泌出和孕前相同的白色分泌物。

耻骨恢复正常, 生殖器官恢复到孕前状态。

妊娠纹的颜色变浅。

宝宝的成长发育

开始有规律地吃奶。

体重有所增加。

接受健康检查。

新妈妈可走出房间, 呼吸新鲜空气, 利于身心健康, 但应避免受风。

本周生活提醒

散步	产后第4周, 全身各部位几乎完全恢复正常, 新妈妈的心情也会变得轻松些。天气晴朗的时候, 新妈妈可以带着宝宝走出房间, 呼吸一下新鲜空气。空闲的时候, 新妈妈也可以自己出去就近散散步, 对健康大有好处, 也有利于让自己尽快调整到怀孕前的状态
手洗衣物	新妈妈可以用手洗尿布和少量的衣物了, 但双手不要长时间泡在凉水里, 注意水温不能太凉
运动	在生产后一个月, 根据身体恢复状况, 新妈妈可以适当增加运动量, 每个星期运动3次, 每次10分钟左右, 这样能够有效燃烧脂肪, 并且增加身体的含氧量, 对身体的新陈代谢及新妈妈恢复体形很有帮助
睡眠	新妈妈的体力正在恢复之中, 保证充足的睡眠仍然很重要。不过从后半周开始, 新妈妈可以逐渐恢复平时的起居习惯, 但不可过度劳累, 以免影响乳汁的正常分泌。每天的睡眠时间还应保持在10小时左右。另外, 新妈妈注意不要把头对着有风的地方睡觉

顺产妈妈的护理细节

虽然顺产较之剖宫产对新妈妈的身体伤害较小，但是在顺利分娩后也不可大意。做好日常护理，让新妈妈的身心尽快恢复到孕前状态。

顺产妈第一次哺乳

产后 1 小时是给宝宝哺乳的黄金时间。新妈妈可在护士的协助下，尝试给宝宝喂奶，宝宝吸吮新妈妈的乳头是最好的开奶按摩。新妈妈的第一次哺乳要坚持早接触、早吸吮的原则。

早接触

分娩过后，护士会将宝宝带到新妈妈身边，保持母子肌肤相亲，使新妈妈在经过较长时间的待产、分娩后心理上得到安慰。此项措施不仅促进母婴情感，也会使新生儿的吸吮能力尽早形成。母婴皮肤接触应在分娩后 30 分钟以内开始，接触时间不得少于 30 分钟。

早吸吮

在分娩后的第一个小时内，大多数新生儿对哺乳或爱抚都很感兴趣，利用这段时间启动母乳喂养是再合适不过的了。尽早地吸吮乳汁，会给宝宝留下一个很深的记忆，便于以后的哺乳。同时，宝宝的吸吮可使新妈妈体内产生更多的催产素和泌乳素，前者增强子宫收缩，减少产后出血，后者则可刺激乳腺泡，有利泌乳。

哺乳的姿势

舒服的姿势会让哺乳变得分外美妙，让哺乳成为一种享受。而且，舒服的姿势不会让自己和宝宝感觉到劳累。自然分娩的新妈妈可坐在床上，用枕头垫在腿上。如果坐在椅子上，新妈妈可以踩一只脚凳，让宝宝的身体对着妈妈的身体，头枕在妈妈的前臂或肘窝里，妈妈的胳膊托住他的背，手托住他的屁股和腿，让他的脸正好对着妈妈的乳房。

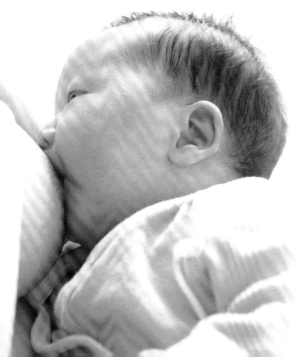

吸吮时不要只让宝宝含着乳头，而应让宝宝含住大部分乳晕。

顺产妈妈第一次下床

分娩时新妈妈因消耗了大量体力，感到非常疲劳，需要好好休息，但长期卧床不活动也有很多坏处。一般来说，顺产的新妈妈，在产后 6~8 小时就可第一次下床活动，每次 5~10 分钟；如果会阴撕裂、有侧切，应坚持 6~8 小时第一次下床活动或排尿，但是要注意行走速度缓慢、轻柔，避免动作太激烈将缝合的伤口拉开。新妈妈第一次下床活动时必须有家人陪同，以防体虚摔倒，并注意不要站立太久。

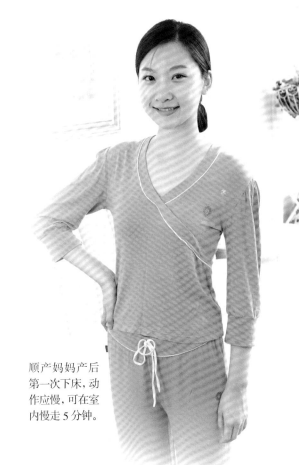

顺产妈妈产后第一次下床，动作应慢，可在室内慢走 5 分钟。

顺产妈妈第一次排尿

排尿是新妈妈最容易忽视的一个问题。顺产的新妈妈分娩后 4 小时即可排尿，医生会鼓励新妈妈尽早排尿。少数新妈妈排尿困难，发生尿潴留，其原因可能与膀胱长期受压及会阴部疼痛反射有关，应鼓励新妈妈尽量起床解小便。如果排不出，可以把水龙头打开，诱导尿感；或者用手轻按小腹下方；或使用温水袋敷小腹，一般就会有尿意。

产后第一次排尿会有疼痛感，这是正常现象。如果新妈妈实在排不出，可请医生针刺或药物治疗，如仍不能排尿，应进行导尿。

顺产妈妈第一次排便

新妈妈除应及时排小便外，还要在产后及时排大便。由于自然分娩过程中盆底肌肉的极度牵拉和扩张并充血、水肿，以及第二产程中腹肌疲劳，在短期内不能恢复弹性，加之产程中过度屏气、过度呼喊、水电解质紊乱等导致肠蠕动减慢，新妈妈产后排便功能减弱。顺产新妈妈通常于产后一两天恢复排便功能。

如果新妈妈产后两天还没有排便，应该多喝水，吃稀饭、面条及富含膳食纤维的食物，也可多吃些通便的蔬菜和水果，如香蕉、油桃、苹果、芹菜、南瓜等。

新妈妈一旦有便意，可以用热毛巾敷一敷，也可以用开塞露。新妈妈下床排便时，最好少吃点东西以恢复体力，如厕时间不可过长，以免出现头晕、虚脱现象。

话多易伤神、伤气

顺产后新妈妈身体非常虚弱，头晕乏力，走路晃悠，说话无力，全身都是虚汗，此时新妈妈最需要的就是多休息，即便睡不着也要闭目养神。有些新妈妈生产后会立即发大量报喜的短信，接听很多祝福的电话，殊不知，此时说话最伤神、伤气，这些事情完全可以延后再做或者交由新爸爸处理。

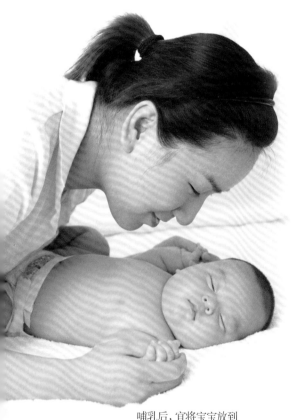

哺乳后，宜将宝宝放到婴儿床上，让宝宝保持最舒服的睡眠姿势。

睡觉时注意仰卧和侧卧要交替

新妈妈在产后休息的时候，一定要注意躺卧的姿势，这是因为分娩结束后子宫会迅速回缩，而此时韧带却很难较快地恢复原状，再加上盆底肌肉、筋膜在分娩时过度伸展或撕裂，使得子宫在盆腔内的活动范围增大而极易随着体位发生变动。所以，为了防止发生子宫向后或向一侧倾倒，新妈妈在卧床休养中要注意避免长期仰卧位，而应仰卧与侧卧交替。

不要让宝宝和新妈妈睡得太近

很多刚刚分娩后的新妈妈在休息的时候，总是喜欢将宝宝放在自己身边，以便哺乳。这种做法一方面影响了新妈妈的休息，因为新妈妈在翻身的时候总会担心不小心压着宝宝或者弄醒宝宝，导致新妈妈在睡觉的时候总是采取一种固定的睡姿。另一方面也不利于宝宝的健康，当新妈妈在睡梦中不自觉地翻身时，可能会把宝宝压伤而发生意外。

因此，新妈妈不要让宝宝和自己睡得太近，可以将宝宝放在婴儿床上，这样新妈妈在睡觉的时候就可以采取自由舒适的姿势了。

月子里不可碰冷水、吹冷风

新妈妈由于全身的骨骼松弛，如果冷风、冷水侵袭到骨头，很可能落下"月子病"，尤其是自然分娩的新妈妈，骨头松弛程度较剖宫产妈妈更甚。即使在夏天，新妈妈洗东西仍然要打开热水器用温水，电扇、空调也不能正对着新妈妈吹。另外，开冰箱这样的事情，也要请家人代劳。

不要过早外出活动

一般来说，顺产新妈妈恢复起来要快，有些顺产新妈妈熬不住产后42天的"禁闭"日子，总想着外出逛街、参加聚会等，这是不正确的。产后新妈妈身体虚弱，免疫力大大降低，如果不注意自我保护，各种病菌很容易乘虚而入。所以新妈妈月子期间最好不要外出，减少与各种灰尘、细菌、病菌接触的机会，以预防各种疾病。

如果新妈妈恢复较好，可以由家人陪同，在天气晴朗的日子里到小区附近散散步，但是时间不能超过20分钟。

顺产后多久来月经

顺产新妈妈在产后都有一个小小的困惑，那就是顺产后多久来月经？其实，这并没有一个非常明确的时间。有的新妈妈出了月子就来月经了，有的新妈妈产后一年才来。这与新妈妈的年龄、是否哺乳、哺乳时间的长短、卵巢功能的恢复等情况有关。一般来说，没有哺乳的新妈妈会比哺乳新妈妈较早恢复月经。

大多数新妈妈第一次的月经量比平时月经量多，第二次月经就恢复正常了，新妈妈不必担忧。

缓解阴部疼痛小妙招

大多数顺产的新妈妈产后都会暂时感到会阴疼痛，下面是一些减轻不适和疼痛的自助方法：

1. 产后24小时热敷，可以有效地促进会阴恢复。

2. 试着在家里坐浴。

3. 采用舒服的姿势坐或躺。

4. 每次大小便后用温水清洁会阴部位。

5. 试试分娩时所用的那些放松技巧。

如果你真的疼痛难忍，必须用止痛药的话，最好先问问医生。

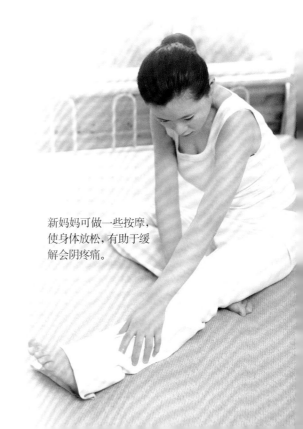

新妈妈可做一些按摩，使身体放松，有助于缓解会阴疼痛。

剖宫产妈妈的护理细节

剖宫产不同于自然分娩，由于手术伤口较大，创面较广，所以经历了剖宫产的新妈妈，在产后护理及坐月子的时候，要注意的事项会很多。但是剖宫产的新妈妈也不必为此忧心忡忡，只要科学、合理地进行护理，也完全可以坐一个轻松、惬意的月子。

剖宫产妈妈第一次哺乳

剖宫产新妈妈同样也可将最珍贵的初乳喂给宝宝。宝宝的吸吮还可以促进子宫收缩，减少子宫出血，使伤口尽快复原。剖宫产新妈妈可以让家人或护士把宝宝放到床边，妈妈侧躺着哺乳。有些剖宫产新妈妈的乳汁分泌较晚，所以更得让宝宝早吸吮，以刺激乳汁的分泌。

剖宫产新妈妈常常会为如何哺乳发愁，由于伤口的原因，起初很难像顺产新妈妈那样采取横抱式的哺乳姿势，同时也很难采取标准的侧卧位，因此对于剖宫产的新妈妈，学会正确的哺乳姿势，才能既有利于新妈妈恢复，也有助于宝宝吸吮。下面两种哺喂姿势就非常适合剖宫产新妈妈。

床上坐位哺乳

新妈妈背靠床头坐或取半坐卧位，让家人帮助新妈妈将背后垫靠舒服，把枕头或棉被叠放在身体一侧，其高度约在乳房下方，新妈妈可根据个人情况自行调节。将宝宝的臀部放在垫高的枕头或棉被上，腿朝向新妈妈身后，新妈妈用胳膊抱住宝宝，使他的胸部紧贴新妈妈的胸部。新妈妈用另一只手以"C"字型托住乳房，让宝宝含住乳头和大部分乳晕。

床下坐位哺乳

新妈妈坐在床边的椅子上，尽量坐得舒服，身体靠近床沿，并与床沿成一夹角，把宝宝放在床上，用枕头或棉被把他垫到适当的高度，使他的嘴能刚好含住乳头，妈妈就可以环抱住宝宝，用另一只手呈"C"字型托住乳房给宝宝哺乳。

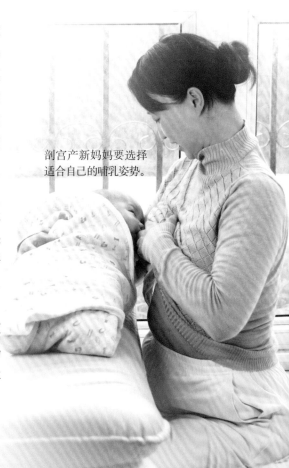

剖宫产新妈妈要选择适合自己的哺乳姿势。

剖宫产妈妈第一次下床

从剖宫术后恢复知觉起，新妈妈就应该进行肢体活动，24小时后要练习翻身、坐起，并下床慢慢活动，这样能增强胃肠蠕动，尽早排气，还可预防肠粘连及血栓形成而引起其他部位的栓塞。

麻醉消失后，上下肢肌肉可做些收放动作，拔出尿管后要尽早下床，动作要循序渐进，先在床上坐一会儿，再在床边坐一会儿，再下床站一会儿，然后再开始溜达。

开始下床行走时可能会有点疼痛，但是对恢复消化功能很有好处。术后24小时，新妈妈可以在家人的帮助下，忍住伤口的疼痛，在地上站立一会儿或轻走几步，每天坚持做三四次。实在不能站立，新妈妈也要在床上坐起一会儿，这样也有利于防止内脏器官的粘连。

提醒剖宫产新妈妈，下床活动前可用束腹带（医用）绑住腹部，这样，走动时就会减少因震动而引起的伤口疼痛。

剖宫产妈妈第一次排尿

产后新妈妈经常会因为膀胱有尿不能自行排出而痛苦，特别对于剖宫产后的新妈妈，遇到排尿问题更是尴尬而苦恼。

一般情况下，剖宫产手术后子宫和膀胱的位置没有变化，在子宫伤口没有延裂的情况下，24小时就可以拔除尿管了。此时，新妈妈就不能依赖尿管了，而是要自行排尿。

很多剖宫产新妈妈因为害怕下床时伤口疼痛而不肯去排尿，这是错误的。尽管下床排尿很难受，但是新妈妈应该想到，这相对于自然分娩的痛苦要小多了。新妈妈应端正态度，及时排尿。

剖宫产妈妈第一次排便

剖宫产新妈妈由于手术后不敢活动，更易发生产后便秘。便秘让本来就不愿意下床的新妈妈更不愿排便了，这会给新妈妈的身体造成很多健康隐患。新妈妈可在术后两三天后让家人把香蕉捣烂蒸熟，每天吃一根，可有效缓解产后便秘，也可用开塞露帮助排便。

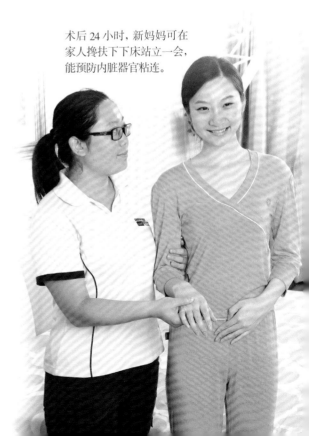

术后24小时，新妈妈可在家人搀扶下下床站立一会，能预防内脏器官粘连。

手术后少用止痛药

年轻的剖宫产新妈妈多少有点"娇气"，由于没有经历自然分娩的疼痛，在剖宫产后麻醉药作用消退时，会感觉到伤口出现疼痛，并逐渐强烈。此时，新妈妈最好不要再用止痛药物，因为它会影响肠蠕动功能的恢复，也不利于哺乳。为了宝宝，新妈妈忍一忍，这种疼痛很快就会过去的。

伤口处压沙袋防渗血

有些医生会在剖宫产新妈妈的伤口处压沙袋，其目的主要有三个：一是预防术后腹腔压力突然降低，导致瘀积在腹腔静脉和内脏中的血液过量，回流入心脏。二是压迫腹部切口，减少刀口处的渗血、渗液，起到止血的作用。三是通过对腹部的压迫，刺激子宫收缩，减少子宫出血，促进子宫恢复。

拆线后再出院

一般来说，剖宫产术后拆线时间会根据切口不同而定，如果新妈妈身体没有异常，横切口的新妈妈一般术后5天拆线，纵切口的新妈妈术后7天拆线。但如果是比较胖的新妈妈，腹压会比较高，就要延长拆线时间了，具体时间可遵从医生建议，以免拆线过早，导致伤口裂开。

现在一些医院采用内缝或免缝的方法，也要在查看切口愈合好的情况下出院。

多翻身促排气、排恶露

忍住疼痛多翻身，是剖宫产新妈妈尽快排气、排恶露、恢复身体的一大秘诀。新妈妈在手术后都会有不同程度的肠胀气，如果此时在家人的帮助下多做翻身动作，就会使麻痹的肠肌蠕动功能尽快恢复，从而使肠道内的气体尽早排出，还可避免引起肠粘连。

另外，剖宫产术后恶露量一般比自然分娩的要少，但剖宫产卧床时间长，术后容易发生恶露不易排出的情况，多翻身就会促使恶露排出，避免恶露瘀积在子宫腔内，引起感染而影响子宫复位，这也利于子宫切口的愈合。

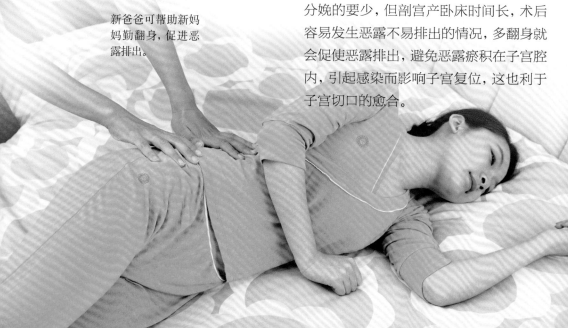

新爸爸可帮助新妈妈勤翻身，促进恶露排出。

剖宫产术后最佳睡觉姿势

剖宫产 6 小时内

新妈妈术后回到病房，需要头偏向一侧、去枕平卧 6 个小时。这是因为大多数剖宫产选用硬脊膜外腔麻醉，头偏向一侧可以预防呕吐物的误吸，去枕平卧可以预防新妈妈头痛。

剖宫产 6 小时后

6 个小时以后，就可以垫上枕头了，新妈妈应该多翻身，以变换不同的体位。此时，新妈妈不宜采用平卧，这是因为手术后麻醉药作用消失，新妈妈伤口感到疼痛，而平卧位对子宫收缩疼痛最敏感，故应采取侧卧位，使身体和床成20°~30°角，将被子或毛毯垫在背后，以减轻身体移动时对切口的震动和牵拉痛。

定时查看刀口和恶露

剖宫产术后顺利诞下小宝宝，全家欣喜之余别忘了定时查看新妈妈腹部刀口的敷料有无渗血。手术后新妈妈应有恶露排出，量与月经量接近或略多，流血过多或者无恶露排出均属于不正常现象，应及时告知医生。

剖宫产时，子宫出血较多，术后 24 小时内新妈妈应注意观察阴道出血量，如发现超过正常月经量，要及时通知医生。

月子期间绝对避免性生活

剖宫产新妈妈月子期间一定要避免性生活，这点要切记。一般情况下，只要新妈妈的恶露停止，刀口复原良好，新妈妈自己也感觉身体已经基本复原，就可以恢复性生活了，这个时间一般是在产后 100 天。当然，如果新妈妈对性生活还没有做好准备，可能还需要等待更长的时间。

两年内避免再怀孕

剖宫产后，医学上建议是至少两年之后才可以再次怀孕。这样能较少地影响曾经受损的子宫，过早的怀孕，会由于胎儿的发育使子宫不断增大，子宫壁变薄，在怀孕晚期或分娩过程中很容易破裂，造成腹腔大出血，甚至威胁生命。

另外，剖宫产新妈妈在术后两年内要做好严格的避孕措施，否则有瘢痕的子宫容易在进行刮宫术时发生穿孔，甚至破裂。

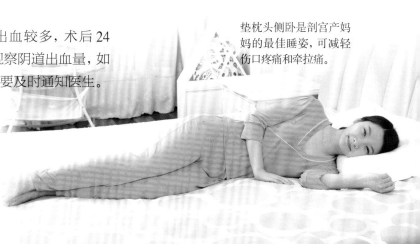

垫枕头侧卧是剖宫产妈妈的最佳睡姿，可减轻伤口疼痛和牵拉痛。

月子里的饮食宜忌

坐月子是最能够改变女性体质的机会，只要调养合理，采用正确的饮食方法，新妈妈一样可以恢复往昔的活力。

分阶段进行食补

生产完后，由于新妈妈体质尚虚，所以要赶快进补，以恢复元气。其实进补要考虑身体状况，更要分阶段性。营养专家将整个月子期大体分为三个阶段，每个阶段的进补方法和原则都不尽相同，新妈妈赶紧来学习一下吧。

第一阶段（产后第1周）

不论是哪种分娩方式，新妈妈在最初的一周里都会感觉身体虚弱、胃口比较差。如果这时强行填下油腻的"补食"，只会让新妈妈的食欲更加减退。而且，第1周是新妈妈排恶露的黄金时期，同时，身体多余的水分，也会在此时排出。因此，第1周暂时不要吃得太补，以免恶露排不干净。本阶段的重点是开胃而不是滋补，胃口好，才会食之有味，吸收也好。

第二阶段（产后第2周）

进入月子的第2周，恶露逐渐减少，颜色和第1周相比不那么鲜红，新妈妈的伤口基本上愈合了。经过第1周的精心调理，本周新妈妈胃口应该明显好转，这时新妈妈可以开始食用补血食物，调理气血。苹果、香蕉能减轻便秘症状又富含铁质，动物肝脏更富含多种矿物质，是天然的维生素补剂和补血剂。

第三阶段（分娩半月后）

宝宝长到半个月以后，胃容量增加了不少，吃奶量与吃奶时间逐渐形成规律。新妈妈这时完全可以开始吃催乳食物了。鲫鱼汤、猪蹄汤、排骨汤等都是很有效的催乳汤，如果加入通草、黄芪等中药，效果更佳。

同时，新妈妈应当保持孕期养成的每日喝牛奶的好习惯，多吃新鲜蔬菜和水果。这样既能让自己奶量充足，又能修复元气且不发胖。

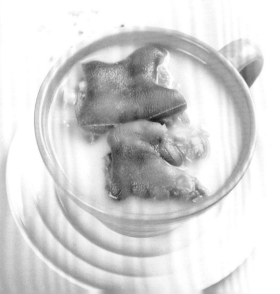

王不留行与猪蹄都是下奶的食物，产后半个月的新妈妈可以适当喝些。

可喝生化汤排毒

生化汤是一种传统的产后方，能"生"出新血，"化"去旧瘀，可以帮助新妈妈排出恶露，但是饮用要恰当，不能过量，否则有可能增大出血量，不利于子宫修复。

分娩后，新妈妈不宜立即服用生化汤，因为此时医生会开一些帮助子宫收缩的药物，若同时饮用生化汤，会影响疗效或增加出血量，不利于身体恢复。

一般自然分娩的新妈妈在无凝血功能障碍、血崩或伤口感染的情况下，可以在产后 3 天服用，连服 7~10 剂；剖宫产新妈妈则建议最好推迟到产后 7 天以后再服用。生化汤要连续服用 5~7 剂，每天 1 剂，每剂平均分成 3 份，在早、中、晚三餐前，温热服用。不要擅自加量或延长服用时间。

剖宫产先排气再吃东西

选择剖宫产的妈妈千万要牢记一点：在术后 6 小时内应当禁食。因为手术容易导致肠道功能受到抑制，肠蠕动减慢，肠腔内有积气，因此，术后会有腹胀感。手术 6 小时后可饮用些排气类的汤，如萝卜汤、冬瓜汤等，以增强肠蠕动，促进排气。新妈妈排气后，饮食可由流质改为半流质，食物宜富有营养且容易消化，可以选择鸡蛋汤、粥、面条等，然后依新妈妈的体质，再将饮食逐渐恢复到正常。

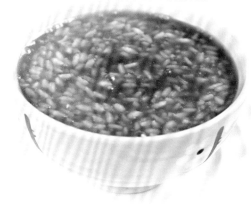

生化汤可促进恶露排出，顺产的新妈妈宜在产后第 3 天开始服用。

宜循序渐进催乳

新妈妈产后的催乳，也应根据生理变化特点循序渐进，不宜操之过急。尤其是刚刚生产后，新妈妈胃肠功能尚未恢复，乳腺才开始分泌乳汁，乳腺管还不够通畅，不宜食用大量油腻催乳食品。在烹调中少用煎炸，多用炖、煮的烹调方式；食物要以清淡为宜，遵循"产前宜清，产后宜温"的传统；少食寒凉食物，避免进食影响乳汁分泌的麦芽等。

产后宜适度饮食

新妈妈适度饮食，不仅为漂亮，更为健康。产后过量饮食，会让新妈妈体重增加，对于产后的恢复并无益处。如果是母乳喂养，宝宝需要的乳汁很多，食量可以比孕期稍增，最多增加 1/5 的量；如果乳汁正好够宝宝吃，则与孕期等量；如果没有奶水或是不能母乳喂养的新妈妈，食量和非孕期差不多就可以。

新妈妈必吃的 27 种食物

产后第 1 周

鲫鱼：鱼类，尤其是鲫鱼，富含丰富的蛋白质，可以提高子宫的收缩力。

薏米：薏米非常适合产后身体虚弱的新妈妈食用，可帮助子宫恢复，尤其对排恶露效果很好。

香菇：香菇对促进人体新陈代谢，提高机体适应力和免疫力有很大作用，适合新妈妈食用。

鸡蛋：鸡蛋中的蛋白质和铁含量很丰富，可以帮助新妈妈尽快恢复体力，预防贫血。新妈妈每天吃一个鸡蛋就足够了。

香油：香油中丰富的不饱和脂肪酸，能够促使子宫收缩和恶露排出，帮助子宫尽快复原，同时还能避免新妈妈发生便秘。

南瓜：南瓜内的果胶有很好的吸附性，可以帮助新妈妈清除体内的毒素。

牛奶：新妈妈适当喝牛奶有助于保持母乳中钙含量的相对稳定。

产后第 2 周

红小豆：红小豆可以帮助新妈妈消除肿胀感，排出身体里多余的水分。

芝麻：芝麻中含有丰富的不饱和脂肪酸，非常有利于宝宝大脑的发育。

猪蹄：猪蹄是传统的催乳食品，还含有丰富的大分子胶原蛋白，可使皮肤细润饱满、平整光滑。

鸭肉：鸭肉富含蛋白质、脂肪、铁、钾等多种营养素，有清热凉血的功效。

核桃：核桃有健脑益智、延年益寿之功效，属高级滋补品，适合新妈妈食用。

莲藕：新妈妈多吃莲藕，能及早清除腹内积存的瘀血，增进食欲，帮助消化，促进乳汁分泌。

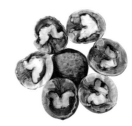

核桃可帮助新妈妈恢复体力。

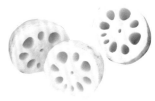

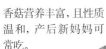

香菇营养丰富，且性质温和，产后新妈妈可常吃。

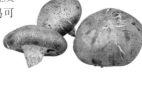

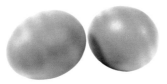

南瓜可补中益气、帮助消化，产后便秘的新妈妈宜吃。

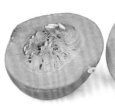

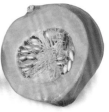

产后第 3 周

乌鸡：乌鸡是补气虚、养身体的上好佳品。食用乌鸡对产后贫血的新妈妈有明显功效。

虾：虾的通乳作用较强，并且富含磷、钙，对产后乳汁分泌较少、胃口较差的新妈妈很有补益功效。

牛肉：牛肉有补中益气、滋养脾胃、强健筋骨的功效，适宜于产后气短体虚、筋骨酸软的新妈妈食用。

山药：山药有益气补脾、帮助消化、缓泻祛痰等作用，是新妈妈滋补及食疗的佳品。

板栗：板栗含有脂肪、钙、磷、铁和多种维生素，还有补肾的功效，对于产后肾虚腰痛、四肢疼痛的新妈妈能起到很好的缓解作用。

红枣：红枣具有益气养肾、补血养颜、补肝降压、安神补虚的功效。产后气血两亏的新妈妈，坚持用红枣煲汤，能够补血安神。

菠菜：菠菜可补血止血，利五脏，通血脉，止渴润肠，滋阴平肝，帮助消化。

香蕉：香蕉含丰富的可溶性纤维，也就是果胶，可帮助消化，调整肠胃功能，防止便秘。

产后第 4 周

牛蒡：牛蒡富含人体所需多种矿物质、氨基酸，可帮助排便，降低体内胆固醇，减少毒素、废物在体内的积存。

鳝鱼：鳝鱼有很强的补益功能，特别对身体虚弱的产后新妈妈更为明显，它有补气养血、温阳健脾、滋补肝肾、祛风通络等功能。

猪肝：猪肝是动物体内储存养料和解毒的重要器官，含有丰富的营养物质，具有营养保健功能，是理想的补血佳品。

桂圆：桂圆可补心脾、补气血、安神定惊，适用于产后体虚、气血不足或营养不良、贫血的新妈妈食用。

枸杞子：枸杞子的营养成分丰富，有促进和调节免疫功能，保肝和抗衰老的药理作用，具有不可替代的药用价值。

柑橘：柑橘含大量维生素，尤以维生素 C 最多，并含丰富的钙质，既营养又美容。

柑橘富含维生素 C，性温，产后第 4 周可以食用，还能增加食欲。

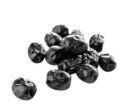

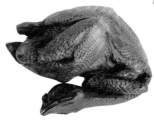

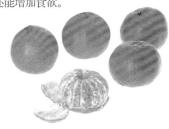

新妈妈不宜吃的 10 类食物

寒凉性食物

由于分娩消耗大量体力，产后新妈妈体质大多是虚寒的。中医主张月子里的饮食要以温补为主，忌食寒凉食物，否则易伤脾胃，使产后气血不足，难以恢复。需注意，寒凉性食物不仅包括物理意义上为冷的食物，如冷饮和冰箱储藏食物等，还包括物性寒凉的食物：海鲜类食物如螃蟹、蛤蜊、田螺等；水果类食物如柿子、猕猴桃、西瓜等；蔬菜类食物如马齿苋、木耳菜、莼菜、草菇、苦瓜等。

过硬的食物

月子饮食的烹饪方式以细软为主，饭要煮得软一点，少吃油炸的食物，少吃坚硬带壳的食物。产后由于体力透支，很多新妈妈会有牙齿松动的情况，过硬的食物一方面对牙齿不好，另一方面也不利于消化吸收。

辛辣燥热食物

产后新妈妈大量失血、出汗，加之组织间液也较多地进入血循环，故机体阴津明显不足，而辛辣燥热食物均会伤津耗液，导致新妈妈上火、口舌生疮、大便秘结或痔疮发作，而且会通过乳汁使宝宝内热加重。因此，新妈妈忌食韭菜、大蒜、辣椒、胡椒、小茴香、酒等。

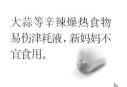

大蒜等辛辣燥热食物易伤津耗液，新妈妈不宜食用。

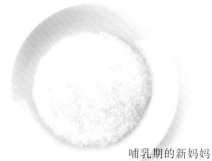

哺乳期的新妈妈不宜食用味精。

味精及鸡精

味精和鸡精的主要成分是谷氨酸钠，会通过乳汁进入宝宝体内，与宝宝血液中的锌发生特异性结合，生成不能被吸收利用的谷氨酸，随尿液排出体外。这样会导致宝宝缺锌，从而出现味觉减退、厌食等症状，还会造成智力减退、生长发育迟缓、性晚熟等后果。新妈妈在整个哺乳期或至少在 3 个月内应不吃或少吃味精、鸡精。

油腻食物

由于产后新妈妈胃肠蠕动较弱，过于油腻的食物如肥肉、动物油等应尽量少吃，以免引起消化不良。同样道理，油炸食物也较难消化，新妈妈也不应多吃。而且，油炸食物的营养在油炸过程中已经损失很多，比面食及其他食物的营养成分要差，多吃并不能给新妈妈增加营养，反倒增加了胃肠负担。

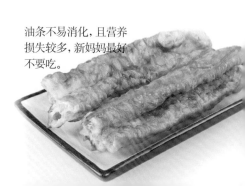

油条不易消化，且营养损失较多，新妈妈最好不要吃。

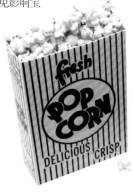

哺乳期的妈妈要暂时告别零食，以免影响宝宝的健康。

不健康零食

怀孕前的女性如有吃零食的习惯，在哺乳期内要谢绝零食的摄入。大部分的零食都含有较多的盐和糖，有些还是高温油炸过的，并加有大量的食用色素。对于这些零食，新妈妈要退避三舍，避免食用后对宝宝的健康产生不必要的危害。

大麦制品

大麦及其制品，如大麦芽、麦芽糖等食物有回奶作用，所以准备哺乳或产后仍在哺乳期的妈妈应忌食。欲断奶的新妈妈可以将大麦作为回奶食品。

火腿

火腿本身是腌制食品，含有大量亚硝酸盐类物质。亚硝酸盐摄入过多，人体不能代谢，蓄积在体内，会对健康产生危害。新妈妈吃太多的火腿，火腿里的亚硝酸盐就会进入到乳汁里，并进入宝宝体内，会给宝宝的健康带来潜在的危害。所以，新妈妈不宜多吃火腿。

易过敏食物

如果是产前没有吃过的东西，尽量不要给新妈妈食用，以免发生过敏现象。新妈妈在食用某些食物后如发生全身发痒、心慌、气喘、腹痛、腹泻等现象，应想到很可能是食物过敏，要立即停止食用这些食物。食用肉类、动物肝脏、蛋类、奶类、鱼类应烧熟煮透，降低过敏风险。

茶、咖啡和碳酸饮料

哺乳期间新妈妈不能喝浓茶。因为茶中的鞣酸被胃黏膜吸收，进入血液循环后，会有收敛的作用，从而抑制乳腺的分泌，造成乳汁的分泌障碍。

咖啡会使人体的中枢神经兴奋。虽然没有证据表明它对宝宝有害，但也同样会引起宝宝神经系统兴奋。

碳酸饮料不仅会使哺乳妈妈体内的钙流失，它含有的咖啡因成分还会使宝宝吸收后烦躁不安。哺乳妈妈在断奶前都要远离咖啡。

新妈妈喝咖啡，可通过乳汁使宝宝兴奋，还是不喝为好。

不宜过早喝催乳汤

母乳是新妈妈给宝宝最好的礼物。为了尽快下奶，许多新妈妈产后第 1 天就开始喝催乳汤。但是，过早喝催乳汤，乳汁下来过快过多，新生儿又吃不了那么多，容易造成浪费，还会使新妈妈乳腺管堵塞而出现乳房胀痛。

若喝催乳汤过迟，乳汁下来过慢过少，也会使新妈妈因无奶而心情紧张，泌乳量会进一步减少，形成恶性循环。一般应在分娩后一周再给新妈妈吃鲤鱼汤、猪蹄汤等下奶的食物。

不宜急于吃老母鸡

炖上一锅鲜美的老母鸡汤，是很多家庭给新妈妈准备的滋补品。其实，产后哺乳的新妈妈不宜立即吃老母鸡。因为老母鸡肉中含有一定量的雌激素，产后马上吃老母鸡，就会使新妈妈血中雌激素的含量增加，抑制泌乳素发挥作用，从而导致新妈妈乳汁不足，甚至回奶。此时最好是选择用公鸡炖汤。

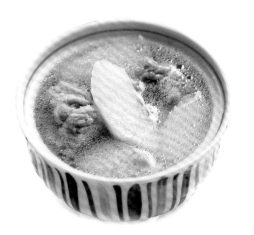

产后新妈妈不宜长时间喝红糖水，以不超过 10 天为宜。

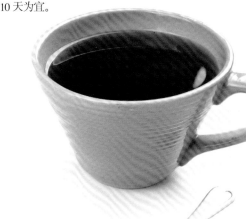

产后喝红糖水不宜超过 10 天

坐月子喝红糖水是我国的民间习俗，红糖水非常适合产后第 1 周饮用，不仅能活血化瘀，还能促进产后恶露排出。但红糖水也不能喝的时间过长，久喝红糖水对新妈妈子宫复原不利。新妈妈喝红糖水的时间，一般控制在产后 7~10 天为宜。

坐月子不宜忌盐

过去，在月子里吃的菜和汤里不能放盐，要忌盐，认为放盐就会没奶，这是不科学的。盐中含有钠，如果新妈妈限制钠的摄入，影响了体内电解质的平衡，那么就会影响新妈妈的食欲，进而影响新妈妈泌乳，甚至会影响到宝宝的身体发育。但盐吃多了，就会加重肾脏的负担，对肾不利，会使血压升高。因此，月子里的新妈妈不能过多吃盐，也不能"忌盐"。

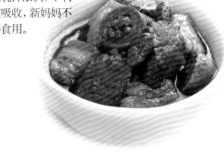

油脂过高的肉类食物易导致乳汁浓稠，不利于宝宝吸收，新妈妈不宜过多食用。

不宜多吃鸡蛋

鸡蛋富含蛋白质，成为许多新妈妈的首选补品，但鸡蛋吃得过多，会增加肠胃负担，影响其他食物的摄取，导致新妈妈营养摄取不均衡，不利于身体康复和乳汁分泌。因此每天吃一两个鸡蛋为宜。

不宜拒绝蔬菜、水果

传统习俗不让新妈妈在月子里吃蔬菜、水果，怕损伤脾胃和牙齿。其实，新鲜蔬菜和水果中富含维生素、矿物质、果胶及足量的膳食纤维，海藻类还可提供适量的碘。这些食物既可增加食欲、防止便秘、促进乳汁分泌，还可为新妈妈提供必需的营养素。因而，产后禁吃或少吃蔬菜、水果的错误观念应该纠正。

新鲜蔬菜和水果可提供必需营养素，产后新妈妈宜适当吃。

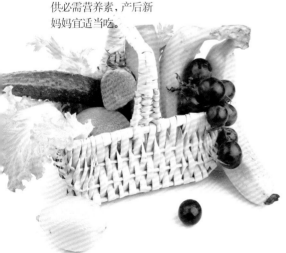

不宜过多摄入脂肪

怀孕期间，孕妈妈为了准备生产及产后哺乳而储存了不少的脂肪，再经过产后的滋补，又给身体增加了不少负荷。若再吃过多含油脂的食物，乳汁会变得浓稠，而对于吃母乳的宝宝来说，母乳中的脂肪热量比例已高达 56%，再过多地摄入不易消化的大分子脂肪，宝宝的消化功能是承受不了的，容易发生呕吐等症状。再则，新妈妈摄入过多脂肪增加了患糖尿病、心血管疾病的风险，其乳腺也容易阻塞，易患乳腺疾病。脂肪摄入过多对产后瘦身也非常不利。

不宜过早吃醪糟蒸蛋

鸡蛋配醪糟是一道传统的民间增乳食品，营养口感都很好。鸡蛋中含有人体必需的 18 种氨基酸，且配比恰当，吸收率达 95%。但醪糟蒸蛋有活血作用，新妈妈最好在恶露干净、伤口愈合后再吃，不然会刺激子宫，引起出血。

产后瘦身

产后，大多数新妈妈面对自己发胖、臃肿的身材苦恼不已，以前那个苗条、纤瘦、拥有骄人曲线的自己真的一去不复返了吗？答案当然是否定的。只要新妈妈掌握科学的饮食、睡眠和运动，照样能恢复孕前的完美身材。

产后瘦身不同于一般减肥

当宝宝顺利、平安地来到新妈妈身边，新妈妈便又有了新的苦恼——身材变样和产后肥胖。这是令新妈妈十分头疼的问题，于是有些新妈妈就按照普通的减肥法开始减肥，比如节食、大强度运动、吃减肥药等，这都是不正确的。因为产后新妈妈不仅需要哺乳，保证乳汁的质和量，而且经历分娩，新妈妈身体各部位的恢复需要一定的时间，一般的减肥法大多不适合产后的新妈妈。新妈妈绝对不能为了追求减肥速度和效果而盲目节食，或在无科学的指导下高强度运动，最后伤害的是自己和宝宝的健康。

产后不要强制瘦身

产后 42 天内，新妈妈不能盲目节食减肥。因为新妈妈身体还未完全恢复到孕前的程度，加之还担负哺乳任务，此时正是需要补充营养的时候。产后强制节食，不仅会导致新妈妈身体恢复慢，严重的还有可能引发产后各种并发症。

产后初期运动要量力而行

新妈妈在产后适当运动，对体力恢复和器官复位有很好的促进作用，但一定要根据自身状况适量运动。有的新妈妈为了尽快减肥瘦身，就加大运动量，这么做是不合适的。大运动量或较剧烈的运动方式，会影响器官的恢复，尤其对于剖宫产和侧切的新妈妈，剧烈运动还会影响剖宫产刀口或侧切伤口的愈合。再则，剧烈运动会使人体血液循环加速，使肌体疲劳，运动后反而没有舒适感，不利于新妈妈的身体恢复。

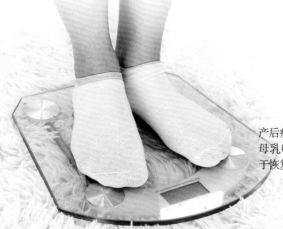

产后瘦身的新妈妈宜坚持母乳喂养，调整饮食，利于恢复苗条身材。

顺产妈妈产后第 1 天就应适当运动

　　顺产的新妈妈，在产后第 1 天就可以开始运动，有助于产后早日恢复，例如在床上做一些翻身、抬腿、缩肛运动。尤其是缩肛运动，对产后盆底的肌肉和肌膜恢复非常有益。顺产新妈妈产后 6~12 个小时后，就能起床做轻微活动和下面这些简单的运动。

屈伸手指

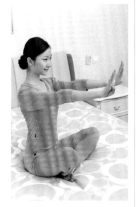

1　从大拇指开始，依次握起，再从小指依次展开。

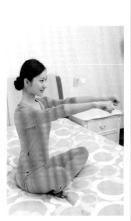

2　两手展开、握起，再展开、握起，反复进行。

转肩运动

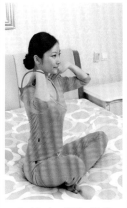

1　站立或取坐位，屈臂，手指触肩，肘部向外侧翻转10 次。

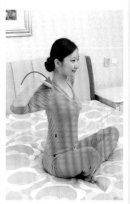

2　返回后，再向相反方向转动10 次。

呼吸运动

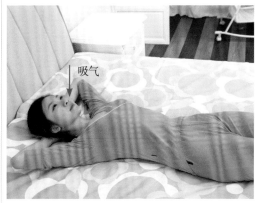

吸气

1　仰卧，两臂放在脑后，用鼻子缓缓地深吸一口气，使腹壁下陷，而使内脏牵向上方。

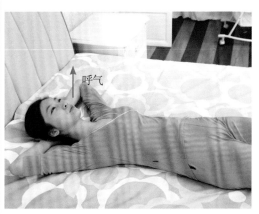

呼气

2　然后再从口中慢慢地吐出来，进行3 次。

剖宫产妈妈应产后 4 周再运动

剖宫产新妈妈在产后运动上一定要跟顺产妈妈区分开来，千万不能按照顺产新妈妈的运动和瘦身方案来进行，这是因为手术的刀口恢复起来需要一定的时间，新妈妈腰腹部比较脆弱，强行用力锻炼，会对身体造成伤害。一般来说，剖宫产新妈妈产后 24 小时可以做翻身、下床走动这些轻微的动作，等产后 4 周伤口基本愈合了，再进行瘦身运动。

哺乳是最有效的瘦身方式

有些新妈妈觉得，如果哺喂宝宝就得多吃、多补，更不易体形恢复，所以干脆就放弃哺乳。这是极不正确的。专家提醒新妈妈，产后最佳的瘦身秘方就是哺乳，因为喂母乳有助于消耗母体的热量，其效果比起节食、运动，丝毫不逊色！

在哺乳期的前三个月，新妈妈怀孕时在体内储存的脂肪，可以借助哺乳，每天以 100~150 大卡的数量消耗掉。由于哺乳的新妈妈所消耗的热量较多，自然比不哺乳的新妈妈容易恢复产前的身材。同时，哺乳还可加强母体新陈代谢和营养循环，将体内多余的营养成分输送出来，减少皮下脂肪的堆积。

哺乳妈妈产后 6 周开始瘦身计划

宝宝出生后的 6 周，是新妈妈身体恢复的重要时期，也是宝宝成长非常迅速的时期，哺乳妈妈需要充足的营养来保证身体恢复，并为宝宝提供最好的照顾。这段时间新妈妈的饮食最好要营养丰富、好消化，同时，注意荤素搭配、主食充足，并摄入足够的汤汁水分。

在宝宝出生 6 周后，哺乳妈妈的身体已经基本复原，和宝宝也建立了较为稳定的母乳喂养模式，这时就可以通过健康的饮食习惯来慢慢调整体重了。这个过程有时需要 10 个月到 1 年的时间，最佳的速度是每周减重 0.5~1 千克。因为短时间过快的体重变化，不仅会让你的身体吃不消，还可能会影响你的乳汁质量，从而影响宝宝的成长。

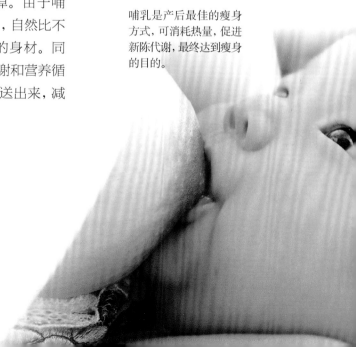

哺乳是产后最佳的瘦身方式，可消耗热量，促进新陈代谢，最终达到瘦身的目的。

适合哺乳妈妈的柔软体操

哺乳期,新妈妈因为担负着哺喂宝宝的任务,所以运动要以温和为主,不可大强度、长时间的运动和瘦身,以免影响乳汁的质量。下面这套柔软体操既不会让新妈妈觉得疲累,又能伸展四肢,加强关节和韧带的力量,适合哺乳的新妈妈锻炼之用。

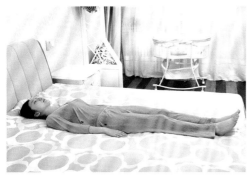

1 仰卧,双手自然放在身体两侧,双腿伸直,放松,保持 10 秒。

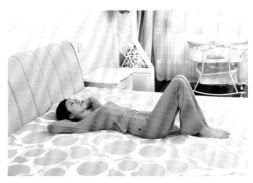

2 双手放在脑后,双腿垂直向上屈曲。

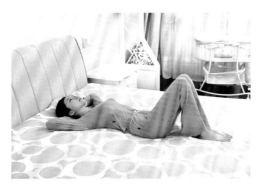

3 提起下颌,做深呼吸 2 次。

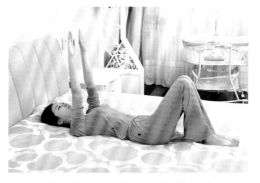

4 收拢下颌,双臂伸直并抬高于头上,保持 5 秒。

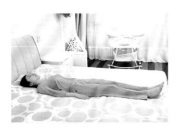

5 回归步骤 1,保持身体放松状态 10 秒。

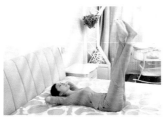

6 双手放于脑后,双腿抬高并交叉,保持 5 秒。

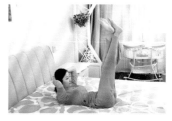

7 屈身,让肩膀离地,保持 5 秒,然后放松。

充足睡眠，打造易瘦体质

产后第 3 周，新妈妈身体恢复得差不多了，开始更多地照顾宝宝，往往忽视了睡眠的时间和质量，这也是很多新妈妈坚持运动却不容易瘦下来的关键所在。

对于产后瘦身来说，除了瘦身运动之外，睡眠的好坏也起着很重要的作用。因为睡眠的质量直接影响着激素的分泌量，长时间、优质的睡眠可以让激素的分泌增加，这样就可以促进身体的新陈代谢，让脂肪快速地被分解和消耗。

所以说，睡眠对于产后瘦身和养成易瘦体质有益处。新妈妈要保证充足的睡眠，这样既有充沛的精力照顾宝宝，又可养成易瘦体质，早日恢复苗条身材。

早晨喝水，养生又瘦身

新妈妈每天晨起后喝一杯白开水，不仅养生还能瘦身。我们在夜晚睡觉的时候，身体在排泄、呼吸的过程中消耗了体内大量的水分，在早上起床后，人的身体会处于生理性缺水状态，所以早晨及时补充水分，对身体很有好处。

另外，早晨喝白开水可以帮助排便和排尿，将身体内的代谢物快速地排出体外，而且还可以让皮肤变得更加光滑细腻。最重要的是，这还能促进乳汁的分泌，让新妈妈瘦身哺乳两不误。

除了温开水外，新妈妈也可以选择淡蜂蜜水、温的蔬果汁，这些都能够很快地加速肠胃的蠕动，把新妈妈在夜晚体内积累的垃圾、毒素、代谢物排出体外，从而达到健康瘦身的目的。

哪些新妈妈不宜做产后体操

产后体操锻炼是新妈妈恢复体形的一种很好的方式，也是很多新妈妈瘦身的首选。但是，并非所有的新妈妈都适合用这种方式运动。有以下情况的新妈妈就不宜做体操锻炼：

产后体虚发热者；

血压持续升高者；

有较严重的心、肝、肺、肾疾病者；

贫血及有其他产后并发症者；

做剖宫产手术者；

会阴严重撕裂者；

产褥感染者。

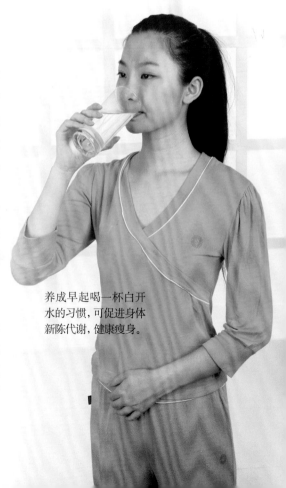

养成早起喝一杯白开水的习惯，可促进身体新陈代谢，健康瘦身。

剖宫产妈妈的产后恢复操

虽然剖宫产新妈妈在第 4 周伤口处还会出现时有时无的疼痛，但是也可以适当做些轻松、温和的产后操，以提高关节的灵活性，加速体内血液循环，为产后瘦身做准备。

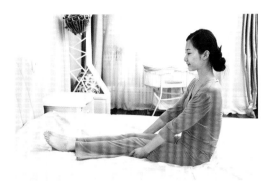

1 坐在床上，双腿伸直放平，脚趾头向前伸展，保持 10 秒。

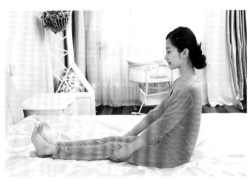

2 再将脚趾头向上扳，然后往下推，重复 20 次。

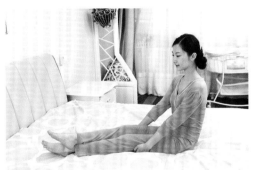

3 双脚同时向左移动，保持一只脚往上、一只脚往下的姿势。

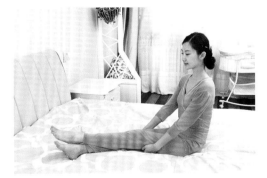

4 换方向进行，左右脚各重复 3 次。

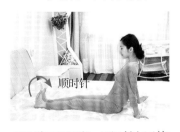

5 张开双脚，顺时针环绕脚踝 10 次。

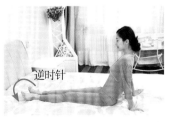

6 再逆时针环绕脚踝 10 次。

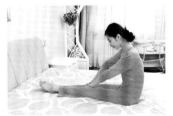

7 贴着床面，压紧膝盖，然后再放松，重复 5 次。

健康月子餐推荐

催乳食谱

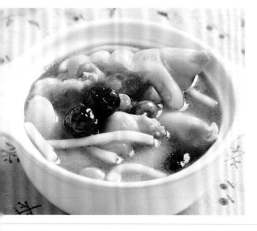

通草炖猪蹄

原料： 猪蹄 100 克，红枣 3 颗，通草 5 克，花生仁 20 克，姜片、葱段、盐各适量。

做法： ❶ 猪蹄切块，红枣、花生仁泡透，通草切段。
❷ 锅内加适量水，烧开，放猪蹄，焯去血沫，捞出。
❸ 油锅烧热，放入姜片、猪蹄，爆炒片刻，加入清水、通草、红枣、花生仁、葱段，用中火煮至汤色变白，加盐调味。

推荐理由： 通草除了有通乳的功效外，还可以促进胸部的发育；红枣具有养颜补血的功效。

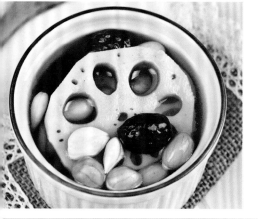

花生红枣莲藕汤

原料： 香菇 30 克，莲藕 50 克，花生仁 20 克，红枣 3 颗，白果 4 颗，姜片、盐各适量。

做法： ❶ 香菇洗净，用温水浸泡；莲藕洗净，削皮，切成片备用；花生仁放开水锅里煮一下，以去涩味。
❷ 砂锅烧水，水开后，把莲藕、香菇、花生仁、红枣、白果、姜片一起放入锅里，再倒少量花生油炖 1 小时，加盐调味即可。

推荐理由： 莲藕能清除腹内积存的瘀血，增进食欲，帮助消化，促进乳汁分泌。

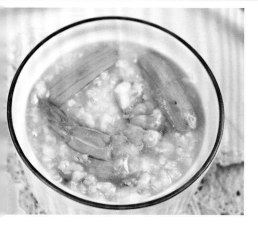

丝瓜虾仁糙米粥

原料： 丝瓜 50 克，虾仁 40 克，糙米 30 克，盐适量。

做法： ❶ 将糙米清洗后加水浸泡约 1 小时；将糙米、虾仁洗净一同放入锅中。
❷ 加入 2 碗水，用中火煮 15 分钟成粥状。
❸ 丝瓜洗净，放入已煮好的粥内，加盐调味即可。

推荐理由： 糙米是粗粮，富含碳水化合物，是新妈妈的肠道"清道夫"；丝瓜和虾仁都是催乳佳品。这道催乳粥品美味、清淡，是新妈妈的最爱。

产后调理食谱

三色补血汤

原料：南瓜 50 克，银耳 10 克，莲子、红枣、红糖各适量。

做法：❶ 南瓜洗净，对半剖开后挖除子，带皮切成滚刀块；莲子剥去苦心；红枣去除枣核，洗净备用；银耳泡发后，撕成小朵，去除根蒂。

❷ 将南瓜块、莲子、红枣、泡发银耳和红糖一起放入砂锅中，再加入适量温水，大火烧开后转小火慢慢煲煮约 30 分钟，将南瓜煲煮至熟烂即可。

推荐理由：此汤清热补血，养心安神。

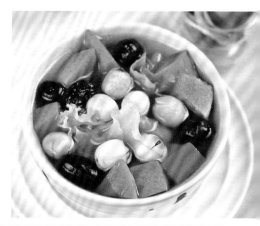

荔枝山药莲米粥

原料：干荔枝 5 颗，大米 50 克，山药、莲子各 20 克，红糖适量。

做法：❶ 将干荔枝去壳除核，清水洗净；把大米放入清水中淘洗干净；将山药去皮，洗净，切成薄片；莲子放入温水中浸泡至软，剖开去心，换水洗净。

❷ 锅内放适量清水，加入荔枝、大米、山药、莲子，置于火上煮，先用大火烧开，继而小火熬煮，至米烂汤稠时，放入红糖，稍搅拌即可。

推荐理由：此粥对产后心慌气短有很好的食疗功效。

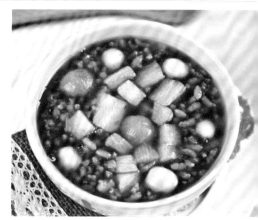

香菇鸡汤面

原料：细面条 200 克，鸡胸肉 100 克，胡萝卜、香菇各 20 克，葱花、盐、酱油各适量。

做法：❶ 鸡胸肉洗净，切片。锅中加温水，放入鸡胸肉，加盐，煮熟盛出。胡萝卜洗净，去皮，切片；鸡汤加盐和酱油调味；香菇入油锅略煎。

❷ 煮熟的面条盛入碗中，把胡萝卜片和鸡胸肉摆在面条上，淋上热鸡汤，再撒上葱花和煎好的香菇。

推荐理由：鸡汤面可健脾益胃，且富含的水溶性维生素及矿物质都已溶于汤中，便于新妈妈吸收。

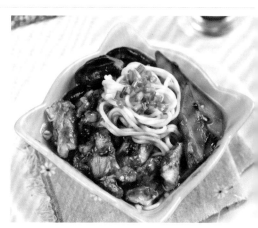

产后缓解抑郁食谱

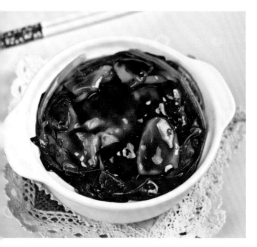

菠菜鸡煲

原料： 鸡半只，菠菜 100 克，冬菇 30 克，葱末、姜末、冬笋、蚝油、酱油、白糖、盐、水淀粉各适量。

做法： ❶ 鸡洗净，剁成小块；菠菜洗净，用沸水焯一下，切段；冬菇洗净，切成块；冬笋切成片。

❷ 锅中放油烧热后，用葱末、姜末爆香，加入鸡块、冬菇及蚝油翻炒片刻，放盐、白糖、酱油及冬笋，不停翻炒，淋入水淀粉，炒至鸡熟烂。

❸ 菠菜放在砂锅中铺底，将炒熟的鸡块倒入即可。

推荐理由： 菠菜富含的 B 族维生素可预防新妈妈精神抑郁、失眠等常见的产后精神不适。

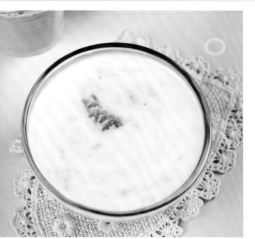

香蕉草莓牛奶羹

原料： 香蕉 100 克，牛奶 250 毫升，草莓 30 克。

做法： ❶ 草莓去蒂洗净，切成块。

❷ 香蕉剥去外皮，放入碗中压成泥。

❸ 将牛奶、香蕉泥放入锅内，用小火慢煮 5 分钟，并不停地搅拌。

❹ 出锅时加入草莓块即可。

推荐理由： 香蕉是产后新妈妈的"快乐水果"，能有效预防和缓解产后焦虑和抑郁。

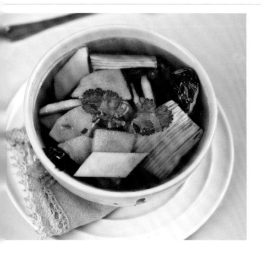

冬笋雪菜黄花鱼汤

原料： 冬笋 50 克，雪菜 30 克，黄花鱼 1 条，葱段、姜片、香菜末、盐各适量。

做法： ❶ 将黄花鱼去鳞，去内脏，洗净后擦干鱼身上的水，用盐腌制 20 分钟后备用；冬笋泡发，切片；雪菜洗净，切末。

❷ 油锅烧热，放入黄花鱼，两面各煎片刻，锅中加清水，放入冬笋片、雪菜末、葱段、姜片，先大火烧开，后改中火煮 15 分钟，出锅前放盐调味，撒上香菜末即可。

推荐理由： 黄花鱼有健脾和胃的功效，对于产后抑郁症有很好的缓解作用。

产后瘦身食谱

玉米面发糕

原料: 面粉、玉米面各 50 克,红枣 2 颗,泡打粉、酵母粉、白糖各适量。

做法: ❶ 面粉、玉米面、白糖、泡打粉先在盆中混合均匀;酵母粉融于温开水后倒入面粉中,揉成面团。

❷ 将面团放入蛋糕模具中,放温暖处醒发 40 分钟左右至两倍大。红枣洗净,加水煮 10 分钟;将煮好的红枣嵌入发好的面团表面,入蒸锅。

❸ 开大火,蒸 20 分钟取出,取下模具,切成厚片。

推荐理由: 玉米是产后新妈妈美容、瘦身、排毒不可或缺的佳品。

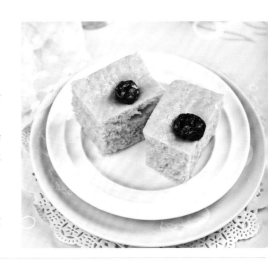

荠菜魔芋汤

原料: 荠菜 100 克,魔芋 60 克,盐、姜丝各适量。

做法: ❶ 荠菜去叶择洗干净,切成大片,备用。

❷ 魔芋洗净,切成条,用热水煮 2 分钟,沥干,备用。

❸ 将魔芋、荠菜、姜丝放入锅内,加清水用大火煮沸,转中火煮至荠菜熟软,出锅前加盐调味即可。

推荐理由: 魔芋中特有的束水凝胶纤维,可以使肠道保持一定的充盈度,促进肠道的蠕动,加快排便速度,是天然的肠道"清道夫",也是产后瘦身食谱中不可缺少的食物。

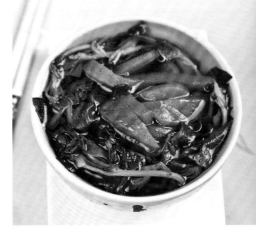

冬瓜丸子汤

原料: 猪肉末、冬瓜各 100 克,鸡蛋 1 个(取蛋清)、姜末、盐、香菜末、香油各适量。

做法: ❶ 冬瓜削皮,切成薄片;猪肉末放入碗中,加入蛋清、姜末、盐,搅拌成肉馅。

❷ 锅中加水烧开,调为小火,把肉馅挤成个头均匀的肉丸子,放入锅中,用汤勺轻轻推动,使之不粘连。

❸ 丸子全部挤好后开大火将汤烧沸,放冬瓜片煮 5 分钟,加盐调味,放入香菜末,滴入香油即可。

推荐理由: 冬瓜丸子汤中维生素含量高而脂肪少,有消肿减肥而不伤正气的作用。

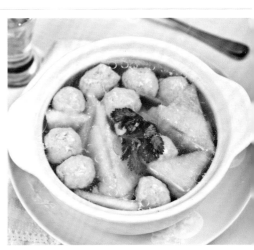

Part
3

0~3 岁宝宝养育

于无限期待中，一个小生命诞生了。惊讶、欣喜、幸福、迷茫……宝宝诞生之初，面对这个娇小柔弱的生命，面对每日的吃喝拉撒睡，新妈妈是否有无数疑问，也会常常感到无助。

　　别担心，在宝宝出生后最关键的 0~3 岁，我们会和您一起关注宝宝的每一步成长，也会与您一起解决可能出现的各种问题：怎么喂奶？怎么换尿片？怎么洗澡？怎么添加辅食？怎么教宝宝说话、走路？怎么应对宝宝的头痛脑热……培养健康、聪明、快乐的宝宝，就从现在开始！

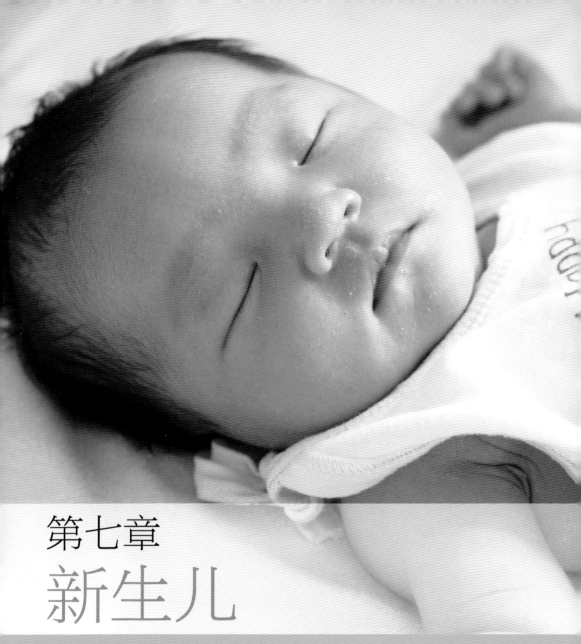

第七章

新生儿

没有人能说得清楚，当那个期盼已久的小不点终于静静地依偎在你的胸前，像个小猫咪一样眯着眼睛，贪心地在你怀里吃个不停时，你的那种感觉。再也没有惊天动地的叫声和撕心裂肺的疼痛，这一切痛苦换来的是一个你永远也爱不完、看不够的小宝贝。抱着他、拥着他，时间会在此刻悄悄地停止。

认识新生儿

当你搂着新生的宝宝，在欣喜的同时肯定也会有很多困惑：这个小不点，皮肤为什么这么皱？眼睛为什么睁不开？头怎么都变形了？新生儿都是这样的吗？

新生儿的头

刚出生时，宝宝的头发并不能预示以后头发的多少。有时宝宝的头部可能还会有血肿，血肿可能还会增大，这是由于出生时受到骨盆挤压造成的，几个月后它们就会消失的。

新生儿的视觉、听觉和嗅觉

刚出生的宝宝就已经有了视力，但是还很有限，只能看清 20~25 厘米范围内的东西。如有突然的声响发生时，闭着眼睛的新生儿会立即睁眼或眨眼，这就说明新生儿的视力、听力都正常。新生儿也有敏感的嗅觉和味觉，很喜欢妈妈身体的味道，因为这是他一直就熟悉的。

新生儿的囟门

新生儿头上会有两个软软的部位，随着呼吸一起一伏，这就是囟门。后囟门在出生后 6~8 周闭合，前囟门则在 1 岁左右闭合。

新生儿的皮肤

新生儿的全身会有一层细小的胎毛，一般几周后就不见了。如果他的皮肤发干，特别是手和脚在 1~2 周内出现脱皮，洗澡时就不要使用沐浴液或其他油性的东西。

你无须担心的其他现象

1. 新妈妈可能会在新生儿的脸上、鼻子上或其他部位发现有小米粒似的东西，这就是粟粒疹，一般不需要特别治疗，不久就会自动消失。

2. 新妈妈可能会在新生儿的脖子、鼻梁、眼皮或其他部位发现有小小的毛细血管，这就是被称之为"天使之吻"的血管瘤，一般也无须治疗，大多数会在宝宝 2 岁前自动消退。

3. 很多新生儿的背部或屁股上还会出现紫色或褐色的斑块，这也被称为"胎记"，大多在宝宝 1 岁时就会变淡或者完全消失。

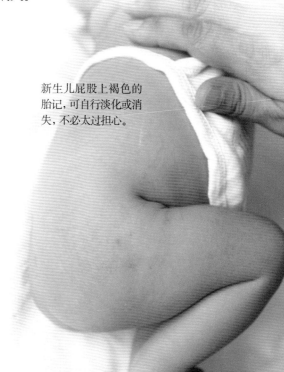

新生儿屁股上褐色的胎记，可自行淡化或消失，不必太过担心。

新生儿的喂养——母乳是最好的食物

母乳为宝宝提供了充足的营养，也提供了最好的亲子机会。母乳喂养的妈妈，产后恢复要快很多，并能大大降低乳腺癌的发病率。基于母乳喂养对宝宝和妈妈的双重益处，国际母乳协会建议，至少要保证纯母乳喂养 6 个月，如果有条件，完全可以持续到宝宝 2 岁。

母乳是宝宝最好的食物

母乳含有宝宝所需的全部营养。母乳中的蛋白质与矿物质含量虽不如牛乳，却能调和成利于吸收的比例，使宝宝吸收到营养，又不会增加消化及排泄的负担。母乳中也有良好的脂肪酸比例和足够的氨基酸与乳糖等物质，对宝宝脑发育有促进作用。

母乳中有专门抵抗入侵病毒的免疫抗体，可以让 6 个月之前的宝宝有效防止麻疹、风疹等病毒的侵袭，还能预防哮喘之类的过敏性疾病等。对于宝宝的免疫机能最重要的是产后 7 天内分泌的初乳（含免疫因子、双歧增殖因子、糖蛋白），新妈妈应尽可能地哺育给宝宝。

开奶的时间

宝宝出生后，应该尽早进行哺乳，这样可以促进妈妈的乳汁分泌。一般情况下，若分娩时妈妈、宝宝一切正常，0.5~2 小时后就可以开奶。因此，建议产后半小时内开始哺乳。

母乳喂养的最初几天该如何度过

喂奶的最初几天，妈妈的乳汁分泌比较少，所以，这个时候，母乳喂养的宝宝吃奶的次数要比配方奶喂养的多几次才行，否则，宝宝会饿。当然这样一来，妈妈也就比较辛苦了。不过，相信妈妈一定会很快适应。母乳喂养时，要让宝宝频吸、多吸。

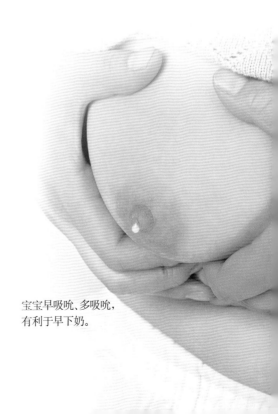

宝宝早吸吮、多吸吮，有利于早下奶。

怎么尽快下奶

宝宝不断吸吮而产生的机械刺激会源源不断地传入新妈妈的大脑，让新妈妈的身体尽快分泌乳汁。另外，科学的喂养姿势也很重要。宝宝和新妈妈的腹部要贴在一起，宝宝的下巴要紧贴新妈妈的乳房，让宝宝含住大部分乳晕；上面露出的乳晕要比下面多，因为分泌乳汁的乳窦是在乳晕的下方，光含住乳头肯定很难吸到奶，而且容易将乳头吸破。

奶水不够怎么办

除非新妈妈患有严重的肝肾疾病、心脏病、感染性疾病、代谢性疾病，否则最好要坚持母乳喂养。宝宝多吸、频吸能刺激乳汁的分泌，坚持吸吮刺激一定会使乳汁丰盈。配方奶的添加会减少宝宝吸吮乳房，不利于母乳喂养。另外需要注意的是，新妈妈不应该在哺乳期间长期吃素，合理均衡、有营养、水分足的饮食会有助于乳汁的分泌。

按时哺乳还是按需哺乳

在给宝宝哺乳的时候，不必过于拘泥于书本或专家的建议，如要隔几个小时才能吃，每次吃多长时间等，只要按需哺乳即可。如果宝宝想吃，就马上让他吃，过一段时间之后，就会自然而然地形成吃奶的规律。按需哺乳可以使宝宝获得充足的乳汁，并能有效地刺激泌乳；同时，宝宝的需要能得到及时满足，会激发宝宝身体和心理上的快感，这种最基本的快乐就是宝宝最大的快乐。

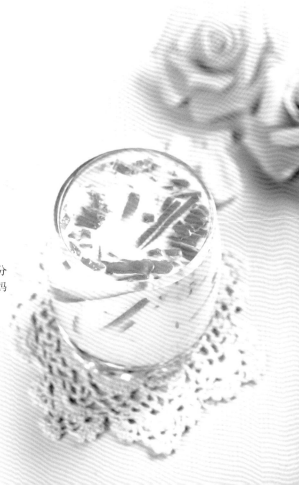

木瓜牛奶利于乳汁分泌，奶水不足的新妈妈可适当饮用。

新生儿的日常护理

新手父母了解一下新生儿的日常护理是非常有必要的，赶紧来恶补一下这方面的知识吧。

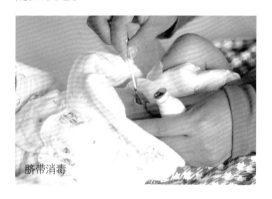
脐带消毒

脐带的护理

脐带未脱落前，要保持脐带及根部干燥，出院后不要用纱布或其他东西覆盖脐带，还要保证宝宝穿的衣服柔软、透气，最好是纯棉质地，肚脐处不要有硬物。每天用医用棉球或棉签蘸浓度为75%的酒精，沿一个方向轻擦脐带及根部皮肤进行消毒，注意不要来回擦。

脐带脱落后，若脐窝部潮湿或有少许分泌物渗出，可用棉签蘸浓度为75%的酒精擦净，并在脐根部和周围皮肤上抹一抹。若发现脐部有脓性分泌物、周围的皮肤有红肿等现象，不要随意用龙胆紫、碘酒等，以防掩盖病情，应找儿科医生处理。

眼睛的护理

宝宝眼部分泌物较多，每天早晨要用专用毛巾或消毒棉签蘸温开水从眼内角向外轻轻擦拭，清除分泌物。

口腔和鼻腔的护理

新生儿的口腔黏膜又薄又嫩，不要试图去擦拭它。如果发现宝宝的牙龈是浅黄色的，也不要试图去擦拭，这是正常现象。平时要保持宝宝口腔的清洁，可以在给他喂奶之后再喂点儿白开水。

宝宝的鼻腔黏膜比较薄嫩，不要随意抠挖新生儿鼻孔。一般情况下宝宝鼻孔都会很通畅，但在感冒时可能有分泌物堵塞鼻孔，这时可用消毒纱布或卫生纸捻成捻儿蘸温水后浅浅探入鼻孔，轻轻旋转一下，将分泌物带出；若分泌物比较干燥且硬，需先用1滴温水滴进鼻腔，待分泌物湿润泡软后再进行上述操作。

皮肤的护理

新生儿皮肤稚嫩，角质层薄，皮下毛细血管丰富，要注意避免磕碰和擦伤。新生儿皮肤皱褶较多，易积汗，夏季容易发生皮肤糜烂。给新生儿洗澡时，要注意皱褶处的清洗，动作轻柔，不要用毛巾来回擦洗。

由于宝宝皮肤尚未发育成熟，所以显得特别娇气和敏感，易受刺激，易感染。在护理宝宝皮肤的时候，应选用符合国家规定标准的婴儿专用产品，以保护宝宝皮肤。

棉尿布与纸尿裤的优缺点

通过下表比较，棉尿布和纸尿裤各有优缺点，最好的方法是昼夜结合，交替使用。

	棉尿布	纸尿裤
优点	吸水性强，透气性较好，使用舒适；对宝宝娇嫩皮肤的刺激小，安全；可重复使用，经济实用；可以按时把尿，培养宝宝的排尿习惯	方便省事，整洁舒适，能迅速处理宝宝大小便问题；晚上不用经常更换，有利于大人和宝宝的充分休息
缺点	需要勤洗勤换，浪费时间和体力	透气性差，刺激宝宝的皮肤；经常更换，比较贵
适用时间	白天和阴湿季节用	晚上或带宝宝外出用
注意事项	不要选择易掉色的布料作尿布；及时更新变硬、吸水性差的尿布	隔3小时换一块新的纸尿裤，宝宝拉大便要马上更换

跟妈妈睡还是单独睡

当前亲密育儿观念提倡母婴同室。宝宝从一出生就要和妈妈待在一起，充分进行肌肤接触。著名幼儿教育家的教育理念说，童年期宝宝的智慧都是通过父母对其身体的触摸获得的。所以，新生儿还是跟妈妈睡比较好，妈妈也一定不要吝啬你的抚摸和怀抱。

宝宝3个月前都不需要枕头。

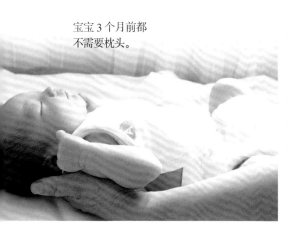

新生儿要不要用枕头

新生儿还不需要用枕头，因为他的脊椎是直的，平躺时后背与后脑自然地处于同一平面上，如果垫上枕头反而容易使脖颈弯曲，影响呼吸。新妈妈不必担心新生儿睡觉没有枕头会不舒服。

怎样给新生儿选择衣物

宝宝贴身衣物要选用柔软易吸水的棉质品，颜色宜浅淡，以便发现污物，便于清洗。市面上的和尚衫比较适合新生宝宝，最好前面稍长一些，可避免大小便污染，腰身宜宽大且容易调节。衣服上不要钉扣子，以免擦伤皮肤，可用细软的带子系在身侧。

一般宝宝比大人多穿一件衣服就可以了，如果怕他着凉，可以在里面加个背心或者小肚兜之类的衣服。

给宝宝洗澡

对新手父母来说，给新生儿洗澡是个大问题，这完全是个技术活，所以，在住院期间，父母一定要跟着护士把这门技术学到家。如果还是有问题，下面再带你温习一遍。

准备工作

1. 确认宝宝不会饿或暂时不会大小便，或吃过奶 1 小时以后再开始洗澡。

2. 如果是冬天，开足暖气；如果是夏天，关上空调或电扇。室温以 26~28℃ 为宜。

3. 准备好洗澡盆、洗脸毛巾 2~3 条、浴巾、婴儿洗发液和更换的衣服等。

4. 清洗洗澡盆，先倒凉水，再倒热水，用你的肘弯内侧试温度，感觉不冷不热最好。如果用水温计，以 37~38℃ 最好。

洗澡步骤

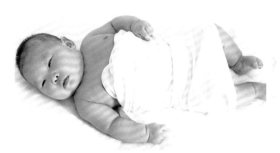

1 给宝宝脱去衣服，用浴巾把宝宝包裹起来。

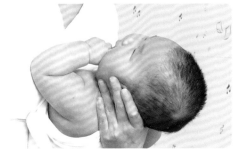

2 宝宝仰卧，用右肘部托住宝宝的小屁股，右手托住宝宝的头，拇指和中指分别按住宝宝的两只耳朵贴到脸上，以防进水。

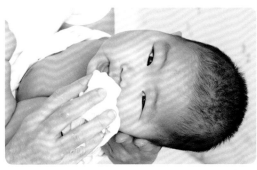

3 先清洗脸部。用小毛巾蘸水，轻拭宝宝的脸颊，眼部由内而外，再由眉心向两侧轻擦前额。

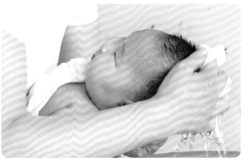

4 接下来清洗头。先用水将宝宝的头发弄湿，然后倒少量的婴儿洗发液在手心，搓出泡沫后，轻柔地在头上揉洗。

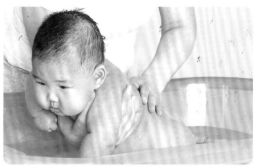 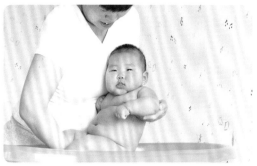

5 洗净头后,再分别洗颈下、腋下、前胸、后背、双臂和手。由于这些部位十分娇嫩,清洗时注意动作要轻。

6 将宝宝倒过来,头顶贴在妈妈左胸前,用左手托住宝宝的上半身,右手用浸水的毛巾先洗会阴腹股沟及臀部,最后洗腿和脚。

7 洗完后用浴巾把水分擦干,身上涂上润肤油,然后给宝宝做抚触按摩。

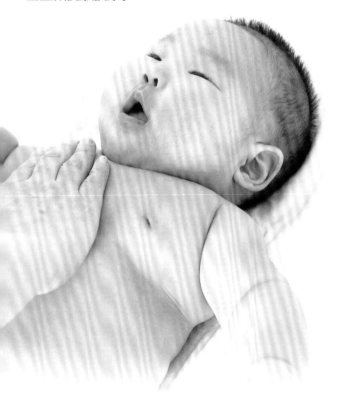

如何清除宝宝的头皮痂

　　一般情况下,宝宝的头皮痂不用清洗,慢慢地会自己脱落。如果看着不舒服,可以涂些植物油,等到它软了以后,用梳子轻轻梳去。有的头皮痂可能太厚,一次清洗不完,可以坚持每天涂一两次植物油,软了后再轻轻地梳,最后用温水擦干净。

新生儿智能训练

几乎每一个新生儿都是天才。专家认为，宝宝刚生下来就具备 70 多种潜能，因此早期教育从 3 岁开始已经太晚，许多与生俱来的本能，只是因为没有得到适当开发，而在出生三四个月后消失。智能训练，应从新生儿开始。

看的能力：看妈妈的脸或黑白图案

训练目的：促进宝宝的追视能力，促进视觉神经的发育与发展。

训练方法：照料宝宝时，妈妈要故意把脸在宝宝面前左右活动，让他的视线跟着妈妈移动。妈妈的脸距离宝宝的脸不要超过 30 厘米。妈妈可用温和的语调哄宝宝，例如说"你怎么了？妈妈在这儿呢"，并注意观察宝宝的反应。当然也可以用黑白图案的卡片代替妈妈的脸，给予宝宝视觉上的适当刺激。

与外界的交流：我是妈妈

训练目的：妈妈是宝宝最好的交流对象，宝宝和妈妈交流时，其观察能力和反应能力远远超乎成人的想象，这对宝宝未来人际交往的发展有积极意义。

训练方法：妈妈将宝宝抱在怀里，握着宝宝的手，摸妈妈的脸，也可以用宝宝的小脚丫碰碰妈妈的脸，并对宝宝说："宝宝摸摸，我是妈妈。"

给宝宝看黑白图案越早越好，可促进宝宝视觉神经发育。

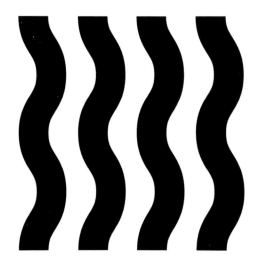

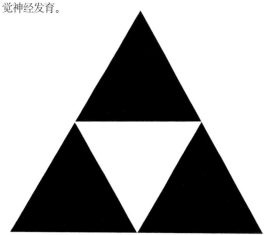

运动能力：充满母爱的抚触

训练目的：充满母爱的抚触能增加宝宝的机体免疫力，刺激消化功能，减少焦虑，使宝宝感觉安全、自信，利于亲子依恋关系的建立。

训练方法：

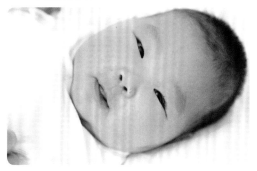

1 选择室温为 25~28℃、没有强烈光线的房间，放一首轻柔的音乐，让宝宝光着身子躺在床上。

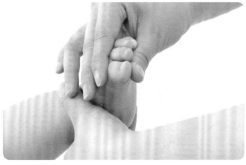

2 妈妈放松自己的双手，轻轻按摩宝宝的皮肤，先从他软软的小脚开始。

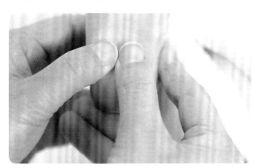

3 把宝宝的每一个脚趾都转一转，然后用你的大拇指按压他的脚掌。

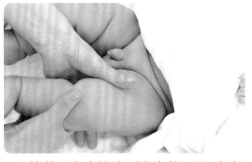

4 接着再向上按摩到宝宝的双腿，轻轻地捏捏他的小腿和大腿。

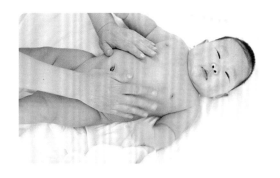

5 按摩到宝宝的胸部和腹部的时候，先要轻轻地把你的双手平放在宝宝身体中央，然后再向两边伸展，手指尖向外转小圈按摩。

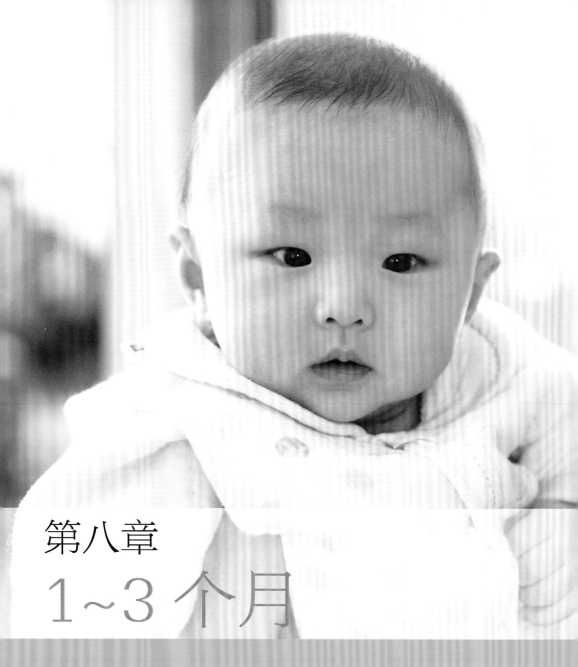

第八章
1~3个月

从温暖的子宫来到这个世界，宝宝需要很长的一段时间来慢慢适应，他现在最需要的就是母乳和爱，这是他成长的物质和动力。所以，新妈妈所要做的就是细心喂养，周到照顾，静静等待。宝宝日新月异的变化，会带给你无限的快乐和惊喜。

记录宝宝的成长点滴

分类	游戏	方法	第 1 次出现的时间			
认知	看脸谱	把脸谱或者其他图片放在宝宝正面 20 厘米处,能注视 7 秒以上	第	月 第		天
	视听定向	在距宝宝头部 10 厘米处发声引逗宝宝,他可以转头寻找声源	第	月 第		天
	追视	宝宝头躺正,仰卧位,大人拿红色塑料玩具或毛线球在他眼前 30 厘米左右处晃动,宝宝可以追视并转头	第	月 第		天
	认识妈妈	宝宝看到妈妈时,表情、动作完全不一样,很兴奋	第	月 第		天
动作	抬头	宝宝俯卧抬头并可以左右转动	第	月 第		天
		宝宝俯卧在床上,用声音或玩具吸引,可以抬头 45°	第	月 第		天
		仰卧抬头达 90°	第	月 第		天
	扶坐	妈妈双手扶宝宝上臂外侧,头能竖直 2 秒以上	第	月 第		天
	手部动作	抓握,宝宝可以握住大人的手指或者笔杆 10 秒以上	第	月 第		天
		看手,仰卧位时宝宝能看自己的小手 5 秒以上(不能穿太厚)	第	月 第		天
		手握手,宝宝仰卧位,上肢能自由活动,两手在胸前互握	第	月 第		天
	翻身	宝宝仰卧于平板床上,用玩具车在一侧逗引,宝宝可以从仰卧位翻至侧卧位	第	月 第		天
语言	喉音	宝宝可以发出细小的喉音	第	月 第		天
	发音	在宝宝高兴时逗他,能发"啊""喔""呜"3 个元音	第	月 第		天
	"交谈"	宝宝高兴时逗引他,宝宝四肢弹动,做出不同回应,并且可以"大声"叫喊	第	月 第		天
情绪与社交	笑	宝宝第一次冲你微笑	第	月 第		天
	逗笑	宝宝高兴时挠挠痒痒肌,他可以发出"咯咯"的笑声	第	月 第		天
	照镜子	宝宝俯卧抬头时,把镜子置于面前,他会对着镜子注视、笑、发声	第	月 第		天
自理	听声识把大小便	用声音"呜"或者其他发音表示大便;用"嘘"或其他发音表示小便,建立条件反射。宝宝对这些声音刺激有反应	第	月 第		天
	吞咽	用勺给宝宝喂水,他会吸吮吞咽	第	月 第		天
	识把	大小便时,建立了条件反射	第	月 第		天

1~3 个月宝宝的喂养
——坚持母乳喂养

当度过最初的喂养难关，当万千母爱化为浓浓的乳汁输送到宝宝的口中时，你心中幸福的感觉肯定无以言表。母乳喂养最能表达你对宝宝的爱意，也最能拉近亲子之间的距离。但是，在喂养过程中，也有一些问题值得你注意。

不要让乳房总处于胀满的状态

新妈妈在母乳喂养的时候，一定不要让乳房总处于胀满的状态，一旦感觉奶胀，就要让宝宝吸吮，或者用吸奶器吸奶，否则奶会慢慢胀回去的。吸出来的母乳可用消过毒的容器装起来冷冻，可以保存 4 个月，以备不时之需。吃的时候先解冻然后放在热水碗里温热摇匀就可以了。

不仅要含住乳头，也要含住乳晕

宝宝吃奶时，一定要让宝宝含住乳头和大部分乳晕，这样才能有效地刺激乳腺分泌乳汁。仅仅吸吮乳头不仅不会让宝宝吃到奶，而且会引起乳头皲裂。如果宝宝吃奶不费力，而你也不感觉到乳头疼痛，那就是正确了。

母乳喂养的宝宝需要额外添加水吗

母乳喂养的宝宝和人工喂养的宝宝不同，不需要额外喂水。因为母乳中的水分含量很高，完全可以满足宝宝的需要。而且新生儿的胃容量很小，如果宝宝喝水多，吃奶就会少。但是人工喂养的宝宝一定要喝水，因为奶粉是浓缩的，宝宝大便容易干硬，需要在两次喂奶之间加喂水，否则容易引起便秘或上火。

哪些情况下不能母乳喂养

虽然母乳喂养对母子双方都有益，但是在有些情况下为了宝宝的身体健康，不能母乳喂养：

1. 如果妈妈患有艾滋病，宝宝在子宫内没有感染时，必须禁止母乳喂养。

2. 如果妈妈是白血病病原体 HTLV-I 携带者，为了防止宝宝患白血病，不能母乳喂养。

3. 如果妈妈做过隆胸手术，一般情况下也要禁止母乳喂养。

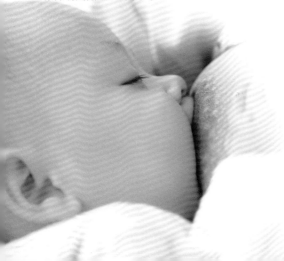

给宝宝补充维生素 D

一般纯母乳喂养的宝宝，容易缺乏维生素 D，严重的会导致佝偻病。所以一定要多抱宝宝到户外晒太阳，充足的阳光照射，可以促进皮肤合成维生素 D。

但是，如果是南方的梅雨季节或北方的冬季，可能就需要在医生的指导下补充维生素 D 了。正常母乳喂养的宝宝可在出生后半个月开始每天补充维生素 D400~800 毫克，其中南方的宝宝补充 400~600 毫克，北方的宝宝补充 600~800 毫克。如果是人工喂养的宝宝，最好先用婴儿配方奶，因为国家明确规定在每百克奶粉中应添加 200~400 毫克的维生素 D。

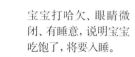

宝宝打哈欠、眼睛微闭、有睡意，说明宝宝吃饱了，将要入睡。

怎么知道宝宝吃饱了

1. 听宝宝下咽的声音。宝宝平均每吸吮两三次就可以听到咽下一大口的声音，如此连续约 15 分钟就可以吃饱。如果宝宝光吸不咽或咽得少，说明奶量不足，宝宝吃不饱。

2. 看宝宝吃奶的表现。宝宝吃奶后会微笑或安静入眠，说明吃饱了；如果吃奶后还哭或咬着乳头不放，说明没吃饱。

3. 看大小便次数。如果宝宝每天尿 8 次以上，大便有四五次，说明奶量够了。尿量不多，大便少呈绿稀便，则说明奶量不够。

4. 体重增减。这项最能说明问题，宝宝第 2 个月增加约 600 克，以后每月增加约 500 克。如果体重减轻了，则可能是喂养不当、奶水不足或奶水太稀造成的。

夜奶无需调配很浓

需要提醒的是，人工喂养的宝宝，不要为了让宝宝在夜间睡得久一点，而把配方奶调配得很浓，或者在牛奶中加入婴儿谷类食品。因为在宝宝 6 个月以前的饮食中添加固体食物，会影响其消化。

1~3 个月宝宝的日常护理

这个月宝宝的进步依然日新月异，与妈妈的感情也日渐深厚。更为可喜的是，从这个月起，宝宝的作息会越来越规律，很大程度上减轻了新妈妈和家人的辛苦。

宝宝哭了

相信每位新手父母都对爱哭的宝宝最头疼。其实大多数时候，需要你细细体会宝宝的哭声，因为宝宝不会说话，他只能用哭声提示你：我病了，我饿了，我要尿尿了……

非疾病性哭闹

可能原因	表现
饥饿	哭的同时伴有啃手指、吃衣角或被角，吃到食物就停止哭
闹困	眼睛时睁时闭，哭声断断续续，入睡了就停止哭
有大小便	哭的同时发现脸涨得通红，并且还有用力的动作
胃肠不适	夜啼，可能是白天睡得多或吃得不合适
叮咬或刺痛	阵发性的号啕大哭，需要马上查找原因，是否被虫叮咬或刺痛了

疾病性哭闹

可能原因	症状
肠功能紊乱（肠绞痛）	烦躁哭闹，表现为面色潮红，口周发白，腹胀，严重者双拳紧握，两腿弯曲，手足冷。常见于晚上，一般持续几分钟，有的可能更长些，有时反复发作。一般排便或肛门排气后缓解
肠套叠（多见于 4~10 个月的宝宝）	早期症状为剧烈而持久哭闹，伴有频繁呕吐，腹胀，精神差。发病 6~12 小时有血便，能在腹部摸到包块
外耳道疖肿或中耳炎	哭闹时不断摇头，抓耳
营养不良	哭声无力，面色苍白，毛发稀疏，不经常笑
佝偻病	常夜惊好哭，烦躁不安，多汗摇头

给宝宝建个健康档案

妈妈可以学习社区保健站的做法，给宝宝建一个健康档案，把宝宝身体生长发育情况、接种疫苗记录、病历收藏部分以及过敏史、家族病史、心理发育等内容收录起来，不仅能让妈妈重温宝宝的成长过程，在宝宝生病时也能给医生做参考，方便治疗。

看懂宝宝的大小便

尿尿会变色

在宝宝刚出生住院期间，每天都会有护士过来询问宝宝的大小便次数，特别是小便，如果每天少于 6 次，就会提醒你给宝宝吃奶或喝水。出院回家以后，也需要你天天观察宝宝的大小便。如果宝宝的小便较少，而且发黄，颜色较深，那就表示是喝水不够或母乳不足。如果水分充足，尿色就会变淡了。

母乳喂养宝宝的便便

母乳喂养的宝宝，便便一般会软或稀一些，这是因为 1 岁以内的宝宝肠蠕动快，便便中的水分被吸收得较少，这是正常的现象。便便的颜色有些是黄色，有些是绿色，也常夹杂着发白的混状物，还有少许黏液之类的东西。还有人认为那种稀糊状的便便就是腹泻，或者绿色的便便就是消化不良。其实大多数是正常的，无须担心，也不必吃药。

人工喂养宝宝的便便

一般人工喂养的宝宝，大便呈浅黄色稠糊状或成形，所以一般人工喂养的宝宝需要适量喂水。如果闻到大便臭味很重，可能是蛋白质消化不好。如果大便中有奶瓣，是未消化完全的脂肪与钙或镁化合而成的皂块。不同品牌的配方奶或同品牌不同配方的奶粉，因为成分的不同，也会影响宝宝便便的形状。

该为宝宝准备新衣服了

宝宝比出生的时候长大了许多，原来那些和尚衫就不太合适了。为了方便宝宝以后更多的活动，该给宝宝准备新衣服了，如果有亲戚朋友送的一些旧衣服，可以洗净备好。3 个月的宝宝腿脚活动增加，还需要频繁更换尿布，所以适合穿下摆宽松的长袍状内衣。你还可以选购蛙型连体内衣，方便宝宝腿脚的活动，并能避免翻滚时下摆纠结在一起。宝宝的衣服最好是偏扣设计，这样能有效呵护宝宝的腹部，避免受凉。

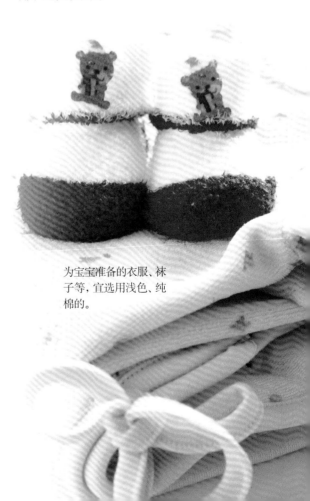

为宝宝准备的衣服、袜子等，宜选用浅色、纯棉的。

1~3个月宝宝智能训练

这个阶段的宝宝，视觉、听觉有了飞速发展，四肢也更加灵活。随着不断成长，他们也越来越爱动，会积极地去探索这个世界了。

视觉能力：小鸟飞累了

训练目的：刺激视觉的发展，同时促进宝宝颈部肌肉的发展，增强颈部肌肉的力度及灵活性。

训练方法：1.让宝宝在床上躺好，妈妈拿出一个色彩鲜艳的小鸟玩具，模仿小鸟的叫声，上下移动小鸟。

2.让宝宝的目光随着小鸟的移动而转动，小鸟或上或下，或左或右，最后妈妈把小鸟高高举起，对宝宝说："小鸟飞累了，小鸟要落下来了，小鸟准备落在宝宝的小肚子上。"让小鸟在宝宝面前飞两圈，最后轻轻落在宝宝肚子上。

与外界交流：亲近妈妈

训练目的：促进宝宝辨认能力和记忆能力的发展。

训练方法：妈妈平时要尽可能和宝宝在一起，进行更多近距离接触；多参与喂奶和护理宝宝，多与宝宝说话、逗笑，用丰富的表情和身体语言同宝宝交流，让宝宝感受到专属于妈妈的、与其他人不同的那份爱。

精细动作能力：拍拍皮球

训练目的：提高宝宝手眼协调能力，促进精细动作发展；加强触觉的刺激；促进语言发展。

训练方法：1.将一个质地柔软的皮球悬挂在婴儿床的上方，高度要稍微低一点，宝宝双手抬起能够到气球。

2.让宝宝平躺在床上，妈妈可先向宝宝示范拍打皮球的动作，要边做边说："这是小皮球，拍拍它会跑，宝宝学着做，小手拍拍看。"

3.妈妈可先将宝宝的手握住，带着他摸摸皮球，感受一下触摸皮球的感觉，再教他用双手拍拍球。

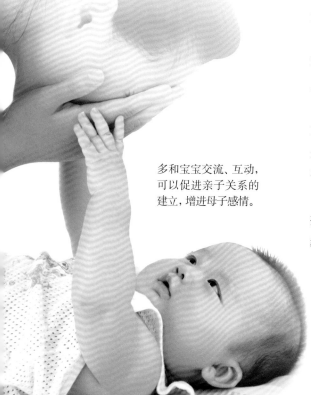

多和宝宝交流、互动，可以促进亲子关系的建立，增进母子感情。

语言能力：和妈妈对话

训练目的：学习控制发音器官，理解语言，促进语言发展；增进亲子感情。

训练方法：游戏的前提是宝宝能够笑出声，或能发出单个的韵母。妈妈跟宝宝面对面，用丰富的表情和夸张的语言来逗引宝宝，鼓励宝宝发音，和妈妈完成属于母子俩的"一问一答"对话。

感知觉能力：听听节拍歌

训练目的：通过音乐促进宝宝的韵律感、节拍感，同时增强感知觉能力。

训练方法：1.随着宝宝睡眠时间的减少，醒来时他会聆听各种声音，如响起欢快的音乐节奏，宝宝会很喜欢。

2.播放一段轻快活泼的音乐，妈妈用手鼓、玩具木棒，或者用自己的双手击打出这首音乐的节拍给宝宝听。

3.试着播放不同曲风的音乐，抒情的、轻松的、激昂的、柔和的，并打出不同的节拍给宝宝听。一段时间后，宝宝就会分辨出音乐中节奏的变化。

大运动能力：让我也来"爬一爬"

训练目的：推爬练习可促进宝宝大运动的发展，被动感受手脚与全身的协调配合。

训练方法：在宝宝练习俯卧抬头之后，用手抵住宝宝的足底，轻轻向前推动宝宝的脚。虽然此时宝宝的头和四肢尚不能离开床面，但宝宝会用全身力量向前方蹿行，这种被动爬行对宝宝大运动的发展非常有利。

妈妈可在前方摇动拨浪鼓，吸引宝宝试着抬头和向前蹿行。

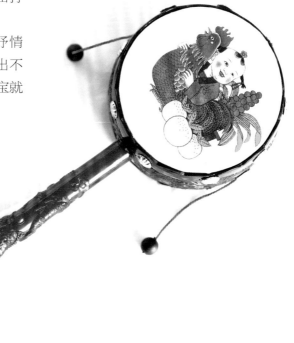

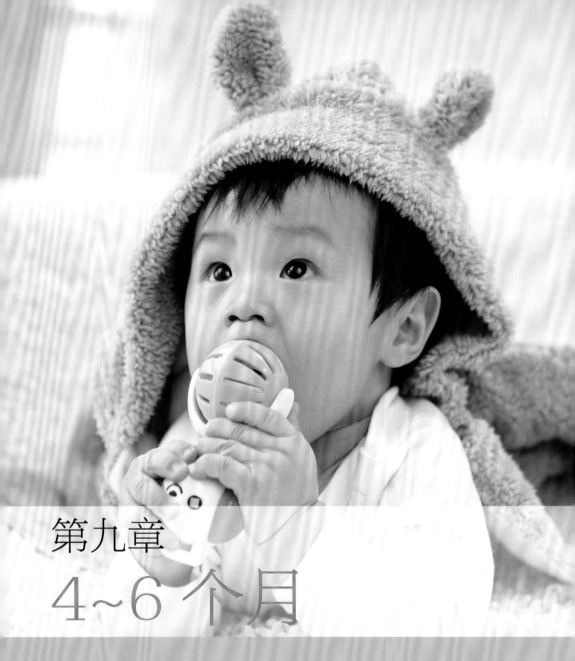

第九章

4~6 个月

　　有宝宝的日子，你会感觉时间过得真慢，可是突然有一天，你又会觉得时间过得太快了。现在宝宝已经能翻身了，已经能和你咿呀对话，已经能自己拿着摇铃响叮当……他白白的小牙露出了头，除了母乳和牛奶，已经能津津有味地喝一些果水和菜水了。

记录宝宝的成长点滴

分类	游戏	方法	第 1 次出现的时间		
认知	认生	家里出现生人或到新环境,宝宝会注视、不笑,拒绝被生人抱	第	月 第	天
	寻找失落的玩具	把带响的玩具在宝宝眼前落地,发出声音,宝宝会伸头转身寻找	第	月 第	天
	发觉玩具被拿走	宝宝正在聚精会神地玩心爱的玩具时,你突然拿走他的玩具,他会用自己的方式表示反抗	第	月 第	天
动作	伸手拍	竖抱宝宝脸朝前,他会伸手击打悬吊的带响玩具	第	月 第	天
		仰卧抬头达 90°	第	月 第	天
	扶蹦	妈妈双手扶宝宝腋下,宝宝站在平板床或父母腿上蹦跳,持续 2 秒以上	第	月 第	天
	手部动作	妈妈把积木出示在宝宝面前,先从一侧递一个,再从另一侧递一个,宝宝可以两手各拿一个	第	月 第	天
语言	发辅音	挠痒痒使宝宝高兴,无意识发辅音,如 ba、ma、buge、gu 等	第	月 第	天
	听名回头	父母在宝宝背部或侧面呼唤宝宝名字,宝宝会转头注视并笑	第	月 第	天
	模仿发辅音	宝宝高兴时,父母与他面对面发辅音,如 baba,mama,nana 等	第	月 第	天
	听声看物	抱起宝宝,问他:"灯在哪儿?"宝宝会看或指着灯	第	月 第	天
情绪与社交	藏猫猫	你可以先把脸蒙上,逗他说:"妈妈在哪儿?"宝宝笑着且动手拉布	第	月 第	天
	望镜中人	将宝宝竖抱在穿衣镜前,逗引宝宝看镜中的妈妈和自己,他会对着镜中人笑	第	月 第	天
	区别严厉与亲切	宝宝会对亲切表示愉快,对严厉表现不安或哭泣	第	月 第	天
自理	张口舔	用勺喂宝宝米粥或米粉,宝宝可以张口舔食	第	月 第	天
	自喂饼干	给宝宝一块磨牙饼干,他能自己放入口中吃	第	月 第	天

4~6 个月宝宝的喂养
——开始添加辅食啦

不管是母乳喂养还是人工喂养的宝宝，一般都在 6 个月以后就开始逐渐添加辅食，以满足宝宝的全部营养需要。你可以根据宝宝的情况，制定一个合理的辅食添加计划，以逐步让宝宝接受除了母乳或奶粉之外的食物，来满足他的营养需求。

坚持母乳喂养

母乳是宝宝最好的免疫物质，这时候的母乳，虽然不像初乳有那么强的免疫作用，但同样富含活性免疫球蛋白，能很好地给宝宝补充免疫物质。而且它的成分也是根据宝宝的成长不断变化的。母子间这个唯一的直接联结能够给予宝宝最有效的帮助，帮助宝宝抵抗病菌。

辅食添加的方法

辅食添加要讲究方法，让宝宝慢慢适应，否则容易出现消化不良、拉肚子、过敏等一系列症状。

从少量到多量。比如，蛋黄先从 1/4 个开始，再到 1/2 个和 1 个。开始添加的食物可以每天吃一次，再每天吃两次，这样逐渐增加吃的次数。

由稀到稠，逐渐添加。如先喝米汤，过渡到稀粥，再过渡到软饭。

从一种到多种。每次只添加一种食物，等宝宝适应了之后再逐渐添加另一种新的食物。不可同时添加几种食物。

添加辅食的顺序

6~7 个月：菜水、果水 (汁)、米汤。

7~8 个月：鸡蛋黄、米粉或代乳粉、米汤、稀粥、菜泥、水果泥。

8~9 个月：鸡蛋、稠粥、烂面条、鱼泥、肝泥、瘦肉末、豆腐、饼干或馒头片、切成小碎块的水果、碎菜。

10~12 个月：鸡蛋、软烂饭、小饺子或小馄饨、碎肉、碎菜、豆制品。

此月龄的宝宝可先喂半个蛋黄，慢慢增加，但 1 岁内都不宜喂食蛋清。

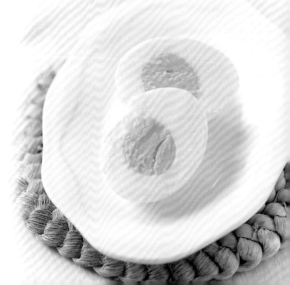

宝宝的第一道辅食

宝宝 6 个月时，从母体获得的铁储备差不多已经用完了，因此要及时为宝宝添加含铁量较高的辅食，如米粉、蛋黄、瘦肉、海带、绿叶菜、木耳、动物肝脏等。

米粉糊

米粉是宝宝最佳的第一道辅食，含有钙、铁、锌等多种营养素，也是宝宝最早、最容易接受的一种母乳以外的食物。宝宝可从中获得比较均衡的营养，而且胃肠负担也不会过重。目前市售的米粉中均强化了铁，能有效满足宝宝对铁的需求。

将 50 毫升温开水中倒入 2 小匙米粉，拌匀调成糊状，即可喂给宝宝。

为宝宝添加米粉时，米粉要黏稠，这样才能补充其所需热量。米粉的黏稠度以用小勺盛起来，倾斜时不流下来为宜。

蛋黄泥

添加米粉5~7天后，再开始补充蛋黄。将鸡蛋洗净后放入冷水中煮，等水开后再煮 5 分钟，冷却后取出蛋黄，用小匙将蛋黄切成 4 份，取其中一份，用开水或米汤、配方奶调成糊状，喂给宝宝。刚开始，每天喂 1/6~1/4 个蛋黄，以后慢慢增加。

给宝宝添加辅食时，宜每次只添加一种新辅食，过几天如果没有过敏反应再添加新食物。

过敏宝宝怎么吃

如果遇到过敏宝宝，在吃的问题上就要注意了。最好的办法是，一直坚持纯母乳喂养到 1 岁，即使要添加辅食，每次也只吃一种，过几天如果没有过敏反应再吃。如有过敏出现，要完全避免接触过敏性食物。

容易引起过敏的食物

类别	名称
蛋白质类	鱼、虾、贝类、鸡、鸭、蛋、豆制品、牛奶
淀粉类	面粉和各种坚果
蔬菜类	西红柿、土豆、莴苣、蘑菇等
水果类	菠萝、桃、芒果

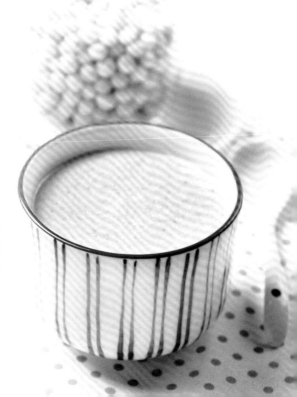

4~6个月宝宝的日常护理

这个时期，让你惊喜的是宝宝的乳牙已经悄悄地萌出了。不过，如果你没有发现也不必着急，因为只要在宝宝出生后4~12个月内长出乳牙都是正常的。

出牙期常见症状及护理

有的宝宝进入出牙期并没有什么异常的反应，但是也有的宝宝可能会出现一些状况，如低热、流口水、烦躁、睡眠不佳等。所以，还需要你细心地做好宝宝出牙前后的家庭护理工作。

发热

如果宝宝体温不超过38℃，且精神和食欲都很好，只需多喝水，不用特殊处理；如果体温超过38.5℃，还有哭闹、拒食的情况，则需要立即就医并及时降温。

腹泻

当大便只是次数多，水分不多时，最好暂时停止添加新的辅食，以粥等易消化食物为主，并注意卫生清洁和餐具消毒。如果大便10次以上，并且水分也多时，则需要马上就医治疗。

流口水

流口水是出牙期的正常反应，最好给宝宝戴口水巾，及时擦干流出的口水。但是，如果超过2岁还有流口水的现象时，也需请医生诊断。

我的宝宝怎么还没有出牙

由于个体差异，宝宝受营养、遗传等因素的影响，有的宝宝会在4个月时开始长牙，有的则会推迟到1岁。妈妈不要太着急，只要宝宝经常接触阳光，身体其他部分发育正常就不必担心。但是，如果超过1岁还未出牙就应该查找原因了，及早诊治。佝偻病、克汀病、营养不良、严重感染或甲状腺功能低下等都可引起宝宝出牙延迟。

如何为宝宝挑选餐具

给宝宝准备一个不易摔碎的塑料杯，塑料杯要通过安全检测、环保、无毒无刺激，颜色要鲜艳且易拿握。可让宝宝拿着杯子玩一会儿，待熟悉后，再倒入一些奶或果汁、水，将杯子放到宝宝嘴边，然后倾斜杯子，并让杯子里的奶或水能触到宝宝嘴唇。

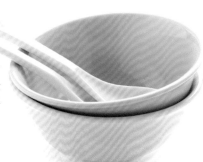

给宝宝用的餐具不仅要有可爱的外观，更要兼顾安全性，最好选购正规知名品牌的产品。

光脚好处多

在宝宝尚未走路前，没有必要给宝宝穿鞋，虽然有时宝宝的小脚丫摸起来凉凉的，但是光着脚对他没有影响。当他能站立和行走后，赤足同样有很多好处。宝宝的脚底生来是平的，随着大运动的不断发展，腿部及脚掌部位肌肉的力量就会相应地得到加强，必然会促使宝宝的足内侧缘抬起而将体重放在足外侧上，这样足弓就自然而然地形成了。如果让宝宝继续光脚在室外，比如温和的海滨、沙滩或其他安全的地方行走，脚底得到丰富的刺激，不但利于足弓的形成，更有利于全身的健康发展。

指甲巧护理

给宝宝剪指甲时，宝宝总是乱动，因此喂奶过程中或是宝宝熟睡时是剪指甲的好时机。妈妈要将胳膊支撑在大腿上或者其他稳定的地方，保证手部动作平稳。握住宝宝的小手，尽量将宝宝的手指分开，用宝宝专用指甲剪。要把指甲剪成圆弧状，不要留尖锐的角，如果指甲下有污垢，应在剪完指甲后用水洗干净。脚趾甲比手指甲长得慢，但也不要忘了修剪。

慎用痱子粉

夏天宝宝很容易出痱子，妈妈一般会使用痱子粉。擦上痱子粉，如果不出汗效果还可以，但是夏天宝宝经常出汗，被浸湿的痱子粉会刺激皮肤，其中的一些化学成分还可能被皮肤吸收，对宝宝造成伤害。因此，妈妈夏天给宝宝用痱子粉时要特别慎重。其实多洗澡才是预防出痱子的最好方法。

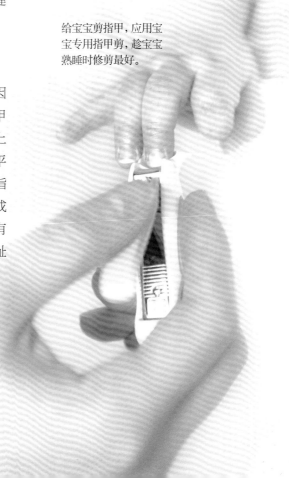

给宝宝剪指甲，应用宝宝专用指甲剪，趁宝宝熟睡时修剪最好。

坐起来看世界

宝宝到了 6 个月，他就开始有强烈的坐起来的欲望了，这是他成长历程中最让人兴奋的一页，你需要帮助宝宝坐起来看世界。

帮助宝宝坐起来

4 个月时，宝宝的后背肌肉还没有什么力气，一坐起来就会往前倾。5 个月时，他会倒向一侧，并且还会伸手支撑。6 个月，宝宝的背部肌肉已经有足够的力量支撑他坐起来，但可能平衡性不太好，比如，他可能会两只手都支撑着地面，或者一只手支撑着地面，不敢全部放手，这时就需要你帮忙了。帮助宝宝坐立可以有很多技巧：

1. 让宝宝靠着床头坐，在两边和前面放上枕头或靠垫，来避免宝宝前后左右倾斜。别让宝宝倒在硬的地面上，这会让他害怕，从而不爱学坐。

2. 让宝宝坐在你伸出的两腿中间，边练坐边陪他玩，这会让他喜欢坐，而且也很安全。

3. 在宝宝的面前放些玩具，鼓励宝宝用支撑身体的手去拿着玩，从而慢慢地独自坐起。

4. 两手分别握在宝宝的腋下，支撑他的身体使其坐起来，再让他的手去拿前面的玩具。

5. 当宝宝躺下时，两手拉他的小手，别太用力，让他靠自己的力量慢慢坐起来。拉坐练习会让他的平衡感越来越好。

6. 刚开始在宝宝坐起来的四周摆满枕头或靠垫，几天后撤掉一个，过几天再撤掉一个，观察宝宝的姿势，直到有一天，你会发现宝宝根本不需要任何倚靠就能自己坐得四平八稳了。

不必刻意练习坐

一般 6 个月左右，宝宝可开始独坐，刚开始独坐时，宝宝可能协调不好，身体前倾，此时坐的时间不宜长，慢慢延长每次坐的时间，直到能稳定地坐。

在日常生活中，宝宝有许多机会练习坐，如坐在妈妈的腿上逗乐，竖起抱时坐在大人肩膀上，喂饭时可坐在大人腿上或小车子里。在晴好无风的天气，可让宝宝坐在小车子里，大人推着到户外散步，环视周围事物。大人可充分利用这些机会让宝宝练习坐，而不必为练坐而坐。

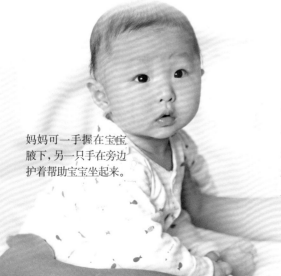

妈妈可一手握在宝宝腋下，另一只手在旁边护着帮助宝宝坐起来。

宝宝认生了

原本见了谁都会笑脸相迎的宝宝，在陌生人面前突然拘谨起来：先是表情凝重地盯着生人看，接着笑脸变哭脸，居然哇哇大哭起来……不要奇怪，这一时期的宝宝，由于认知能力的提高，已经进入了认生期。这可是宝宝进步的表现呢！

为什么宝宝会认生

几乎每个宝宝都会在出生五六个月之后经历这个"认生期"。宝宝到 1 岁左右会表现得最为强烈。这是因为 6 个月以后，宝宝的视觉和听力都有了很大发展，开始对陌生人和亲人有了分辨能力，已经对父母产生了信任和依恋，害怕与他们分离，而对于陌生人则感到害怕和恐慌。所以，认生说明宝宝的社会认知开始发展了。

哪种类型的宝宝易认生

一般说来，内向、安静的"乖宝宝"比活泼好动的"淘宝宝"更容易认生。平时在家里时间长、接触人少的宝宝比喜欢在户外、接触人多的宝宝更容易认生。此外，如果某类人对这个宝宝有过强烈的刺激，如打针的医生等，那他会对这类特定人群表现出害怕。

如何度过认生期

妈妈可以帮助宝宝度过这个认生期，同时，这也是与宝宝形成巩固的亲子关系的关键期。

妈妈一方面要给宝宝安全感，不要长期离开他，同时不要对他过度保护，引导他熟悉周围的人，慢慢接近陌生人，教他学会称呼不同的人，参加一些宝宝社区活动等，这些都有利于养成宝宝活泼开朗、乐于与人交往的性格。

走走逛逛少认生

在宝宝三四个月尚未认生时，父母要多带他到更广阔的地方去活动，接触各式各样的人和丰富多彩的世界。对已经认生的宝宝，既不要回避与陌生人的接触，也不要强制他与陌生人交往，而要为他创造一个慢慢适应陌生环境和陌生人的过程：经常带宝宝到亲朋好友家串门，或邀请他们来自己家做客；让宝宝喜欢的玩具和食物与陌生人同时出现，减缓他的恐惧心理。

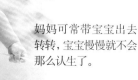

妈妈可常带宝宝出去转转，宝宝慢慢就不会那么认生了。

4~6 个月宝宝的智能训练

6 个月的宝宝，会一边啃着自己的小脚丫，一边和你咿咿呀呀聊天；他煞有其事地坐在那里摆弄着手上的玩具，也会自己拿饼干吃；他试图模仿你的一言一行，更对外面的世界充满了好奇和向往；他用小手指向门外，期望你能带他到更开阔的地方去……

综合能力：照镜子

训练目的：照镜子是个综合性游戏，可促进宝宝运动、认知、语言、社会性、知觉等各方面能力的提升。

训练方法：

1. 在照镜子前，妈妈最好给宝宝穿上色彩鲜艳的衣服，把宝宝抱到穿衣镜面前，让他捕捉、拍打镜中人影。

2. 妈妈用手指着宝宝的脸反复叫宝宝的名字，引导宝宝去拥抱、亲吻镜中的宝宝，同时念儿歌："小镜子，照一照，里面有个好宝宝。好宝宝，亲一亲，大家做个好朋友。"

3. 鼓励宝宝自己去摸镜子里面的小宝宝，宝宝可以咿咿呀呀地和他说话。此时宝宝还不知道那个就是自己。

触觉能力：摸摸这是什么

训练目的：增加触觉体验，促进宝宝大脑及神经的良性发展。

训练方法：

1. 准备 4 种硬的东西，如积木、小勺、磨牙饼干和梳子；再准备 4 种软的东西，如毛绒玩具、海绵、面包和毛线团。

2. 先把硬的物品摆好放在桌上，把宝宝抱坐在桌前，让宝宝一样一样自由地抓拿、摆弄。当他拿起一样物品的时候，妈妈就要告诉宝宝："这是积木，硬的。"当宝宝拿起另一物品时，同样告诉他说："这是勺子，硬的。"

3. 把坚硬的东西移到宝宝视线之外的地方，用同样的方法让宝宝玩软的东西。

放一些玩具在宝宝面前，让他自己摸着玩，增加宝宝的触觉体验。

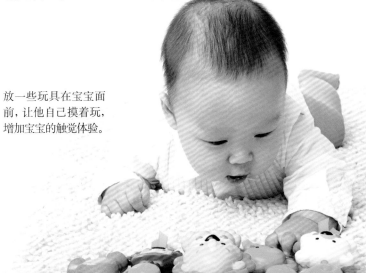

语言能力：听儿歌，做游戏

训练目的：增强语言与动作的关联性，促进宝宝对语言的理解和发展。

训练方法：

1. 妈妈可以结合日常生活，朗读一些简短的儿歌，在读儿歌的时候，妈妈可以带着宝宝一起模仿儿歌的内容做动作。

2. 看到布娃娃玩具时，可以边玩边说"布娃娃，我爱它，抱着娃娃笑哈哈"。

社交能力：扮鬼脸

训练目的：表情变换游戏，可以让宝宝对表情的认识更深入；理解表情后面的信息，有利于宝宝识别他人的情绪，为宝宝掌握良好的社会交往能力奠定初步基础。

训练方法：

1. 宝宝精力充沛时，妈妈模仿老虎，说"我是大老虎，啊呜——"同时做老虎张大嘴巴、瞪大眼睛的表情。

2. 妈妈可模仿小老鼠，说："我是小老鼠！吱吱——"同时五官挤在一起模仿老鼠的表情。

3. 妈妈可反复做各种鬼脸，逗引宝宝观察。但要注意表情不要太恐怖，以免给宝宝造成不良影响。

大运动能力：独坐

训练目的：锻炼宝宝腰部和腿部的肌肉、骨骼，逐步适应日后运动的需要。

训练方法：

1. 宝宝靠坐或坐稳时，可以在他面前放一些色彩鲜艳的玩具，逗引他用双手自由地拿玩具玩。

2. 开始训练时每次几分钟即可，随着训练次数的增加，时间也可以逐渐延长，但是不要超过 20 分钟。

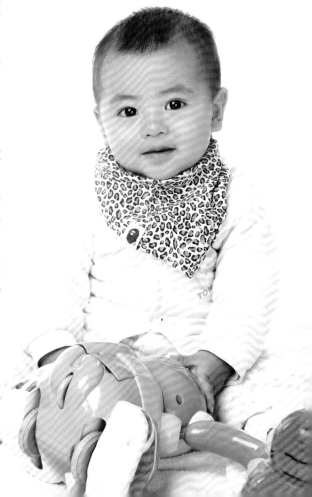

宝宝独坐时，把玩具给他玩，无形中锻炼了他的腰部和腿部力量。

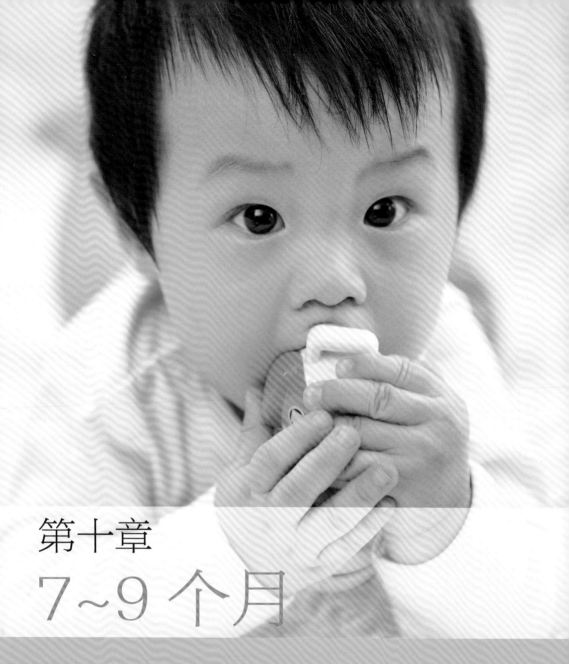

第十章
7~9个月

　　这个年龄段宝宝不仅会翻身，还能自己独自坐着玩，甚至满屋子乱爬。这时候，你需要将所有的危险物品束之高阁，以防行动自由的宝宝乱吃乱动。同时，6个月后也是宝宝疾病的高发期，因为母体带给宝宝的免疫力已经不起作用，而宝宝自身的免疫力还很脆弱，所以需要你特别注意了。

记录宝宝的成长点滴

分类	游戏	方法	第 1 次出现的时间		
认知	找藏起的玩具	当着宝宝的面将玩具藏在枕头下，宝宝能找到玩具	第	月 第	天
	认五官	鼓励宝宝用手指出五官，如眼、耳、口、鼻，宝宝可以认出其中一个	第	月 第	天
	听名称指物	让宝宝听名称指出相应的物品或自己身体的部位，会指 2 种以上	第	月 第	天
动作	独坐	把宝宝放于平板床上给他玩具玩，可以独坐玩 10 分钟以上	第	月 第	天
	会坐起躺下	宝宝仰卧时能自己坐起躺下	第	月 第	天
	爬行	宝宝俯卧于床上，用玩具在前边逗引，他会手膝爬行	第	月 第	天
	扶站	扶宝宝双手腕站立，可以坚持 10 秒以上	第	月 第	天
	手部动作	对击：父母一手拿一块积木对击，宝宝可以模仿着去做	第	月 第	天
		拇食指对捏：宝宝坐桌旁，将饼干放在桌上，他能用拇指、食指对捏	第	月 第	天
		按开关：宝宝可用食指按开关，如电视、灯、录音机等 3 种以上	第	月 第	天
语言	用动作表示语言	让宝宝用动作来表示语言，如谢谢、再见、欢迎等	第	月 第	天
	招手再见	和宝宝做游戏时，鼓励他模仿父母的动作或声音，如"再见""谢谢"或吐舌等	第	月 第	天
	拍手欢迎	客人来访时拍手"欢迎"	第	月 第	天
情绪与社交	要求抱	宝宝会主动要求抱	第	月 第	天
	懂表情	父母面对宝宝表现出高兴、悲伤、生气等，宝宝知道两三种表情	第	月 第	天
	模仿表演儿歌	父母用动作和表情来表演儿歌，宝宝可以模仿一部分	第	月 第	天
自理	捧杯喝水	盛少量的水，宝宝可以双手捧杯喝，父母稍加协助即可	第	月 第	天
	坐盆大小便	把便盆放在固定的地方，坚持训练宝宝坐盆大小便	第	月 第	天

7~9 个月宝宝的喂养
——宝宝到了咀嚼期

7~9 个月，宝宝开始出牙，总是流口水，烦躁不安，喜欢咬坚硬的东西，或总是吃手指，得给他点东西磨磨牙。这时就要及时添加饼干、磨牙饼、碎菜、肉泥、水果条、豆腐等各种各样的食物，让宝宝练习咀嚼了。

给宝宝磨牙用什么

其实，专门为宝宝设计的磨牙玩具很多，有牙胶、练齿器、固齿器等。但是，大多数宝宝可能并不会老老实实地拿着它磨牙，感兴趣时咬一下，没兴趣了到处乱扔，如果再想用，上面就脏兮兮的了，还需要消了毒再用，很是麻烦。其实还有更好的"磨牙工具"。

1. 自制水果条、蔬菜条，如苹果、黄瓜、胡萝卜，切成手指粗细的小长条，是磨牙的最好食物，还能补充维生素。但要特别注意被咬掉的部分，因为宝宝还不能嚼碎，很容易被卡住气道引起窒息。妈妈一定要看着宝宝吃这些东西。

2. 磨牙饼干、手指饼干或其他长条形饼干。

3. 红薯干、香蕉干等，如果太硬，可以稍蒸一下就会变软。

宝宝总吃手指怎么办

虽然不能强行阻止宝宝吃和咬的习惯，但是，如果宝宝喜欢吃手指，就需要引起注意了。吃手指不仅不卫生，时间长了不容易纠正，还会让牙齿或手指变形，所以一定要想办法阻止这个不良习惯。

1. 转移注意力。可以拿别的东西或玩具及时让宝宝不再吃手指头。

2. 多做关于手的游戏。比如拍手歌、手指歌谣等，让宝宝发现小手的其他乐趣，而不仅仅是吃。

3. 随时准备能吃的食物。如磨牙棒、水果条等，让他的口和手没有机会凑到一起去。

4. 有的父母一看到宝宝吃手指，就大声斥责，甚至打宝宝的小手，这是不对的，甚至还会起到反作用，父母要有耐心，以关爱和鼓励为主，慢慢帮助宝宝改掉吃手的习惯。

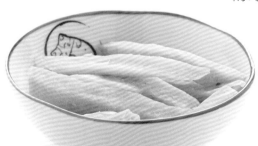

妈妈可用红薯自制磨牙棒，既健康卫生，又不致于被宝宝误吞。

1 岁之前没有断奶期

母乳一直是我们崇尚的最经济、最实惠、最具营养的食物，原则上提倡母乳喂养 12 个月以上，但由于个体差异，并不是每个妈妈都能做到，如果妈妈重返职场压力大还会导致母乳质量的下降。因此，妈妈更要丰富宝宝的辅食添加，1 岁之前不提倡断奶，每天还要保证三四次的母乳或配方奶，另外加 2 次辅食，辅食内容力求多样化，以保障宝宝营养均衡。

离不开的水果

水果中含有 β - 胡萝卜素，有抗氧化的生理活性，还含有丰富的维生素、不饱和脂肪酸、花青素，这些都是宝宝体内不可缺少的营养素。对宝宝来说，新鲜的时令水果是最好的选择，如春天的草莓、橘子、樱桃；夏天的西瓜、西红柿、桃；秋天的葡萄、苹果、梨；冬天的香蕉、橙子等。刚开始父母最好给宝宝选择性质温和的苹果和橘子。

增加膳食纤维食物

这个月龄的宝宝已经长牙，有了咀嚼能力，可以给宝宝增加含膳食纤维的食物和硬质食物，添加类似红薯、土豆之类的根茎块类食物。给宝宝吃一些硬质食物对宝宝牙齿的发育非常有利，也能锻炼他的消化功能。平时还可以选择含膳食纤维多的蔬菜，取菜尖的部分，切成宝宝容易入口的尺寸。

宝宝 1 天食谱安排

早晨 7 点：配方奶或母乳约 250 毫升

中午 11 点：粥 1 小碗，菜末 30 克，蛋黄鸡蛋羹 1 个（不加蛋清）

下午 3 点：配方奶或母乳约 250 毫升，水果 30 克

晚上 6 点：粥小半碗，鱼泥或肉末 30 克，豆腐 20 克，菜末 30 克

晚上 9~10 点：配方奶或母乳约 250 毫升

特别提示：对经常便秘的宝宝，可选菠菜、圆白菜、萝卜、香蕉等含膳食纤维多的食物。

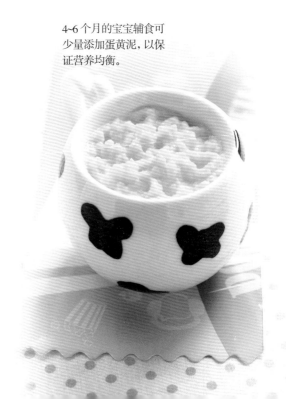

4~6 个月的宝宝辅食可少量添加蛋黄泥，以保证营养均衡。

7~9 个月宝宝的日常护理

宝宝 8 个月左右就可以慢慢养成定时排便的习惯了。比如，在把宝宝大小便时可以使用坐便器，如果是尿尿，可以发出"嘘嘘"的声音；如果大便，可以发出"嗯嗯"的声音，几次之后，就会让宝宝形成条件反射。

养成定时排便的好习惯

一般早晨或晚上宝宝会大便一次，每次睡醒之后小便，喂水或吃奶 20 分钟左右会小便一次。让宝宝养成定时大小便的习惯，有利于宝宝的消化功能和排泄功能形成规律运转。

1. 不要每隔一两个小时就让宝宝排便，这样会让他产生厌烦心理。如果过于频繁把尿，也会让宝宝紧张，从而尿尿的间隔也会越来越短。

2. 不要让宝宝在便盆上坐得时间过长，如果 5 分钟还是没有便意就要马上抱他下来，时间太长会导致脱肛。

3. 不要在宝宝坐便盆时喂他吃东西，或者逗他玩，这会延长排便的时间。

4. 如果宝宝不爱把尿和坐便盆，也不必过于强迫他，可以继续用纸尿裤，或者给他准备一个玩具卡通型的坐便盆试试。

让拉便便也成游戏：选择坐便器

其实，如果宝宝不喜欢把尿或排便训练，也可以给他准备一个可爱的坐便器。现在的坐便器有很多种类型，有小鸭、小熊等卡通形状的，特别可爱，好多是抽屉式的，拉完抽出来倒掉冲洗完再插上去，特别方便，也很干净卫生，可以根据自己的需要自由选择。

刚开始可以先给宝宝做示范，这个时期的宝宝最喜欢的就是模仿。如果宝宝不喜欢，也不必着急，可以先当作玩具玩儿，比如骑着走、推着走，等到他有了兴趣再教他使用。

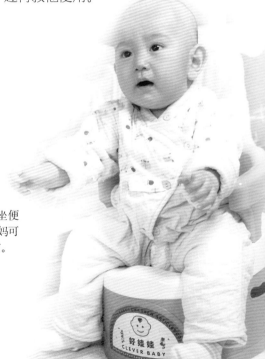

宝宝刚开始接触坐便器会有些排斥，妈妈可引导宝宝学会用它。

给宝宝喂饭有窍门

这个时候应该给宝宝准备专用的座椅和餐具了，最好给宝宝用专门的儿童座椅，座椅要与饭桌同高，宝宝能看到桌上的饭菜，能看着大家吃饭。餐具最好是安全、无毒、无刺激的，勺子主要是充当玩具的，防止他的小手到餐桌上乱抓一气，但不要给他筷子之类的细长硬物，以确保安全。宝宝的胃口小，别指望他一次吃掉你辛苦准备半天的食物。

乳牙也要清洁

宝宝在能吃固体食物前，牙齿并不一定要专门清洗，哺乳或者吃饭后可以给宝宝喂些温开水清洁牙齿。宝宝开始吃固体食物以后，就要每天早晚给宝宝刷牙了。这个月龄的宝宝，妈妈可以用套在手指上的软毛牙刷清洁，不必用牙膏，但要注意让宝宝饭后漱口。

给宝宝选双鞋

宝宝生长迅速，转眼间已经开始扶站、学爬、练习行走，为他准备一双舒服合适的鞋非常有必要。鞋的大小、肥瘦及足背高低都要根据宝宝自身情况来确定。宝宝的鞋以柔软、透气性好的鞋面为宜。鞋底应有一定的硬度，最好鞋的前 1/3 可弯曲，后 2/3 稍硬，不易弯曲；鞋帮要稍高一些，后帮紧贴脚，使脚踝不左右摆动；为宝宝及时更换新鞋，一般 3 个月更换 1 次。

给宝宝盖的被子不要太厚

如果宝宝在夜间睡着之后总是踢被子，爸爸妈妈应该注意不要给宝宝盖得太多、太厚，特别是在宝宝刚入睡时，更要少盖一点，等到夜里冷了再加盖。稍微盖薄一点，宝宝不会冻坏，盖得太厚，宝宝感觉燥热，踢掉了被子，反而容易着凉感冒。

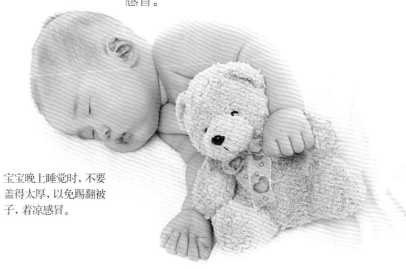

宝宝晚上睡觉时，不要盖得太厚，以免踢翻被子，着凉感冒。

宝宝生病了

宝宝从出生到 6 个月内，体内储存的来自母体的免疫物质，可以抵御致病菌的侵袭。但是过了 6 个月，宝宝从母体获得的免疫物质开始减少，而自己身体的抵抗能力又很低，特别容易受到病菌的侵袭而生病。

打针，吃药还是输液

宝宝生病，就要上医院，医生就会对症下药，但是父母在口服药、打针还是输液的问题上总是存在分歧。一般情况下，医生会根据具体情况来决定该吃药还是打针。其实，能吃药尽量吃药，实在不得已才考虑打针、输液。

口服药物是一种最简单、方便的用药方法，一般的轻度腹泻、感冒等都可以通过口服药解决问题。打针虽然吸收快，但是每次都会增加宝宝的痛苦。

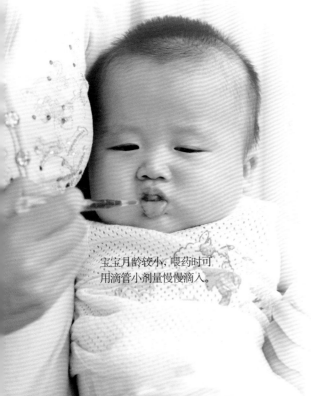

宝宝月龄较小，喂药时可用滴管小剂量慢慢滴入。

静脉输液可以使药物立即进入血管内，血流循环至全身各处，起效很快，适用于急救或重症病人。但如果经常输液，滥用抗生素，会使细菌产生耐药性，还会破坏和杀死正常有益菌群，降低宝宝自身的抵抗力。

宝宝生病了，喂药有讲究

"良药苦口"，年轻的父母在给宝宝喂药时，常常手忙脚乱，束手无策。到底该怎样给宝宝喂药呢？

喂药前，先给宝宝戴好围嘴，准备好卫生纸或毛巾，然后仔细查看好药名和剂量。药液要先摇匀，粉剂、片剂要用温开水调匀。

喂药时，抱起宝宝，取半卧位，用滴管或塑料软管吸满药液，将管口放在宝宝口中，每次以小剂量慢慢滴入。等宝宝下咽后，再继续喂药。若发生呛咳，应立即停止喂药，抱起宝宝轻拍后背，以免药液呛入气管。若宝宝又哭又闹不愿吃药，可将宝宝的头固定，用拇指和食指轻轻捏住双颊，使宝宝张开嘴巴，压住舌面，让药液从舌边慢慢流入，待宝宝吞咽后再把小匙取走。

我会爬了

现在专家都提倡让宝宝多爬行。爬行既能让宝宝的肌肉和关节得到锻炼，还能让他学会转移重心，为行走打下基础。另外，这种需要大脑和四肢充分协调操作的运动，可以增进大脑对四肢及眼睛的控制能力，锻炼手、脚、眼的协调性，从而更益于智力的提高。

3招让宝宝学会爬行

虽然每个宝宝初学爬行的姿势不一、方法不同，但也都会遵循一定的发展规律，也有一定的招数可以借鉴。

1. 把宝宝最喜欢玩的一个玩具，放在他刚好拿不到的地方，他的身体就会往前倾，手使劲地往前伸，向着前面的玩具慢慢挪动。

2. 当宝宝的身体压着脚，身子往前倾的时候，稍微推推宝宝的小屁股，可以帮助他前行。

3. 在宝宝积极爬行的时候，用一条宽围巾揽住宝宝的腹部，你的手提着围巾，可以借助围巾让他的肚子离开地面，从而慢慢前进。

5招让宝宝爱上爬行

要让宝宝学会爬行，并且爱上爬行，需要你创造学习爬行的好环境。

1. 多鼓励，不要设置障碍。对宝宝的每一步爬行都衷心地表示赞扬和鼓励，不要因为地上脏或怕宝宝受伤而有阻止的话语。

2. 给宝宝创造舒适的爬行条件，如一张较硬的大床或是一个足够大的爬行软垫。

3. 给宝宝提供爬行的机会，比如把他从小推车、学步车、婴儿背带里解放出来，让他靠自己的力量前行。

4. 和宝宝一起爬行。不妨弯下身子，和宝宝一起爬行玩耍，他会更有兴趣、更快乐地爬行。

5. 在宝宝爬行的路线上，每隔一处放一个玩具，可以让宝宝更有兴致。

需要提醒的是，一定要提前做好家里的安全防范工作，学会爬行的宝宝很可能在转眼间就不在你的视线范围之内了，排除一切安全隐患最重要。

在宝宝前方放一个玩具，可帮助宝宝学会爬行，但时间不宜太久，以免宝宝失去耐性。

7~9个月宝宝智能训练

这个月龄的宝宝，喊他名字时，他会转过头给你一个大大的微笑或者深情地看着你；已经懂得用摆手来说再见，用摇头表示"不"；你严厉地说："不能动！"他会立即缩回手，一脸严肃；高兴时，会咯咯大笑，甚至手舞足蹈……

精细动作能力：捏豆子装瓶

训练目的：通过用大拇指和食指捏豆子的练习，可提高宝宝手指动作的精确度和灵活性。

训练方法：1.妈妈可以充分利用这个时期宝宝的特点——喜欢捡各种小东西玩，准备各种各样的豆子，如芸豆、绿豆、大豆、黑豆、红豆等，再拿一个大口径的瓶子。

2.妈妈可先演示给宝宝看：用大拇指和食指捏起豆子，装入瓶子中。再让宝宝练习往瓶子里放豆子。等到宝宝练熟了，可以换小口径瓶子，锻炼宝宝小手的灵巧程度。

大动作能力："翻山越岭"找玩具

训练目的：爬行是一种较好的全身运动，可以锻炼胸腹背与四肢的肌肉，为日后的站立和行走打下良好基础。

训练方法：1.妈妈仰卧在床上，让宝宝趴在自己的身体左侧。妈妈拿起宝宝喜欢的玩具逗引宝宝，然后将玩具放在自己的右侧。

2.帮助宝宝爬上妈妈的身体，然后鼓励宝宝从妈妈身上爬过去，把喜欢的玩具拿过来。

3.宝宝拿到玩具后，妈妈要亲吻宝宝，鼓励他。

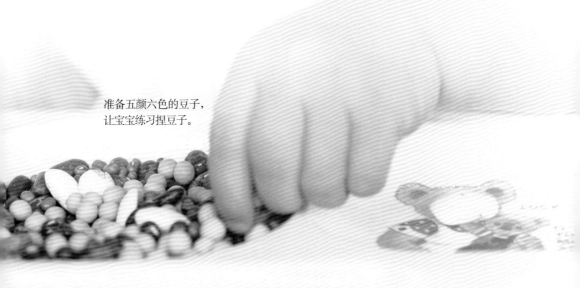

准备五颜六色的豆子，
让宝宝练习捏豆子。

社交能力：靠近陌生人

训练目的：通过与陌生人交往提高宝宝的人际交往能力。

训练方法：1.妈妈抱着宝宝，让他接近陌生人，可以是邻居、同事等，只要是宝宝不熟悉的人都可以。陌生人可以给宝宝一个小玩具，陪他一起玩一会儿，让宝宝逐渐放松。

2.然后向宝宝微笑，当宝宝报以微笑时，陌生人伸手抱宝宝。

3.陌生人抱宝宝时，妈妈要在旁边，让宝宝有安全感。哪怕一次只抱几秒，只要有几次这种体验，宝宝就敢于接近陌生人和新鲜事物了。

综合能力：抓住游泳的小鸭子

训练目的：促使宝宝视觉、手眼协调能力的同时提升；观察玩具的沉浮现象使得洗澡成为宝宝的乐趣之一。

训练方法：1.洗澡时，让宝宝在浴缸中坐稳，放入一些漂浮的玩具，并用手搅动水，使玩具游向宝宝，妈妈要用夸张的声调对宝宝说："宝宝，快抓住小鸭子，小鸭子要游走啦！"鼓励宝宝自己用手去抓小鸭子。

2.宝宝第一次玩这个游戏的时候也许只摸摸玩具，但多玩几次后，会有意识地去抓它，并试着推动玩具在水中漂游。

语言能力：宝宝快来接电话

训练目的：调动交流的兴趣；锻炼听说能力，促进语言的发展；拓展一种与人交流的方式，为提升沟通技能做准备。

训练方法：1.准备好玩具电话听筒2个，宝宝与妈妈面对面坐好。妈妈拿起玩具电话，做出拨号的样子，同时说："丁零零……电话来了，宝宝快来接电话呀！"帮宝宝拿起电话，放到宝宝耳朵边。

2.妈妈要在电话中分饰两个角色，要尽量强调宝宝对生活常用词的认识和理解，比如"渴了""饿了""高兴"等；也要调动宝宝说话的热情，尽量重复宝宝"咿咿呀呀"的语言，并为这些语言加上相应的"注释"。

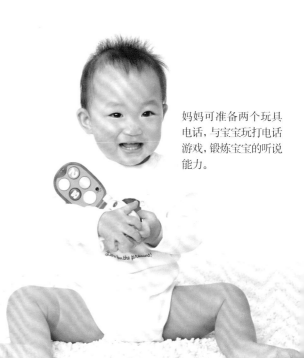

妈妈可准备两个玩具电话，与宝宝玩打电话游戏，锻炼宝宝的听说能力。

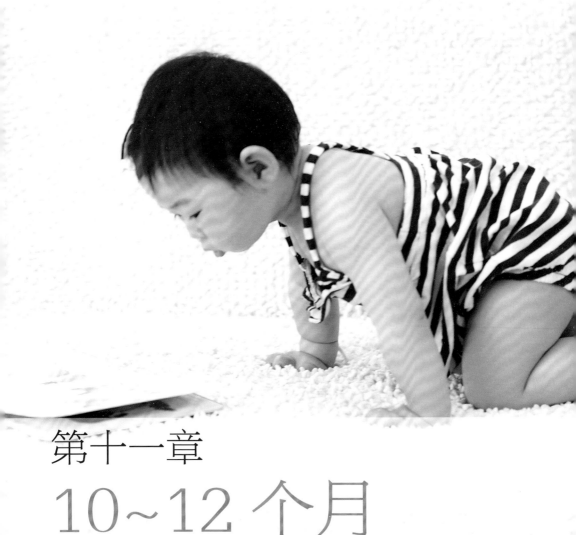

第十一章

10~12 个月

从爬行到站立，从站立到行走，从咿咿呀呀到开口说话……这个时期的宝宝会给你应接不暇的惊喜，也会让你有一种莫大的成就感。你会看着宝宝每日的变化，在心里自语：这真的是当初那个小不点吗？一转眼，都快要 1 岁了！时光在妈妈的眼里真的是转瞬即逝，因为，只有快乐充实的光阴才过得匆匆！

记录宝宝的成长点滴

分类	游戏	方法	第1次出现的时间
认知	认图卡片	念物名，让宝宝拿出相应的图片卡	第　月第　天
	用棍够玩具	把玩具放在床下伸手够不到的地方，给宝宝1根木棒，宝宝知道利用木棒够，但不一定能取到	第　月第　天
	认身体部位	指出身体的部位，如手、脚、腿、肚子等，让宝宝回答，会认两三处	第　月第　天
	竖食指表示	问宝宝"你几岁了"，要求竖起食指回答	第　月第　天
动作	独站	扶宝宝站立后松开，宝宝可以独站2秒以上	第　月第　天
		扶宝宝站稳，给他一个玩具后放开手，宝宝可以独站10秒以上	第　月第　天
		宝宝可以独自蹲下又站起	第　月第　天
	扶推车走步	让宝宝扶推车或床沿，迈3步以上	第　月第　天
	扶站	扶宝宝双手腕站立，可以坚持10秒以上	第　月第　天
	独自行走	宝宝可以独自行走两三步	第　月第　天
	手部动作	打开杯盖：父母示范打开杯盖过程，宝宝可以模仿做	第　月第　天
		翻书：向宝宝示范硬皮书的打开与合上，宝宝可以模仿父母的动作反复几次	第　月第　天
		用蜡笔戳点：宝宝会用蜡笔在纸上戳出点来	第　月第　天
		搭积木：宝宝会搭两块积木，且不倒	第　月第　天
语言	叫爸爸或妈妈	宝宝有意识地第一次对着爸爸叫"爸爸"或对着妈妈叫"妈妈"	第　月第　天
	伸手"要"	宝宝有意识地发出一个字音，表示特定的意思，如"要""走""拿"等	第　月第　天
	模仿动物叫	向宝宝出示不同的动物卡片，宝宝可以模仿5种动物的叫声	第　月第　天
情绪与社交	懂命令	听得懂妈妈的命令，如"帮妈妈拿来""坐下"	第　月第　天
	随音乐或儿歌做动作	放音乐或念儿歌时，宝宝能随节奏做简单的动作	第　月第　天
	要东西知道给	向宝宝索要他手中的玩具，他理解语言，知道给	第　月第　天
自理	配合穿衣	宝宝可以配合妈妈穿衣，如穿上衣伸胳膊	第　月第　天
	蹬掉鞋	上床前宝宝可以用脚蹬掉鞋	第　月第　天
	用勺吃饭	宝宝能用勺把饭送入口中	第　月第　天

10~12 个月宝宝的喂养
——让宝宝爱上吃饭

10 个月的宝宝几乎能接受所有软、烂的食物了，咀嚼能力和小手的协调能力都有了很大的提高，所以这个时候就可以培养餐桌礼仪了。别怕他现在可能吃的还没洒的多，这可以让你以后不用再追着赶着哄宝宝吃饭了。

用餐时间不宜过长

宝宝的每顿饭都不应该花太多的时间，因为宝宝在饥饿时胃口特别好，所以宝宝刚开始吃饭时要专心致志，养成良好的吃饭习惯。每餐饭最多应在半小时内喂完，一般为 15~20 分钟。

宝宝用餐"三不要"

不要因为宝宝想吃，于是大家就你一勺、他一筷地喂宝宝吃各种食物，要尽量让妈妈来喂，这样既卫生，也能很好地掌握宝宝的食量。

不要因为抢时间强行往宝宝嘴里塞饭，一定要等到他嘴里的饭咽下后，再喂第二口。当宝宝把食物弄得狼藉不堪时，也要保持冷静和温和。

不要在餐桌上责备、训斥宝宝，不要表现出自己对食物的偏好。营造良好的进餐气氛，让宝宝从父母那里感觉进餐是一件愉快而有趣的事情。

鼓励宝宝自己吃

其实这个时期的宝宝动手欲望非常强，妈妈可借助这个时机，手把手地训练宝宝自己吃饭。让宝宝拿着勺子，妈妈与宝宝共同持勺，帮助宝宝把饭放到勺子上，然后教宝宝自己把饭送入口中。当然，更多的是妈妈帮助把饭送入宝宝口中。

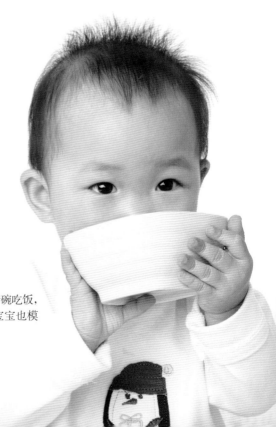

妈妈一边端着碗吃饭，一边可鼓励宝宝也模仿自己吃饭。

不用着急断奶

1岁左右的宝宝不用着急断奶，对于宝宝来说，母乳和配方奶仍然是宝宝不可缺少的营养来源。虽然宝宝食谱中有肉类食品，也含有蛋白质，但宝宝吸收的量不足，远远满足不了生长发育的需求。母乳或配方奶含有优质蛋白质，既好喝，又易吸收，是补充蛋白质的最佳选择。即便辅食添加正常，1岁的宝宝每天仍要至少喝两顿奶，每次保证在250毫升，这样才能满足生长发育的需要。

结合宝宝的体质选择水果

宝宝平时易便秘，小便黄，舌苔厚，一般属于偏热的体质，最好吃凉性的瓜果，如西瓜、梨、猕猴桃等，而荔枝、柑橘等吃多了容易上火，尽量少吃。虚寒体质的宝宝可以多吃一些温热的瓜果，如荔枝、桃、龙眼、石榴、樱桃、杏等，但也不能多吃。正在发热或发炎的宝宝也要尽量避免食用热性的瓜果。

让宝宝爱上蔬菜

蔬菜巧制作能让宝宝爱上吃蔬菜。蔬菜可选择的种类很多，可以给宝宝多尝试选择几种蔬菜。蔬菜剁碎后放入粥或软米饭、面条中，或者切碎后与肉或蛋炖在一起，做成馅也是不错的办法；用榨汁机把各种蔬菜榨出汁水来和面，胡萝卜汁面是橙色的，芹菜汁面是绿色的，色彩鲜艳又富营养。

宝宝饿一顿没有大碍

在物质极为丰富的条件下，宝宝常常是饮食过度引起积食和消化不良，没有饿病的现象。宝宝天生就知道选择吃什么和吃多少，这是人类乃至动物的本能。所以妈妈不必过于担心宝宝会饿到。有时候，饿一顿对宝宝反而有好处，下一餐时宝宝会显得相当有胃口。

几种蔬菜切碎了做成粥，鲜艳的颜色，宝宝一定爱吃。

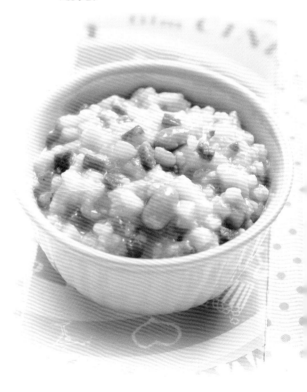

10~12个月宝宝的日常护理

帮助这个阶段的宝宝建立良好的生活规律和生活习惯很重要，宝宝健康，爸爸妈妈也会轻松。

让宝宝自己入睡

让宝宝建立良好的睡眠习惯，优质的睡眠，可以促进宝宝大脑及身体的发育。妈妈每天为宝宝建立可形成秩序感的就寝程序，比如洗澡→按摩→最后一遍奶→睡前故事或儿歌→陪宝宝说说话→宝宝自己睡觉。让宝宝养成自己入睡的习惯，这个月龄段的宝宝经过引导是完全可以做到的。

让学步车消失于宝宝的世界

很多父母会为宝宝准备学步车。其实，学步车解放的是大人，对于宝宝来说有百害而无一利，它对宝宝大运动的发展没有任何益处。宝宝在学步车内滑来滑去，对于脖颈、腰腿、脚部及全身的协调配合起不到任何锻炼作用。宝宝在滑动过程中反而会因为过快、过猛失去平衡而摔倒。因此，为了宝宝的健康和安全，让学步车消失于宝宝的世界吧。

不要轻视午后小睡

午睡能增强宝宝免疫力。午睡时体内胞壁酸分泌增多，这种被科学界称为睡眠因子的物质，既能催眠，又能增强人体的免疫功能。宝宝的大脑发育尚未成熟，半天的活动使身心处于疲劳状态，午睡将使宝宝得到最大限度的放松，使脑部的缺血、缺氧状态得到改善，让宝宝睡醒后精神振奋，反应灵敏。宝宝在睡眠过程中还会分泌生长激素，因此，爱睡的宝宝长得快。

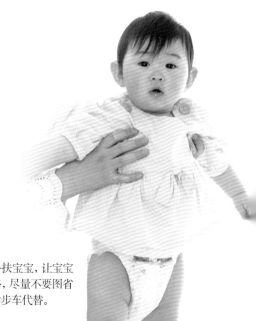

妈妈可手扶宝宝，让宝宝练习走路，尽量不要图省事而用学步车代替。

培养良好的生活习惯

从培养良好的进餐习惯开始，给宝宝安排一个固定的座位，养成安静、独立进食的好习惯；给宝宝准备一个喝水训练杯，妈妈要给宝宝做示范，双手握杯，用力吸水或直接往嘴里倒水喝；在房间里辟出一块靠墙的地方，当作宝宝的玩具角，备一个玩具架或多个玩具箱，告诉宝宝把不玩的玩具放进箱子，培养他整理玩具的习惯。

别给宝宝玩手机

不知道从什么时候开始，手机也悄悄变成了宝宝的一种玩具。你可能觉得不打电话就不会有辐射，但你不知道的是，人们使用手机时电磁波可以进入大脑，在相同条件下，宝宝受到电磁波的伤害要比成人大，因为他们的颅骨薄，大脑吸收的辐射相当于成人的 2~4 倍。

专家认为，手机的电磁场会干扰中枢神经系统的正常功能。宝宝中枢神经系统正处于形成和发育期，常玩手机肯定会影响大脑的发育，手机辐射还会影响到宝宝的免疫力及视觉神经的良性发展。

此阶段的宝宝大脑尚处于发育阶段，尽量让宝宝远离手机。

宝宝总流口水怎么办

要随时为宝宝擦去口水，擦时不可用力，轻轻将口水拭干即可，以免损伤局部皮肤。

给宝宝擦口水的手帕，要求质地柔软，以棉布质地为宜，要经常烫洗。应该用温水洗净口水流到处，然后涂上油脂，以保护下巴和颈部的皮肤。最好给宝宝围上围嘴，经常更换，保持颈部皮肤的干燥。

另外，宝宝趴着睡觉的时候，流口水不会给他带来什么影响，但宝宝睡觉时用的枕头要勤洗勤晒，以防细菌滋生。

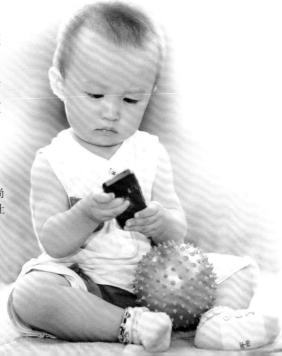

10~12 个月宝宝的智能训练

这个阶段的宝宝有了突飞猛进的发展，从爬行到站立，宝宝会越来越不满足，他已经迫不及待地想要蹒跚走路了。

社交能力：学习分享

训练目的：帮助宝宝建立起交换的概念，让宝宝学会帮助别人，与人分享。

训练方法：1. 妈妈拿着一件宝宝最喜欢的玩具，告诉宝宝："把你手中的苹果给妈妈，妈妈把玩具给你。"这样宝宝会很乐意用苹果换回自己喜欢的玩具。

2. 在宝宝面前，妈妈把一个苹果递给爸爸，爸爸说："谢谢。"爸爸再给妈妈递一个苹果，妈妈说："谢谢。"这时妈妈对着宝宝说："宝宝把苹果递给妈妈好吗？"引导宝宝递苹果给妈妈。

3. 全家人围在一起，把小车推过去，让宝宝递给爸爸；把小球滚过去，让宝宝传给妈妈。如果宝宝做对了，就抱起来亲亲，及时夸奖宝宝。

感知觉能力：感知大和小

训练目的：感知大小，锻炼宝宝的观察能力和记忆力；启发思维，促进智能的发展。

训练方法：1. 将宝宝喜欢的饼干放在桌上，选出大的和小的各放一块，并告诉宝宝："这个是大的""这个是小的"。

2. 用口令让宝宝自己去拿大的和小的。如果宝宝拿对了，就让宝宝吃，如果拿错了就引导宝宝重新分辨，宝宝很快就能分辨大和小。

3. 妈妈也可以用大小积木强化宝宝感受大和小的概念，如玩积木大小排队的游戏等。

宝宝通过交换拿到了自己最喜欢的玩具，会让他渐渐学会与人分享。

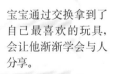
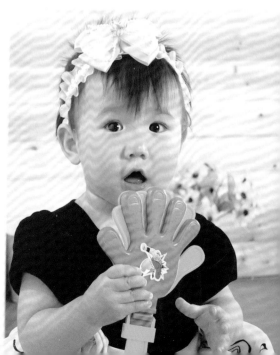

大动作能力：踢皮球

训练目的：增强腿部力量，为宝宝学走路打下基础。

训练方法：准备一个稍大的皮球，妈妈扶着宝宝腋下进行游戏。爸爸把球踢给宝宝，在妈妈的帮助下让宝宝"接住"，再"踢回"给爸爸。

综合能力：涂涂画画

训练目的：进一步提高宝宝手指的灵活性以及拇指、食指、中指的协调配合能力；初步培养宝宝对色彩和涂画的兴趣。

训练方法：1.妈妈准备好纸和笔，笔以彩色蜡笔为宜。让宝宝坐在小桌前，妈妈先用蜡笔在纸上画出一个娃娃脸或宝宝熟悉的小动物，再涂上各种颜色，以激起宝宝的兴趣。

2.把蜡笔交给宝宝，教他用全手握住笔，并扶住宝宝的手在纸上作画。如在鱼的眼睛处点上小点，让他看到"自己会画鱼眼睛了"，宝宝会非常兴奋。

3.放开手，让宝宝在纸上任意涂涂点点。无论宝宝涂成什么样，都要夸奖宝宝。

精细动作能力：码积木

训练目的：锻炼宝宝眼睛和手的协调能力。

训练方法：1.妈妈和爸爸一起把积木收拾起来，码放整齐后放到盒子里，宝宝看到了自然会模仿爸爸妈妈的动作，逐渐就能把积木码放整齐。

2.妈妈还可以把积木取出来码放两层，告诉宝宝"这是两层的楼房"，并让宝宝在上面多放一块说"楼房有三层了"。这时妈妈要马上表扬宝宝能干，这会激发宝宝的兴趣和自信心。

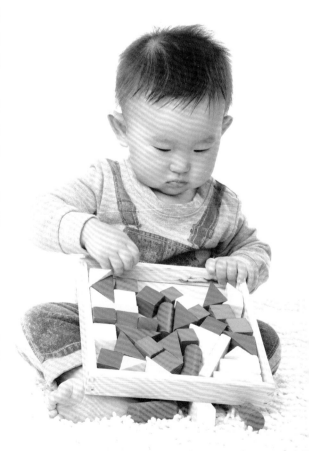

妈妈示范，宝宝会学着码积木，利于锻炼宝宝的协调能力。

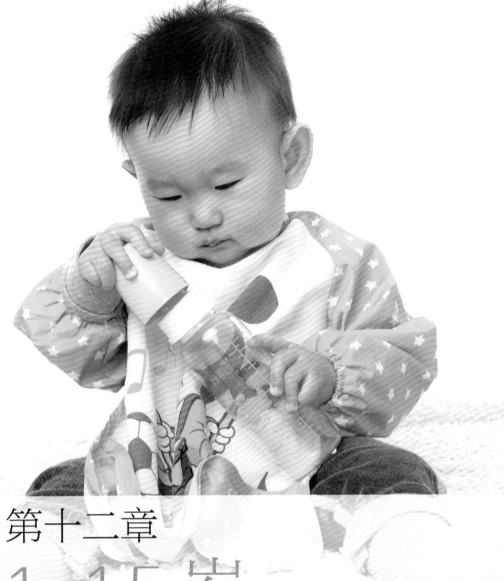

第十二章
1~1.5 岁

　　满1岁，宝宝长大了，也从此进入了他生命中的又一个阶段——幼儿期。这时，宝宝已经会甜甜地叫"爸爸""妈妈"了。宝宝也越来越独立，更多的时候表现得像个小大人，会带给父母更多的惊喜，让你们在不知不觉间发现：原来宝宝已经长大了！

记录宝宝的成长点滴

分类	游戏	方法	第1次出现的时间		
认知	认颜色	让宝宝从多种颜色的积木中挑出红色的,宝宝能挑出	第	月第	天
	认几何图形	在有圆形、方形、三角形的图形中,让宝宝挑出不同图形,宝宝能挑出	第	月第	天
	认交通工具	在汽车、飞机、火车等交通工具的图片中,让宝宝挑出不同的交通工具,宝宝能挑出	第	月第	天
动作	抛球	站在宝宝对面,鼓励宝宝将球抛过来,宝宝会举手过肩并抛出	第	月第	天
	扶栏上楼梯	父母在旁监护,鼓励宝宝自己扶栏上楼梯,宝宝能上1级或2级台阶	第	月第	天
	搭积木	父母示范搭两块积木,推倒后,鼓励宝宝模仿,宝宝能搭四块即可	第	月第	天
	套圈	将直径为10厘米的彩色套圈套在垂直的棍上,父母示范让宝宝模仿,宝宝能模仿套5个	第	月第	天
	投球入杯	父母用拇指、食指拿稳小球,拿到杯口时说"放开",让小球落入杯内。让宝宝照做,宝宝能放四五个小球	第	月第	天
语言	知道自己名字	父母问宝宝:"你叫什么呀?"让宝宝自己回答,宝宝能回答正确	第	月第	天
	"有没有"	在宝宝的注视下,父母将玩具熊放在枕头下,问宝宝:"枕头下有什么呀?"再问宝宝:"有没有小青蛙?"宝宝回答"有熊""没小青蛙"	第	月第	天
情绪与社交	听到叫名字	父母在宝宝背后叫他的名字,宝宝能理解叫自己并走过来	第	月第	天
	照顾娃娃	父母说"娃娃病了",鼓励宝宝去照顾娃娃,宝宝会表示同情,并给娃娃盖被、喂饭	第	月第	天
自理	控制大小便	观察宝宝在大小便时,能否用语言表达或自己主动去坐便盆,宝宝能用语言表达或主动坐盆	第	月第	天
	会自己吃饭	鼓励宝宝自己用勺吃饭,宝宝能独立吃半碗饭	第	月第	天
	端杯喝水	给宝宝盛半杯水,宝宝能自己捧杯喝水	第	月第	天

1~1.5 岁宝宝的喂养
——重视三餐质量

此时，宝宝所摄入的营养和食品都要多样化了，妈妈可以适当看一些儿童营养方面的书，以保证宝宝能够摄入均衡的营养。

宝宝一日三餐的原则

每天把主要的营养素搭配到各餐之中，做到营养均衡，花样翻新，粗细搭配。每天食物品种要尽量多，黄绿色的蔬菜要占一半以上。饭菜要尽量做到软烂，不能用豆浆代替牛奶，也不能用水果代替蔬菜，还有不宜食用油炸食物。

一日三餐为主，母乳为辅

1 岁左右的宝宝，逐渐变为以一日三餐为主，有母乳者，继续喂，无母乳者，早、晚以配方奶为辅。

以三餐为主之后，父母一定要保证宝宝辅食的质量。肉泥、蛋黄、肝泥、豆腐等含有丰富的蛋白质，是宝宝身体发育必需的食物，而米粥、面条等主食是宝宝补充热量的来源，蔬菜可以补充维生素、矿物质和膳食纤维，促进新陈代谢，促进消化。

要想宝宝长得健壮，父母必须细心调理好宝宝的三餐饮食，将肉、鱼、蛋、菜等与主食合理调配。这么大的宝宝，牙齿还未长齐，咀嚼还不够细腻，所以要尽量把菜做得细软一些，肉类要做成肉末，以便宝宝消化吸收。1 岁的宝宝要加维生素 A、维生素 D 制剂和钙片，切记用量与用法要遵医嘱。

杜绝边吃边玩

宝宝边吃边玩，会导致消化功能减弱，食欲缺乏。这不仅损害了宝宝的健康，还会使宝宝养成做事不严肃、不认真的坏习惯。

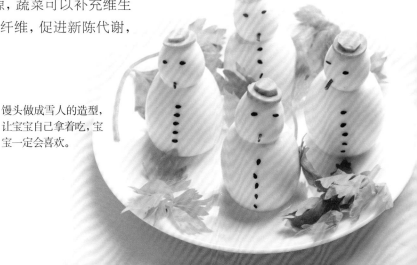

馒头做成雪人的造型，让宝宝自己拿着吃，宝宝一定会喜欢。

1~1.5 岁宝宝的日常护理

晚上 10 点至凌晨 2 点是生长激素分泌最为旺盛的时间段。因此，只有保证良好的睡眠，宝宝才能长得好。

怎样应对"夜猫子宝宝"

白天多游戏

上午和下午，父母要多和宝宝玩，可以带他去散步，也可以做游戏，或者让宝宝干自己喜欢的事情。这样，玩累了的宝宝会在中午睡个小觉，但其他时间应该是清醒的。切记下午两点钟前一定要叫醒他哦！

晚上早睡眠

玩了一天的宝宝，要让他吃了晚饭后再洗澡，然后由妈妈带着在床上播放他喜欢的儿歌或音乐，让宝宝在安静温馨的环境中早早休息。如果宝宝睡不着，妈妈可以轻轻抚摸着他，或轻轻握住宝宝的一只手，也可以和着音乐轻轻哼唱。有妈妈陪在身边，宝宝会很有安全感。

如果宝宝还是很想玩，不妨留一盏小灯，让宝宝一个人在床上玩，妈妈则假装睡觉，这样宝宝玩了一会儿觉得没意思，自然就会睡觉了。

特别推荐的玩具

1. 指偶。宝宝会把指偶套在小手指上，然后特别兴奋地让你看。他玩得如此着迷，任何有孔的东西他都会拿来套在手指上。他还会把它们套在你的手指上，你可要有耐心哦。

2. 皮球。宝宝开始只会双手抱球，不过很快就会一边踢球，一边保持身体平衡。当然，你还应教会宝宝双手举过肩向前扔球，而不是在胸前将球推出去。

3. 贴纸。宝宝对贴纸的兴趣总是非常浓厚。

告诉宝宝：便后清洁靠自己

如厕后的清洁问题，是宝宝面临的又一挑战。培养宝宝良好的便后卫生习惯同样重要而艰巨。应该使用柔韧性好、吸水性强的儿童专用手纸。让宝宝记住，每次便后都应该洗手。注意宝宝洗手质量，让他边洗手边从 1 数到 10，以保证洗手时间。

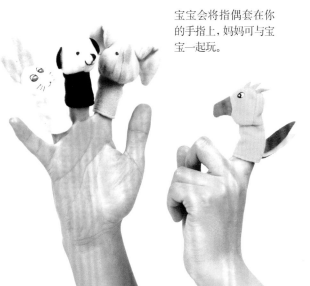

宝宝会将指偶套在你的手指上，妈妈可与宝宝一起玩。

晃晃悠悠开步走

　　1~1.5 岁，大多数宝宝已经可以晃晃悠悠地开始走了，这时宝宝的活动范围更大了，也需要你在后面追着跑了。一般宝宝学会走路要经过几个过程，先是扶着东西站起来，然后再扶着四处游走，等到身体慢慢平衡，就会行动自如了。

学步小游戏

自己拿玩具

　　准备一个宝宝喜欢的玩具。让宝宝扶站在婴儿床的一侧，妈妈手拿玩具站在床的另一侧，妈妈边摇手中的玩具边说："宝宝，走过来拿玩具了。"引导宝宝扶着栏杆走向妈妈。

比力气

　　准备一条学步带。让宝宝站好，妈妈将学步带套在宝宝胸前，从宝宝背后拎着带子，帮宝宝掌握平衡。妈妈说："看看宝宝力气有多大，能不能拉动妈妈。"妈妈和宝宝一起走向前。

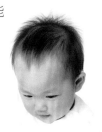

宝宝还不太会走路，妈妈可在宝宝前方蹲下，鼓励宝宝向前迈步。

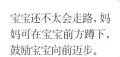

宝宝还不会走路怎么办

　　眼看着别人家同龄的宝宝都会走路了，自己的宝宝却还不会，妈妈一定有些着急了。实际上每个孩子发育情况不同，只要宝宝身体健康，妈妈大可不必担心。

　　每个孩子都有自身的发展时刻表，父母要敏锐地捕捉到信息迹象，从旁协助宝宝。比如宝宝自己扶着横走、自己扶站起来长时间站立，父母就要适时地给予协助，如牵走、练习抬腿、鼓励等，这样孩子就能在自己发展时刻表的第一时间里水到渠成地完成发展。

　　其实，无论是 8 个月走路还是 1 岁半走路，都不会影响宝宝的发育和成长。只要遵照宝宝自身的发展规律，无论早走晚走，都是正常的，并不会存在早走比晚走聪明的问题。要知道，只要是发育正常的宝宝，即使晚走几个月，各方面也会很快赶上早走的宝宝，这只是一个时间问题而已。

　　但如果宝宝 1 岁半还不会走路，父母一定要警惕，可能存在一些病理情况：如脑性瘫痪，可能是由早产或者脑部缺血引起的；或是髋关节脱位，这时应及时就医。

咿咿呀呀学说话

看到同龄宝宝有些已经会说话了，妈妈又该着急了。其实，宝宝的说话能力相差很大，有的宝宝 18 个月才会说一个单字，而有的宝宝此时已能背诵儿歌，这并不一定是智力有差异，而是与宝宝的语言发展、所处的环境及父母教养宝宝的方式有很大关系。

指指点点的语言

宝宝说话之前，会熟练地用手势语言来表达自己的需求。如果他想要桌子上的玩具，不再用哭来表示，而是用手指着玩具使劲"啊啊啊"地叫。

用动作表示语言是宝宝学会说话的重要基础，所以要经常鼓励宝宝用手势表示需要，用动作表达与人交往的欲望。如见面招手说"你好"，离开挥手说"再见"或"ByeBye"。重复几次后，宝宝听到说"你好"或"再见"就会主动招手或挥手了。

这个方法可以帮助宝宝理解动作与语言的关系。这一阶段的宝宝有超强的模仿能力，所以只要你为他做示范，没有他学不会的动作语言。

爸爸妈妈做好榜样

宝宝学习语言的重要途径就是模仿，所以爸爸妈妈一定要做好宝宝的榜样，创造一个正确的学习语言的环境。

1. 积极和宝宝交流，要用标准的语言，做到发音正确、词汇丰富、语言精练、符合语法规范。

2. 与宝宝说话时放慢语速，口齿清晰，多用积极鼓励性的语言，避免使用消极、负面性的语言，少用严厉的声调对宝宝说话。

3. 当宝宝已经能熟练地用手势表达语言之后，延缓满足宝宝的需要，鼓励宝宝用语言表达自己的需要。

4. 不要经常用儿语和宝宝说话，从而影响宝宝说完整的句子。

5. 不要重复强化宝宝的错误发音，从而让宝宝发音不准确。

6. 家庭成员以身作则，注意语言美，不要说粗俗的话，以免从负面影响宝宝。

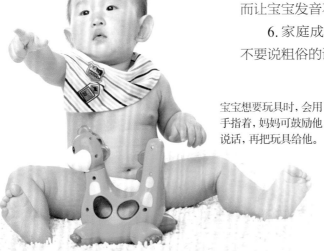

宝宝想要玩具时，会用手指着，妈妈可鼓励他说话，再把玩具给他。

1~1.5 岁宝宝的智能训练

这个阶段的宝宝，常常在"思考"之前就已经行动起来了。这就要求父母对宝宝要放开手脚，让他去做各种动作，从事各式各样的活动，充分体现宝宝好动的天性。

综合能力：投掷

训练目的：活动宝宝的四肢，满足宝宝爱投掷的需求，锻炼宝宝眼、手、脑的协调能力。

训练方法：给宝宝小球或为宝宝做一些沙袋或豆袋，摆上一些玩具或小桶，让宝宝投掷。宝宝最喜欢"搞破坏"，如果能把玩具或小桶打倒，他就会开心大笑。不过父母要教育宝宝不能向人扔，也不能打玻璃等易碎品。

父母可给宝宝一个小球，让他练习投掷，但要教育宝宝不可向人扔。

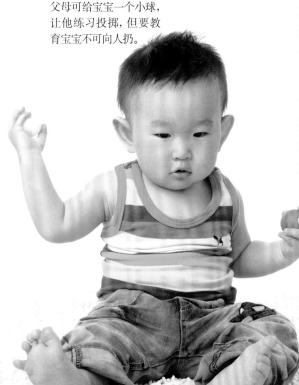

大动作能力：跳台阶

训练目的：帮助宝宝学习双腿跳，同时锻炼宝宝的勇气和胆量。

训练方法：父母用双手牵着宝宝从台阶的最后一级跳下，宝宝渐渐学会单手牵着父母跳下台阶。宝宝更喜欢在散步时由父母牵着手，双足往前跳跃。

大动作能力：游戏练蹲蹲

训练目的：锻炼和培养宝宝"下蹲"的能力，锻炼宝宝的身体协调和平衡能力，这也是促进宝宝运动智能发展的好方法，还可以培养宝宝细心、耐心做事的好习惯。

训练方法：准备一些颜色各异的小豆子，一个小盒子。妈妈假装不小心把豆子撒在地上，请宝宝来帮忙。妈妈告诉宝宝捡豆子时要蹲下来一粒一粒地捡，把捡到的豆子放到盒子里。豆子捡完后，让宝宝再找一找，看有没有漏捡的豆子。最后，妈妈要感谢宝宝的帮助。

妈妈还可以让宝宝捡起掉在地上的卡片、玩具等。日常生活中的捡东西，不但是锻炼宝宝下蹲动作的良好方式，还可以培养宝宝的生活自理能力。

精细动作能力：穿珠子

训练目的：锻炼宝宝小手的精细动作能力。

训练方法：准备好穿珠子的玩具，父母先示范，然后扶着宝宝的手让他自己穿。宝宝穿上后，要给予表扬。穿珠由大到小逐渐加大难度。父母一定要看护好宝宝，不要让他把珠子放入嘴里。

精细动作能力：捏小球放入杯中

训练目的：锻炼宝宝手指、眼、脑的协调能力。

训练方法：父母先示范用拇指和食指拿稳小球，拿到杯口时说"放开"，让小球落入杯内。然后，父母鼓励宝宝自己拿球，也同样放入杯中。当宝宝放入第一个球时，父母要及时表扬宝宝。放入、倒出，父母不要怕浪费时间而不引导宝宝做此类游戏。

语言能力：小手指

训练目的：锻炼宝宝的语言能力，鼓励宝宝开口说话，激发宝宝的兴趣。

训练方法：宝宝和妈妈面对面坐好，妈妈拿起他的小手，对他说："这是手，手上有手指。"妈妈再教宝宝伸出一只手的食指，对他说："这是食指。"当他能将两只手的食指都伸出后，妈妈握住他的两只手，对他说："两根手指探出头，左瞧右看找朋友，见面抱一抱（两只手的食指相碰），然后问声好。"妈妈一边说，一边握着宝宝的两只手协助宝宝做相应的动作。

语言能力：说名字

训练目的：锻炼宝宝的认知能力和语言能力。

训练方法：在帮助宝宝认识自己和家里人的基础上，教宝宝学说家庭成员的名字，并鼓励宝宝区别这些名字。另外，父母要用提问的方式帮助宝宝练习说名字。父母问宝宝："你叫什么？"鼓励宝宝说出自己的名字，也可以用呼叫的方式喊宝宝的名字，让他做"哎"的回答。反复练习。

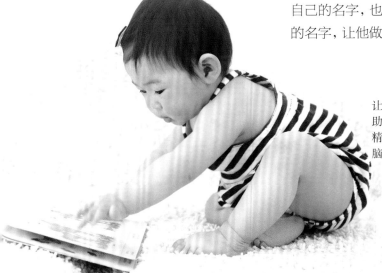

让宝宝指认图画书，有助于锻炼宝宝的手指精细动作能力，促进大脑发育。

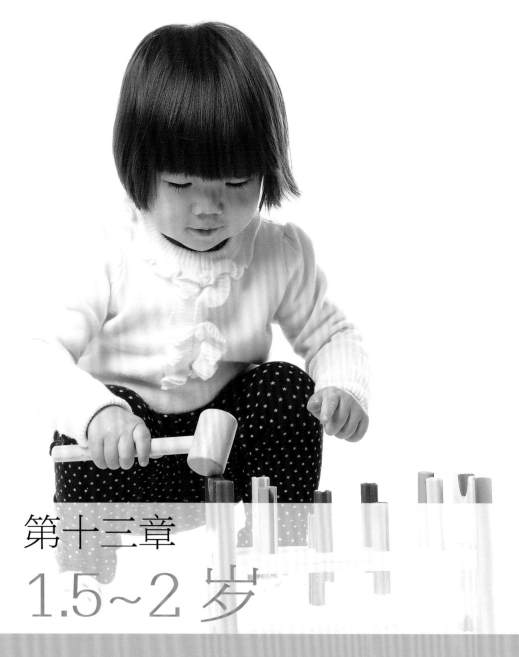

第十三章
1.5~2岁

随着活动能力的增强和探索范围的扩大，宝宝的好奇心越来越强，对什么都感兴趣，凡是够得到的、拿得动的东西，他都要拿来摆弄摆弄。这个阶段的宝宝，也开始有了自己的思维和个性，表现出了很多自主行为。父母可能觉得宝宝越来越淘气了，但是千万不要因为宝宝的行为而生气，也不要责怪宝宝不听话，这是宝宝成长的必然过程，父母要更多地鼓励和引导宝宝。

记录宝宝的成长点滴

分类	游戏	方法	第 1 次出现的时间
认知	配对	父母将实物放在桌上，让宝宝从旁边的图卡中找出相应的图卡，与实物放在一起，宝宝能配成 3 对	第　月第　天
	知道用途	将日常用品拿出几种放在桌上，如水杯等，问宝宝："这是做什么用的？"宝宝能回答 4 种以上	第　月第　天
	自然现象	父母经常向宝宝解释自然现象，并向宝宝提问，如现在是白天还是晚上？启发宝宝，宝宝能正确回答	第　月第　天
动作	抛球	让宝宝拿着球按指定方向抛球，宝宝能向不同方向抛球	第　月第　天
	双脚跳	鼓励宝宝双脚跳离地面，宝宝能跳两次以上	第　月第　天
	搭积木	父母拿出积木，鼓励宝宝搭高楼，宝宝能搭 6 块以上	第　月第　天
	翻书	父母示范一页一页地翻书，让宝宝照做，每次翻一页，宝宝能连续翻三页以上	第　月第　天
	追球跑	父母将球踢出，宝宝追球跑	第　月第　天
语言	分辨声音	听 CD 或父母模仿各种声音，如动物叫声等，让宝宝回答是什么声音，宝宝能准确回答 5 种以上	第　月第　天
	会用代词	经常教宝宝用"我"代替名字。拿属于宝宝自己的东西时问宝宝："这是谁的衣服？"鼓励宝宝说："我的衣服。"宝宝能用"我的"代替宝宝自己的名字	第　月第　天
	背儿歌	宝宝能背诵整首儿歌	第　月第　天
情绪与社交	同伴关系	带宝宝去游乐场，鼓励宝宝和同伴交往，宝宝喜欢和小朋友一起玩	第　月第　天
	表达需要	注意观察宝宝是否会用词来表达自己的需要，宝宝会说 3 种以上	第　月第　天
自理	解裤子	大小便时，鼓励宝宝自己拉下裤子，宝宝基本会做	第　月第　天
	自己吃饭	让宝宝自己坐在餐椅上，放好宝宝的碗和勺子，宝宝能独立吃饭	第　月第　天
	戴帽、脱衣	出门时让宝宝自己戴帽子，父母配合穿衣、脱衣，宝宝会自己戴帽子	第　月第　天

1.5~2 岁宝宝的喂养
——要断母乳了

随着宝宝渐渐长大，需要更加丰富的营养了，母乳所供给的各种营养成分已不能满足宝宝生长发育的需要，此时若不及时断母乳，宝宝容易出现生长发育及心理方面的问题。

断母乳要循序渐进

断母乳的具体做法是：一开始，每天先减去白天喂的一顿奶，坚持一周左右，如果妈妈感到乳房不太发胀，宝宝消化和吸收的情况也很好，可再减去一顿奶，并加大其他乳品的量，从逐渐断母乳，直至过渡到完全断母乳。一般情况下，完全断母乳两三天后宝宝即可适应，最迟在一周左右也能完成。

小馄饨可用虾、瘦肉等作馅，营养丰富，也易于宝宝消化吸收。

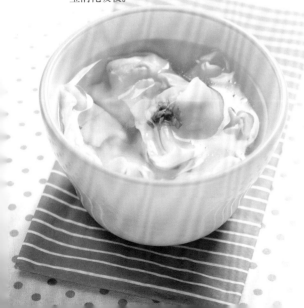

宝宝断母乳后吃什么

宝宝断母乳后就少了一种优质蛋白质的来源，而宝宝生长恰恰需要蛋白质，所以要及时补充蛋白质。除了给宝宝吃鱼、肉、蛋外，每天还有一定量的乳制品（最好是配方奶）。配方奶是宝宝断母乳后每天必需的食物，因为它不仅易消化，而且有着极为丰富的营养，能提供给宝宝身体发育所需要的各种营养素，是断母乳后宝宝理想的蛋白质来源之一。

另外，宝宝要吃营养丰富、细软、容易消化的食物。由于宝宝咀嚼能力和消化能力都很弱，吃粗糙的食物不易消化，所以要给宝宝吃一些软、烂的食物。一般情况下，主食可吃烂面条、米粥、小馄饨等，副食可吃肉末、碎菜及蛋羹等。

刚断母乳的宝宝在味觉上还不能适应刺激性的食物，其消化道对刺激性强的食物也很难适应，因此，不宜吃辛辣食物。

营养均衡，宝宝健康

1 岁半到 2 岁的宝宝，乳牙依次长出，咀嚼能力也逐渐加强。此时，父母要根据宝宝的生理特点和营养需求，为他制作可口的食物，保证宝宝获得均衡的营养。

多吃蔬菜水果

在宝宝的饮食中，水果必不可少，但水果不能代替蔬菜，西红柿、胡萝卜、油菜、柿子椒等都是不错的选择。宝宝每天果蔬的摄入量应在 150~250 克。

适量摄入动植物蛋白

肉末、鱼泥、豆腐、鸡蛋羹都是容易消化的食物，适合宝宝食用。1 岁半至 2 岁的宝宝，每天应吃肉类 40~50 克，豆制品 25~50 克，鸡蛋 1 个。

粗粮细粮都需要

主食可以吃软米饭、粥、小馒头、小馄饨、小饺子、小包子等，吃得不太多也没有关系，每天的摄入量在 150 克左右即可。妈妈要注意让宝宝粗粮、细粮都吃一些，可补充多种营养。

奶量要充足

牛奶虽然营养丰富，但宝宝的肠胃功能尚未完善，不适合饮用牛奶，所以应为他选择品质良好的幼儿配方奶粉，每天保证摄入 250~500 毫升。

少吃多餐好习惯

宝宝的胃容量有限，因此在三餐之外可加两次点心，但点心要少而精，与正餐的时间不要太近，正餐前 1 小时不宜让宝宝吃任何零食，还应避免高热、高糖的食物。

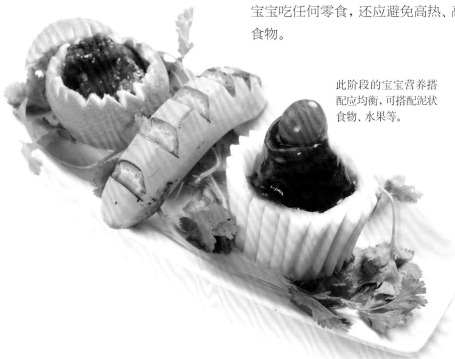

此阶段的宝宝营养搭配应均衡，可搭配泥状食物、水果等。

1.5~2 岁宝宝的日常护理

宝宝断奶期间,妈妈要给予宝宝更多的爱和关怀,帮助宝宝度过这段难熬的时期。

给断乳宝宝格外的关照

1. 为断母乳提前做准备。准备断母乳时,可每天增加一定量的配方奶,减少宝宝吃母乳的次数,保证营养供给,按时添加辅食。

2. 不能养成被大人抱着入睡或含着妈妈乳头入睡的坏习惯。宝宝入睡时,妈妈可以守候在他的床边,以减少与妈妈分离的担心,使宝宝安稳入睡,逐渐淡化对母乳的依恋。

3. 断母乳的过程中,妈妈要采取果断的态度,不要因宝宝一时哭闹就下不了决心,从而拖延断母乳的时间;也不可突然断一次或几天未断成,又突然断一次,接二连三地给宝宝不良情绪刺激。这样对宝宝的心理健康不利,容易造成情绪不稳、夜惊、拒食及心理疾患。

4. 断母乳期间,妈妈要对宝宝格外关心和照料,并花一些时间来陪伴他,和他多做游戏,抚慰宝宝的不安情绪,这样可大大改善宝宝的哭闹行为。

5. 任何简单、粗暴的断母乳方法,都会让宝宝不悦,引起宝宝身体和心理上的不适应。如妈妈突然和宝宝分开,或是一下子停乳,以及在乳头上涂抹苦、辣的东西等。

怎样赶走宝宝的噩梦

如果宝宝从梦中惊醒,爸爸妈妈不仅要安抚宝宝,还要避免和他讨论梦的内容,并帮助分析心理压力的来源,从中也许会发现更多的生活问题。宝宝临睡前,爸爸妈妈可以这样做:

1. 喝一杯热牛奶,然后刷牙、洗脸、洗脚、换上睡衣,用特定的睡前"仪式"提醒宝宝该睡觉了。

2. 选一件宝宝喜爱的玩具放在床头,让它伴随宝宝入睡,例如柔软的毯子或玩具娃娃。

3. 关掉卧室、客厅的电灯、电视,卧室只留一盏小夜灯,待宝宝睡熟后再关闭。

4. 讲一段温馨的床边故事,放一段睡前音乐或催眠曲,并在半小时后关闭音乐。

5. 和宝宝互道晚安:"爸爸晚安、妈妈晚安""宝宝晚安"。

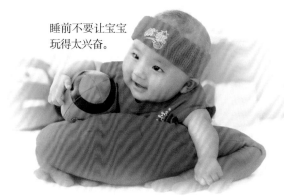

睡前不要让宝宝玩得太兴奋。

1.5~2 岁宝宝的智能训练

宝宝的活动范围越来越广，也更喜欢模仿大人的各种动作，父母要在小心照看宝宝的同时，给宝宝更多的空间，让宝宝尽情地发挥。

感知觉能力：认识自然现象

训练目的：通过讲述，让宝宝认识各种自然现象。

训练方法：父母要经常给宝宝讲述自然现象，如和宝宝一起观察：早上，天很亮，太阳出来了；晚上，太阳下山了，天变黑了，天上会有星星和月亮。冬天下雪了，天很冷；夏天很热，但会下雨，下雨的时候会刮风，有闪电和雷声等。

语言能力：讲图片

训练目的：锻炼宝宝的认知能力和语言能力。

训练方法：给宝宝看图片，并根据图片编故事给宝宝听，反复 3~5 次后，让宝宝自己看着图说出这个故事。鼓励宝宝说出故事中的一个词或短句，如"小猫喝水""汽车跑"等。

精细动作能力：倒来倒去

训练目的：促进宝宝小手精细动作能力的发展。

训练方法：给宝宝准备两个小杯子或小碗，里面装上水，让宝宝将里面的水从一只碗倒到另一只碗。父母不要怕孩子弄湿衣服而限制宝宝玩这个游戏。

综合能力：投篮

训练目的：训练宝宝的手腕力量和手控制方向的能力，提高手眼协调性，增强宝宝的快速反应能力，让宝宝掌握预测运动方向的能力。

训练方法：准备一个洗衣篮或脸盆作为"篮筐"，再准备几双袜子，并把袜子团成球状。把"篮筐"摆在距离宝宝 1 米远的地方，妈妈教宝宝进行定点投篮，瞄准后把袜子扔进"篮筐"中。让宝宝学习投篮，等宝宝熟练掌握这个动作之后，也可以将投篮的距离拉远。

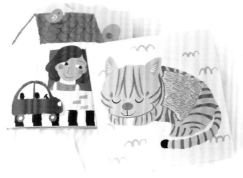

给宝宝看图片，讲故事给他听，以锻炼宝宝自己讲故事的能力。

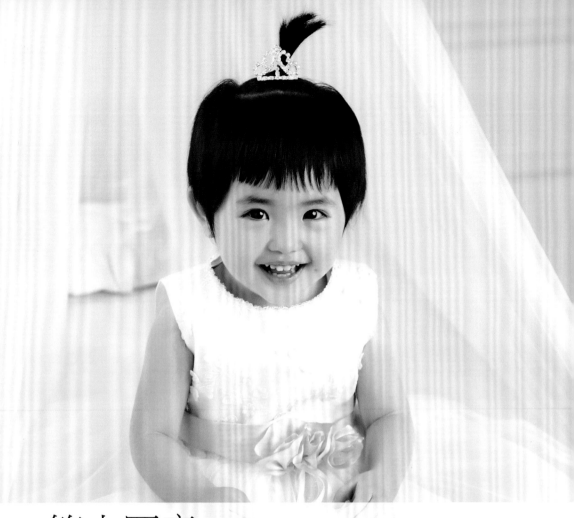

第十四章
2~3岁

宝宝俨然已经是个小大人，自己可以做许多事情了，也懂得了越来越多的道理。此时，宝宝比起小时候更容易管教了，知道听妈妈的话，同时对大人的话也更敏感了。这是宝宝向新的阶段迈进的表现，在宝宝每一种行为的背后，都蕴藏着他们成长的信息。

记录宝宝的成长点滴

分类	游戏	方法	第1次出现的时间			
认知	相反概念	结合日常生活提问"大小""多少""长短"等相反概念，宝宝会分4组以上	第	月	第	天
	挑错	父母给宝宝一些存在错误的图片，宝宝能挑出两个错误	第	月	第	天
	知道父母职业	父母经常向宝宝介绍家庭情况，让宝宝说出父母姓名、职业，宝宝能准确说出	第	月	第	天
动作	夹枣	父母示范用筷子夹红枣到盘子里，然后鼓励宝宝自己夹，宝宝能夹一两个	第	月	第	天
	能跑能停	父母对宝宝喊"开始跑""123停"，宝宝能平稳停住	第	月	第	天
	捏橡皮泥	父母先示范将橡皮泥捏成苹果、盘子等，让宝宝模仿，宝宝能捏两三个	第	月	第	天
	画几何图形	让宝宝画圆形、正方形、三角形，宝宝能画	第	月	第	天
语言	说整句	让宝宝说出包括主、谓、宾的完整句子，如"我要去动物园"等，宝宝会说出完整的句子	第	月	第	天
	回答故事中的问题	给宝宝讲他熟悉的故事，然后根据故事内容提问，宝宝能准确回答问题	第	月	第	天
情绪与社交	表示喜怒	在适当的场合，观察宝宝的情绪反应，宝宝会用声音表示喜怒等情绪	第	月	第	天
	自我介绍	鼓励宝宝以一问一答的形式向别人做完整介绍，如问宝宝的姓名、年龄、性别等，宝宝能正确回答	第	月	第	天
自理	穿鞋袜	鼓励宝宝自己穿鞋袜，宝宝会穿鞋，但还分不清左右	第	月	第	天
	做家务	分给宝宝一些力所能及的家务，如擦桌椅、收拾玩具等，宝宝能愉快地完成	第	月	第	天

2~3 岁宝宝的喂养
——给宝宝选择零食有讲究

宝宝现在能够正常吃东西了，但是饮食上依然有很多要求。所以，给宝宝吃的东西一定要健康，并且煮得软烂些才好。

宝宝的零食

吃零食是宝宝的一大乐趣，可以给宝宝一些小零食吃。两三岁的宝宝经常蹦蹦跳跳的，一活动就要消耗能量，而补充能量当然是糖分最合适了，所以喜欢吃甜食也是宝宝自身的需要。但是糖类摄入过多，就会转化成脂肪使宝宝胖起来，所以也要适量。零食是对正餐营养不够的补充，因此，零食要能恰到好处地补充吃饭所得能量的不足部分。

这个年龄的宝宝，不太爱吃米饭，所以给宝宝吃饼干、蛋糕、面包等零食为好，但是对能吃两碗饭，面包和烤面包各吃 3 块的宝宝，不能给糖分多的小零食，否则宝宝会过胖。饭吃得多又没能在户外活动的宝宝，最好用水果代替零食。

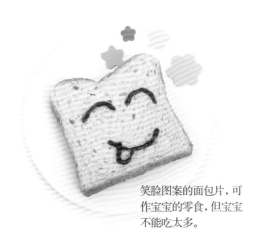

笑脸图案的面包片，可作宝宝的零食，但宝宝不能吃太多。

多吃豆制品

大豆营养丰富，含有宝宝生长发育必需的优质钙、磷、铁和维生素，其营养价值能与肉、蛋、鱼相媲美。

豆制品吸收率很高，可达到 90%~94%。豆制品易消化且价廉，食用方便，是宝宝理想的辅食。当母乳不足、牛奶又缺乏时，豆浆可以作为代乳品类，用以补充奶类的不足。

常给宝宝吃猪血

猪血属于低热量、低脂、高蛋白的食物，所含的铁容易吸收，且便于咀嚼，易于消化吸收，所以，宝宝吃猪血既有营养，又能强身健体。

据测定，每 100 克猪血中含蛋白质 19 克，高于牛肉、猪瘦肉和鸡蛋中的含量；其脂肪的含量极少，每 100 克中仅有 0.4 克，是猪瘦肉所含脂肪量的 1/10；猪血内含的铁也非常丰富，每 100 克猪血中含铁量高达 45 毫克，比猪肝高 2 倍，比鸡蛋高 18 倍，比猪肉高 20 倍。

2~3 岁宝宝的日常护理

　　宝宝越来越大，说话办事俨然是个"小大人"，这一年，爸爸妈妈终于觉得轻松了许多。现在，妈妈要训练宝宝自己独睡了，这是他迈向独立的重要一步。

养成宝宝独睡的好习惯

　　让宝宝睡到床上，把闹钟定时到几分钟后响，告诉他铃响前你会回来看他。如果你回来时他好好地躺在床上，就抚摸他的后背作为奖励，以后逐渐延长看他的时间。也可以给他读故事直到他入睡。还可以为宝宝准备一个口袋，放上他需要的各种东西，如手电筒、玩具等，放在宝宝床头。

　　如果你已经几次吻他、道晚安了，宝宝还是不肯睡。那么，不管他怎么哭闹，都要等上 20 分钟再进去看他。如果他还在哭，进去告诉他该睡觉了，再吻他、告别，然后离开。如有必要，过 20 分钟再进去看他。每天如此做，直到宝宝适应独睡为止。

应对宝宝"独占"的小策略

　　让宝宝学会与别人分享，鼓励宝宝和其他小朋友一起玩耍、一起分享玩具，如果宝宝把自己的零食或玩具分给小朋友，父母一定要及时对宝宝提出表扬。

　　从小培养宝宝的物品归属概念，让他能分清"我的""你的""大家的"。比如带着宝宝一起分碗筷，告诉他："这是妈妈的，那是爸爸的，最小的是宝宝的。"

　　不过分纵容、娇宠宝宝，及时制止他强要、硬抢的不当行为，并以身示范，让宝宝知道，无论拿谁的东西（包括宝宝的），都要征得主人的同意。

　　吃东西的时候，可以让宝宝把吃的拿给家人，大家一起分着吃，把大的分给别人，小的留给自己，让宝宝懂得分享和礼让别人，防止宝宝养成自己优先和独占的习惯。

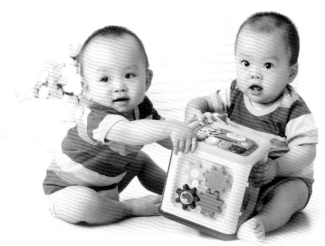

宝宝与其他小朋友一起玩的时候，父母应鼓励他分享玩具，并予以表扬。

准备上幼儿园

宝宝进入幼儿园，不但会接触很多新鲜事物，认识很多新朋友，也会接触到很多新的病原体，加上因环境改变而产生的紧张和不适，很容易生病。所以，宝宝未入园前，父母就要做好各种准备。

宝宝入园前的准备

1. 在宝宝进入幼儿园前两个月或再提前几个月，最好带宝宝上幼儿园开办的亲子园。很多幼儿园现在都有亲子园或者亲子班，这样不仅使宝宝熟悉了幼儿园的环境，同时也熟悉了小朋友和老师，可以帮助宝宝顺利地进入幼儿园。

2. 在上幼儿园前，让宝宝多与邻居的宝宝玩耍和交往，学会和别人相处，为集体生活做准备。

3. 有意培养宝宝的生活自理能力。在家里，宝宝有专人看护，吃饭、喝水的时候都有人照顾，但是到了幼儿园就不同了，吃饭、喝水都需要宝宝自己做了，所以还是需要在家提前锻炼。另外，要让宝宝自己洗脸、洗手、穿脱衣服、上厕所、独立睡眠等，在幼儿园孩子多，老师少，难免有照顾不到的地方。

4. 了解一下幼儿园的作息制度和要求，提前调整宝宝的作息时间，逐渐使宝宝在家的作息与幼儿园的一致，这样宝宝入园后才不会感到不适应。

送宝宝去幼儿园的小策略

1. 送宝宝去幼儿园时，先告诉宝宝："你在幼儿园开心玩，下午放学时妈妈会来接你的。"要让宝宝感觉到父母并没有扔下他不管，他会很快回到父母身边。

2. 父母态度要坚决，坚持将宝宝天天送幼儿园，要告诉他"明天该去幼儿园了"，让他明白，他去幼儿园和爸爸妈妈上班一样，是必须要做的一件事情。

3. 不要在送宝宝到幼儿园后悄悄离开，这种做法只会造成宝宝更大的不安和恐惧。所以，父母最好将宝宝安顿好后，让他感到放心后再离开。如果宝宝依然不让你离开，那么你态度一定要坚决，否则宝宝容易产生强烈的依赖心理，不利于焦虑的消除。

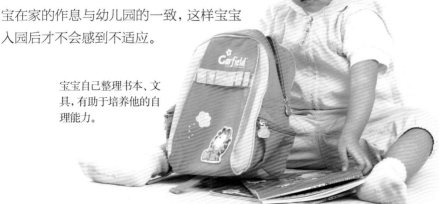

宝宝自己整理书本、文具，有助于培养他的自理能力。

2~3 岁宝宝的智能训练

宝宝终于可以行动自如地做游戏了，这个时候，妈妈就让宝宝尽情地玩耍吧。

感知觉能力：有趣的放大镜

训练目的：激发宝宝对世界产生更多的好奇心，也可以加深他对这个世界的理解。

训练方法：爸爸准备一个放大镜，然后带宝宝到户外观察。爸爸向宝宝演示如何将放大镜对着不同的物体，如小石头、花朵、沙粒、绿叶、小虫子。

爸爸先让宝宝观察小虫子，当移动放大镜到一定距离时，宝宝会看到小虫子突然有了眼睛、腿和嘴巴。然后，爸爸引导宝宝改变放大镜与物体的距离，让宝宝了解当距离变化时看到的也会不一样。

综合能力：摸一摸，猜一猜

训练目的：这是对宝宝记忆能力的一种锻炼。通过游戏可以进一步强化宝宝的记忆力；还能锻炼宝宝的观察力，促进宝宝学习能力的提高。

训练方法：准备一个布袋以及图书、牙刷、杯子、布娃娃等宝宝熟悉的物品。妈妈先将所有的物品摆出来，让宝宝看一看，并说一说它们是什么。

取一个物品放在布袋里面，让宝宝的手伸进袋子里摸一摸里面的东西，并说出来是什么。妈妈把布袋里的物品拿出来看看。如果宝宝说对了，妈妈要装作惊讶地问宝宝是怎么猜中的，鼓励宝宝简单说出理由。

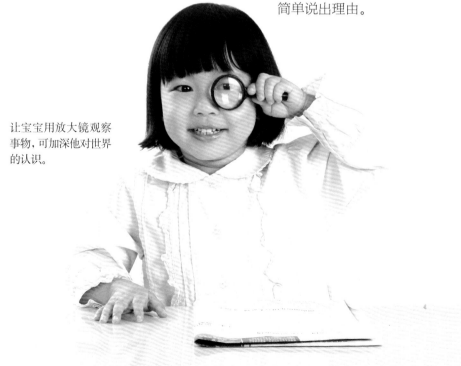

让宝宝用放大镜观察事物，可加深他对世界的认识。

宝宝辅食参考食谱

6~8 个月宝宝辅食制作

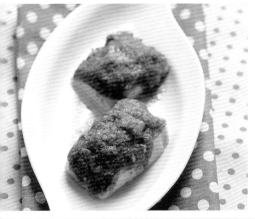

鱼泥豆腐

原料： 三文鱼 50 克，豆腐 80 克，盐、香油、淀粉各适量。

做法： ❶ 三文鱼洗净，剁成泥，拌入适量淀粉；豆腐洗净，切大块。

❷ 在切好的豆腐块上铺上拌好的鱼泥，放入蒸锅，用大火蒸 7 分钟至熟，出锅后加盐、香油即可。

推荐理由： 三文鱼富含蛋白质、钙、磷、铁等，并含有丰富的硒、碘、锰、铜等，对宝宝的成长发育很有利。

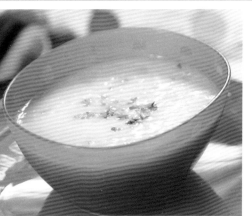

鱼菜米糊

原料： 米粉 10 克，鱼肉、青菜各 20 克。

做法： ❶ 米粉加水，搅成糊，放入锅中，大火煮 5 分钟。

❷ 将青菜洗净，剁成泥；鱼肉洗净，去骨，剁成泥。二者一起放入锅中，再与米粉共煮，煮至鱼肉熟透即可。

推荐理由： 鱼菜米糊可为宝宝提供优质的动物和植物蛋白、碳水化合物、维生素 A、B 族维生素等，可使宝宝胃口好，消化好。

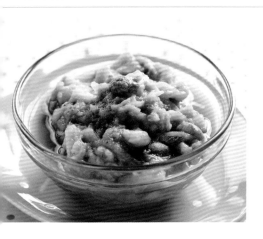

茄子泥

原料： 嫩茄子 40 克，芝麻酱适量。

做法： ❶ 嫩茄子切成细条，隔水蒸 10 分钟左右。

❷ 蒸烂的茄子去皮，捣成泥，加入适量芝麻酱拌匀即可食用。

推荐理由： 茄子含有 B 族维生素，以及钙、磷、铁等多种营养成分，芝麻酱中含有大量的钙。此菜可为宝宝骨骼、牙齿的生长添动力。

9~12个月宝宝辅食制作

南瓜鸡汤土豆泥

原料： 土豆、南瓜各50克，鸡汤适量。

做法： ❶ 土豆、南瓜分别去皮，切小块。

❷ 土豆块、南瓜块放蒸锅蒸熟，将蒸熟的土豆、南瓜用勺子压成泥。

❸ 南瓜土豆泥中加入适量鸡汤搅拌均匀即可。

推荐理由： 南瓜含有维生素C、钙、磷、卵磷脂，土豆中含有镁、维生素D，南瓜鸡汤土豆泥绵软适口，既可锻炼宝宝的咀嚼吞咽能力，又能补充营养。

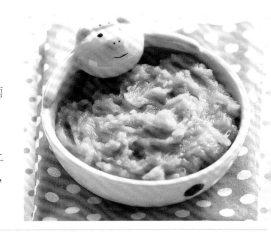

碎菜牛肉

原料： 牛肉、胡萝卜各20克，西红柿半个，碎洋葱、黄油各适量。

做法： ❶ 牛肉洗净切碎，加水煮熟。

❷ 胡萝卜洗净后上锅煮软，切碎；洋葱、西红柿去皮切碎。

❸ 黄油放入锅内，烧热后放入碎洋葱，煸炒片刻后再把胡萝卜碎、西红柿碎、牛肉碎放入，小火煮烂即可。

推荐理由： 这道菜富含优质蛋白质、维生素C、β-胡萝卜素等多种营养素，宝宝可以获得全面的营养。

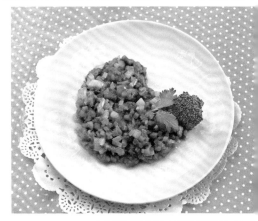

鱼泥豆腐苋菜粥

原料： 鱼肉、嫩豆腐、苋菜嫩叶、大米各20克。

做法： ❶ 鱼肉煮熟后去骨、去刺，捣碎成泥；嫩豆腐切成丁；苋菜切细碎。

❷ 大米洗净，加水煮成粥，然后将鱼肉泥、豆腐丁与苋菜碎加入锅中，再煮5分钟即可。

推荐理由： 苋菜中含有丰富的镁，鱼肉中富含维生素A、钙、铁、磷，鱼泥豆腐苋菜粥可以健脾益胃。

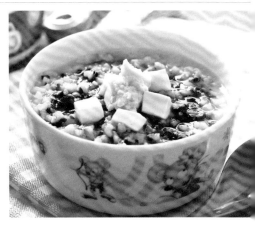

1~2岁宝宝辅食制作

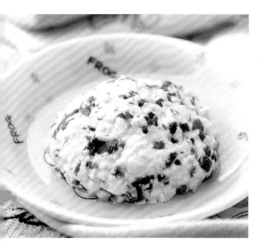

香椿芽拌豆腐

原料：嫩香椿芽50克，嫩豆腐30克，盐、香油各适量。

做法：❶ 嫩香椿芽洗净，用开水烫5分钟，挤出水分切成细末。

❷ 嫩豆腐盛盘，加入香椿芽末、盐、香油，拌匀即可。

推荐理由：香椿含有丰富的维生素C、β-胡萝卜素等营养素，有助于增强机体免疫功能，让宝宝更健康。

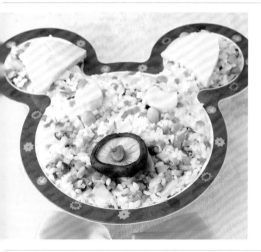

五彩什锦饭

原料：大米、鸡胸肉各30克，胡萝卜、香菇各20克，青豆10克，盐适量。

做法：❶ 鸡胸肉洗净，切成小丁；胡萝卜洗净，去皮，切成粒；香菇泡发、洗净，切碎备用。

❷ 大米、青豆均洗净（为防止宝宝被青豆呛着，可以将青豆捣碎）。

❸ 鸡胸肉、胡萝卜、香菇放到锅里，然后放入大米、青豆和适量盐，用电饭煲蒸熟即可。

推荐理由：这道主食既能给宝宝补充大量的碳水化合物，以保证足够的体能，又可提高宝宝的免疫力。

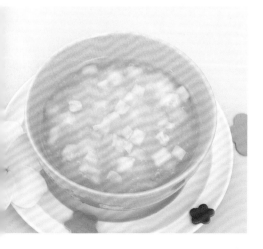

菠萝羹

原料：鲜菠萝肉100克，桃30克，冰糖2粒，藕粉适量。

做法：❶ 鲜菠萝肉切成小丁；桃洗净，切成与菠萝丁大小的丁；藕粉用适量清水稀释，调好备用。

❷ 菠萝丁放入锅内，加冰糖和适量清水置火上烧开，然后下入桃丁，待再烧开后，用小火煨两三分钟。

❸ 放入调好的藕粉，边倒边搅匀，开锅后离火，晾凉后即可给宝宝食用。

推荐理由：这道菠萝羹酸甜爽口，适合宝宝的口味，也利于宝宝身体发育。

2~3 岁宝宝辅食制作

芝麻拌芋头

原料： 芋头 50 克，白芝麻 15 克，牛奶、白糖各适量。

做法： ❶ 芋头洗净，上锅蒸熟，去皮，捣成泥状；白芝麻用小火焙熟。

❷ 芋头泥中加入熟芝麻、白糖，用牛奶拌匀即可。

推荐理由： 芝麻中的亚油酸，是宝宝大脑发育必需的物质，芝麻中还含有丰富的钙、维生素 B_1 和维生素 E，都是宝宝身体成长必不可少的营养素。

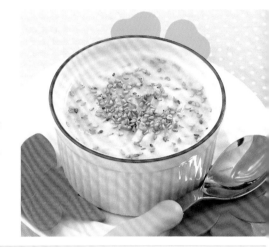

虾仁丸子面

原料： 荞麦面 25 克，黄瓜片 20 克，虾仁 4 只，肉馅、碎木耳、盐、淀粉各适量。

做法： ❶ 虾仁洗净，剁碎，加入肉馅，加适量的盐、淀粉，顺时针方向搅成泥状，再用手抓成虾肉丸。

❷ 荞麦面煮熟，盛入碗中备用。

❸ 虾肉丸、碎木耳、黄瓜片一起放入沸水中煮熟，再加盐调味。将汤和菜料盛入面碗中拌匀即可。

推荐理由： 荞麦中含有蛋白质，虾仁中蛋白质、钾、碘、镁、磷含量丰富。虾仁丸子面既利于消化，又可补充营养。

韭菜炒豆芽

原料： 韭菜、绿豆芽各 50 克，葱末、姜丝、盐各适量。

做法： ❶ 绿豆芽洗净，沥水；韭菜择洗干净，切成段。

❷ 锅置火上，放入油，烧热后下入葱末、姜丝爆香，再放入绿豆芽煸炒几下。

❸ 加入韭菜段翻炒均匀，最后加入盐调味即可。

推荐理由： 此菜含有丰富的膳食纤维，有促进宝宝肠道蠕动的作用，可预防便秘。除此之外，这道菜还可为宝宝提供充足的碳水化合物、钾、磷、镁、锌等。

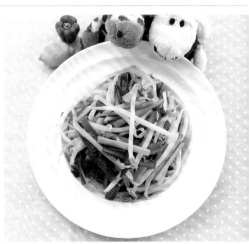

Part
4

0~3岁宝宝常见
疾病与意外情况

宝宝偶尔会发生一些小意外。这里列出了一些宝宝比较常见的、易发的问题，可以给爸爸妈妈提供一些预防、观察和护理的参考方法。如果自己解决不了，那就要请医生处理。

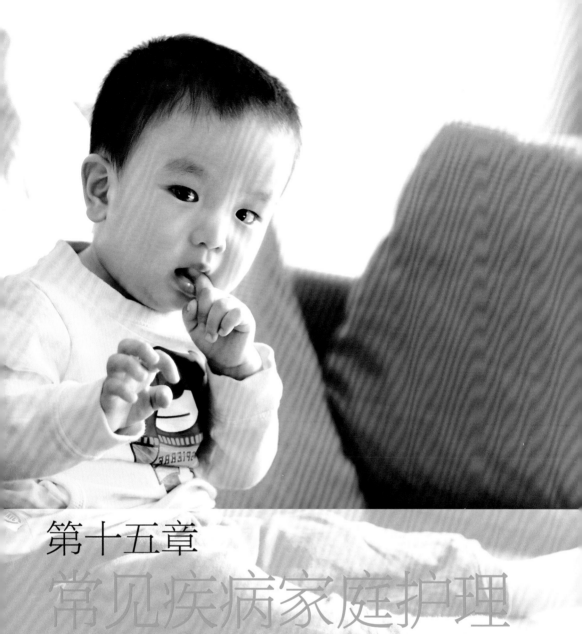

第十五章
常见疾病家庭护理

宝宝患病是最让爸爸妈妈心疼的了，了解一些常见病的预防和家庭护理，可以让宝宝减少很多痛苦，爸爸妈妈赶紧来学习一下吧。

高热惊厥

6 个月至 6 岁的宝宝容易出现高热惊厥，因为宝宝在这个成长阶段大脑发育不成熟，易对高热产生兴奋并泛化，出现高热惊厥。6 岁以后宝宝大脑已发育成熟，对高热不易兴奋泛化，一般不会再出现高热惊厥。

宝宝高热惊厥的症状

1. 先有高热，随后发生惊厥，惊厥出现的时间多在发热开始后 12 小时内。

2. 在体温骤升之时，突然出现短暂的全身性惊厥，并伴有意识丧失。

3. 惊厥持续几秒钟到几分钟，多不超过 10 分钟，发作过后，神志清楚。

家庭急救措施

1. 应迅速将患儿抱到床上，使之平躺，解开衣扣、衣领、裤带，可采用物理方法降温（用温水擦拭全身）。

2. 将患儿头偏向一侧，以免痰液吸入气管引起窒息，并用手指掐人中穴（人中穴位于鼻唇沟上 1/3 与下 2/3 交界处）。

3. 小儿抽风时，不能饮水、进食，以免误入气管发生窒息或引起肺炎。应用裹布的筷子或小木片塞在患儿的上、下牙之间，以免咬伤舌头，并保障呼吸道通畅。

4. 家庭处理的同时就近救治，在注射镇静及退烧针后，一般抽风就能停止。切忌跑去较远的大医院而延误治疗时机。

宝宝出现高热惊厥时，
应及早进行物理降温，
以免病情恶化。

怎样预防高热惊厥的发生

1. 提高免疫力。加强营养、合理膳食；经常进行户外活动以增强体质、提高抵抗力；必要时在医生指导下使用一些提高免疫功能的药物。

2. 预防感冒。随天气变化适时添减衣服，尽量不要带宝宝到公共场所、流动人口较多的地方去。如果家人感冒需戴口罩，并尽可能与宝宝少接触。每天开窗通风，保持家中空气流通。

3. 积极退热。宝宝体温在 38.5℃以下时，可采用"温水擦全身、适当多喝水、饮食要清淡、活动要适度"的方式护理。体温如在 38.5℃以上时需药物退热。

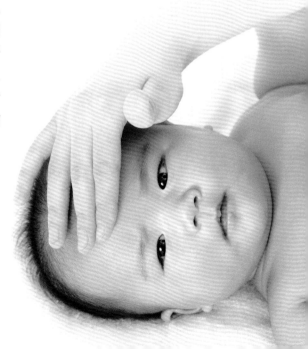

感冒

感冒也叫急性上呼吸道感染，是最常见的传染病之一。感冒多发生于宝宝断奶时和刚上幼儿园时，也与温度变化、身体状况、卫生条件、大人与宝宝的交叉感染等有关。

宝宝感冒的症状

冬天，宝宝感冒时上呼吸道症状较明显，如鼻塞、流鼻涕、咽喉肿痛等；夏天，则消化道症状比较明显，如食欲缺乏、呕吐、腹痛、腹泻等。

几个月的小宝宝感冒时往往拒绝吃奶，呼吸困难。2岁以上的宝宝感冒时常常先出现高热，然后咳嗽、流鼻涕等。感冒后炎症容易波及下呼吸道，引起支气管炎、肺炎、中耳炎、鼻窦炎、脑膜炎等并发症。

何时需要就医

如果宝宝只是咳嗽、呕吐、腹泻，发热不超过38.5℃，并且精神很好，呼吸也正常，可以在家观察，采用物理方法降温，以缓解宝宝感冒症状。但是，如果高热38.5℃以上，精神差，出现嗜睡或不易叫醒，甚至惊厥、呼吸加快等症状，则需要马上就医。

感冒的治疗

带着宝宝去医院，医生常会要求宝宝进行一些检查，这样才能知道感冒的原因。如果是病毒性感冒，并没有特效药，主要是照顾好宝宝，减轻症状，一般3~5天就好了。

如果是细菌引起的感冒，医生往往会给宝宝开一些抗生素，一定要按时按剂量喂药，千万不可自行增减药物剂量。如果宝宝发热，应当按照医生的嘱托服用退烧药。体温低于38.5℃，不用服用退烧药，也不要乱吃感冒药。

宝宝感冒的预防

1.坚持母乳喂养，可以增强宝宝的抵抗力。充足的睡眠可以增强体质，也能预防感冒。

2.让宝宝多做户外锻炼，但还要防止受凉，宝宝运动过后要喝些温开水，不要受风。晚上睡觉不宜穿太多衣服，防止蹬被子。

3.注意营养均衡，给宝宝多吃应季的水果和蔬菜。注意蛋白质、维生素的合理补充。

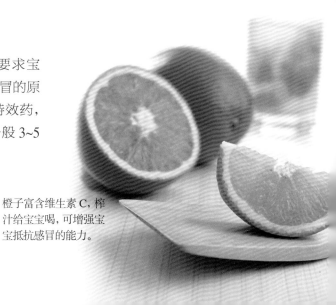

橙子富含维生素C，榨汁给宝宝喝，可增强宝宝抵抗感冒的能力。

扁桃体炎

扁桃体炎是由细菌或病毒感染引起的，多发生在 7 岁以前的宝宝。其主要症状是吞咽困难，因为咽部疼痛也会发生咳嗽和呕吐，病重时会有惊厥，有时还会发现颈部及颌下的淋巴结肿大，可以摸到硬块，一触就痛。如果有发热的症状，且肿痛得无法进食，则需要立即就医。

家庭护理

1. 房间温度和湿度适宜，不要太热和过于干燥。

2. 每天坚持多喂水或果汁。

3. 冷冻的水或冰淇淋可以缓解肿痛，但不适用于小婴儿。

4. 如果发热，可以温水擦浴或冷敷。

咳嗽

咳嗽如果伴随着发热和流鼻涕，则是感冒的症状。如果感冒过后继续咳嗽，则要诊断是否为支气管炎。如果晚上咳嗽得厉害，有可能是喘息性支气管炎。咳嗽时不发热，但呼吸困难，则要警惕是否是哮喘。如果没有明显的征兆而是突然引起的剧烈咳嗽，同时有呼吸困难、脸色发青等症状，则需要观察是否吞食了异物，需马上送医院。

家庭护理

1. 宝宝剧烈咳嗽时，轻拍宝宝的后背，或让宝宝坐直。

2. 咳嗽得呕吐时，抬高宝宝的身体，使宝宝坐直，或者侧躺，一定不要使宝宝平躺，以避免呕吐物堵住呼吸道或进入耳朵。

3. 宝宝平躺时，上身稍微垫高些，有利于宝宝呼吸通畅。

4. 痰如果堵住喉咙，分多次喂少量温开水以化痰。每日保证充足的饮水量，避免痰液过分黏稠难以咳出。

5. 保持宝宝房间适宜的温度和湿度，避免扫地起灰尘。

百日咳

百日咳是由百日咳杆菌引起的一种小儿常见的急性呼吸道传染病，开始症状类似感冒，除咳嗽外，可有流鼻涕、打喷嚏、轻度发热。当其他症状消失时，咳嗽加重，夜里更重。咳嗽剧烈时，可有大小便失禁，面红耳赤，涕泪交流，头向前倾，张口伸舌，唇色发绀，呕吐等症状。

预防方法

1. 注射百白破三联疫苗，可以有效预防。

2. 注意居室环境，开窗通风，保持空气流通。

3. 在疾病流行期间，避免宝宝接触百日咳患者以防感染。

腹泻

宝宝腹泻的主要原因是轮状病毒和肠病毒的感染。如果只是大便稀，大便次数和大便量不太多，没有发热、呕吐等症状，可以在家观察。但是，如果有发热、呕吐、持续水样便、便中带血等症状，则需马上看医治疗。

家庭护理

1.饮食应选择米粥和菜粥等淀粉为主的容易消化的食物，少吃高蛋白食物。腹泻停止时，宝宝的消化功能还没有完全恢复，饮食也必须先稀后稠、由少至多而逐渐恢复到正常。

2.注意腹部保暖，如果在冬季，可以用热水袋保暖，但要注意防止烫伤。

3.每次大便后用温水冲洗宝宝的小屁股。

4.时刻保持宝宝小手的卫生，也要保证宝宝食物的干净。

5.及时补充水分，如果呕吐次数较多或小便次数及量明显减少，应及时就医。

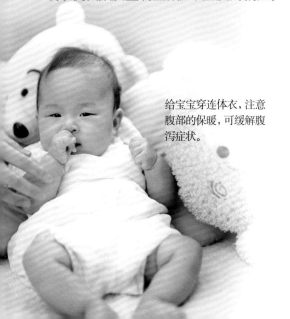

给宝宝穿连体衣，注意腹部的保暖，可缓解腹泻症状。

秋季腹泻

秋季腹泻主要是由轮状病毒所引起的急性肠炎，属于病毒性腹泻，以2岁以下宝宝居多。开始多有发热、咳嗽、流鼻涕等上呼吸道感染症状，大便呈水样或蛋花汤样，为白色或浅黄色，常有黏液，无腥臭味。由于这种腹泻为病毒感染，使用抗生素药物基本起不到作用，应对症治疗或服用中药。病程一般为4~7天，长的可达3周。

预防措施

1.坚持母乳喂养。母乳中的免疫性物质可以抵御病原微生物的侵入，使宝宝不易发生腹泻及消化道疾病等。同时应注意避免在夏天给宝宝断母乳。

2.注意宝宝食物及餐具的清洁卫生。餐具最好每天煮沸消毒一次，每次喂食前还应用开水烫洗。

3.注意家庭中桌面、地面、宝宝玩具、宝宝用品的消毒。

4.培养宝宝良好的卫生习惯，饭前便后要洗手，防止"病从口入"。

5.接种轮状病毒疫苗是理想而经济有效的预防方法，保护率在90%以上。

6.及时补充水分，注意观察尿次及尿量，尿量明显减少时应及时就医。

7.气候变化时避免过热或受凉，居室要通风，还要让宝宝多锻炼身体，增强抵抗力，并远离有急性腹泻的患儿。

腹痛

小宝宝腹痛时，大多只能用哭来表示，如果没有感冒或其他症状，只是强烈地哭，并有蜷缩肚子的动作，可能就是腹痛。腹痛时宝宝脸色往往不好，没有精神，如果还有呕吐、腹胀、腹泻或大便带血的症状，需要马上送医急诊。

家庭护理

1. 如果是 0~3 个月的小宝宝，腹痛多是肚子里的气体太多引起的，竖抱宝宝，或者让宝宝趴着睡，容易排出气体。

2. 如果宝宝精神好，没有发热、呕吐或其他症状，可用热水袋暖宝宝的肚子。

3. 观察宝宝是不是几天没有大便，检查大便的形状，大便是否带血，如果有，需要就医。

4. 如果宝宝面色苍白，有阵发性的腹痛，需检查是否有蛔虫病。

温馨提示

宝宝腹痛是儿科常见病症，但是，由于引起腹痛的原因较多，父母在送宝宝就诊时要注意观察宝宝的症状，千万不要随意给孩子使用止痛药，否则会掩盖发病时的症状，影响医生对病情的观察，以至于延误诊断和治疗。

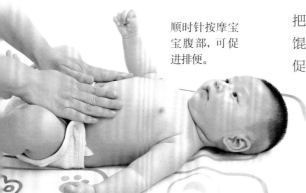

顺时针按摩宝宝腹部，可促进排便。

便秘

便秘是因为大便过于干硬，长时间瘀积在大肠内造成的。新生儿平均每天排便 4 次，母乳喂养的宝宝多达 6 次以上。一般来说，母乳喂养的宝宝便秘较少，而配方奶喂养的宝宝容易便秘。如果便秘，容易引起腹痛，造成宝宝哭闹不止、没有食欲、体重减轻等，而且肠中的废物积存太多，也容易产生毒素，对宝宝身体有害。

家庭护理

1. 坚持母乳喂养。

2. 如果是人工喂养，注意宝宝饮食的调理，少加糖，多喂开水、蔬果汁，增加谷物摄入，适当减少蛋白质的摄入。

3. 给 3 个月以上的宝宝养成定时排便的习惯。

4. 可以帮宝宝做按摩，以肚脐为中心，顺时针方向按摩宝宝的腹部，可以帮助消化，促进排便。

5. 若是食物过于精细引起的便秘，需要在宝宝的食物中添加一些蔬果，如菠菜、芹菜、圆白菜及香蕉、苹果等水果。还要让宝宝多喝白开水，适当增加宝宝的饮水量。

6. 很多宝宝不喜欢蔬菜的口感，可以把蔬菜剁成碎末做成蔬菜粥、小包子、小馄饨给宝宝吃，这些食物会刺激肠蠕动，促进排便。

7. 在医生的指导下适当使用开塞露。

手足口病

手足口病是一种因肠道病毒感染而引发的传染性疾病，多发于 0~3 岁宝宝。其症状先是咳嗽、流鼻涕、哭闹，有的不发热，有的低热，两三天后，会在手掌、脚掌、口腔内出现直径 3 毫米左右的红疹，此疹不痒不痛，不影响宝宝的情绪和进食，但如果红疹转化为红疱后，就会表现出传染性，一旦近距离接触就会传染，特别是小宝宝，也有大人得病的。

家庭护理

1. 此病在春夏季节较为流行，最好少带宝宝到公共场所，以防被传染。

2. 如果宝宝得了此病，注意让宝宝多喝水、果汁等，一般轻度症状在家庭护理下可自己痊愈。

3. 如果出现持续发热、呕吐、哭闹、烦躁不安或精神萎靡等症状，就需要马上就医。

4. 防止宝宝用手挠破水疱而引起感染。

5. 注意卫生习惯，饭前便后洗手，餐具、玩具和生活用品要定期消毒。

幼儿急疹

幼儿急疹几乎每个宝宝都出现过，常发于春、秋两季，以 6 个月到 1 岁的宝宝最为多见，主要症状是发病急，高烧达 39~40℃，持续 3~5 天自然降下，烧退后出皮疹，或者疹子出后烧退。皮疹多不规则，为小型玫瑰斑点，也可融合一片，压之消退，先见于颈部及躯干，很快遍及全身，腰部及臀部较多。皮疹在一两天内消退，不留色素斑。该病在出疹前可有呼吸道或消化道症状，如咽炎、腹泻，同时颈部周围淋巴结普遍增大。

家庭护理

1. 多让宝宝喝白开水、果汁等，以补充水分，促进毒素随汗液或尿液排出。

2. 以流质和半流质的食物为主。

3. 经常用温水擦洗，保持皮肤的清洁。

4. 宝宝生病时，要让他卧床休息，尽量少去户外活动，注意隔离，避免交叉感染。发热时，要让宝宝多喝水，吃容易消化的食物，适当补充 B 族维生素和维生素 C 等。

5. 如果宝宝体温较高，并出现哭闹不止、烦躁等情况，可给予适当的物理降温。体温超过 38.5℃ 时，要给宝宝服用退烧药，以免发生高热惊厥。

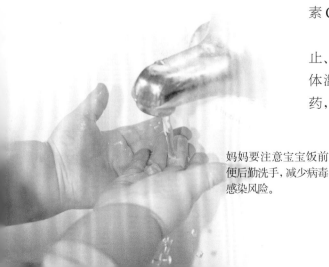

妈妈要注意宝宝饭前便后勤洗手，减少病毒感染风险。

湿疹

婴儿湿疹，中医称奶癣，多见于易过敏的宝宝。在宝宝出生后1个月到1岁之间出现较多，多见于宝宝的脸部、额头、颈部、耳后、皮肤皱褶部，也可累及全身，一般随着年龄增大而逐渐减轻至痊愈。其形态各异，有红斑、丘疹、丘疱疹等，常因剧痒抓挠而露有大量渗液的鲜红糜烂面。

家庭护理

1. 最好吃母乳，尽量避开过敏原，随着宝宝年龄的增长，可给予多种富含维生素的食物，如苹果、橙子等。

2. 湿疹皮损勿用水洗，严禁用肥皂水或热水烫洗，且勿用刺激性强的药物，可用消过毒的植物油擦干净。

3. 宝宝睡前应将两手加以适当约束，以防抓伤，引起皮损泛发。

4. 衣着应宽大、清洁，以棉质品为好，尿布应勤换。

5. 激素类软膏若用于面部或大面积皮肤，长期应用可产生副作用，应在医生指导下用药。

预防措施

1. 尽量减少环境中的过敏原，如灰尘、螨虫、毛发、人造纤维、真菌等。

2. 温度适宜。室内温度不要过高，衣服不要过暖，减少汗液分泌的刺激。

3. 注意饮食的性质、调配和喂哺间隔时间，不要喂得过饱，尽量避免喝牛奶、吃鸡蛋等异性蛋白食物。

4. 出汗多时要及时擦干，避免着凉。

脓疱疮

脓疱疮是因皮肤受到链球菌或葡萄球菌的感染而引起的一种急性皮肤病，多发生在夏天。其症状是在宝宝的脸上、手上、脚和胸部突然出现米粒大小的红疹，然后生成有脓的水疱，如果抓破脓汁就会扩散，扩散之处引发更多的红疹和水疱。

家庭护理

1. 按时听从医生的指示，在患处涂抗生素药膏。

2. 把宝宝的指甲剪短，避免宝宝乱抓挠。

3. 每天数次用流动水给宝宝洗手，避免继续扩大感染。

4. 宝宝的衣物、毛巾、床上用品要在太阳下充分暴晒消毒，单独存放，避免传染。

宝宝的鞋子、衣物要拿到太阳底下暴晒消毒，避免病菌传染。

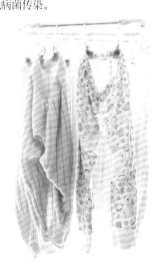

多汗

大多数时候宝宝多汗是正常的，也叫"生理性多汗"，如夏天炎热时、活动量大时，就会出汗。但是如果宝宝入睡后就多汗，甚至弄湿枕头、衣服，可能与疾病有关，这就是"病理性出汗"。除了因体质虚弱而出汗过多外，结核病、佝偻病、甲亢以及内分泌、传染性的疾病等都会引起多汗，此外宝宝过度兴奋、恐惧等精神因素也会造成出汗过多。

家庭护理

1. 如果发现宝宝消瘦、食欲异常、低热、干咳等，就必须到医院检查。

2. 体虚宝宝的汗液味淡，健康宝宝的汗液味咸。如果发现小宝宝的汗水有异味，需要及时就医诊断，因为 6 岁以下的宝宝的汗液基本上没有特殊气味。

3. 经常给宝宝洗澡、换衣，注意保持皮肤清洁卫生。

4. 出汗多时，要及时帮宝宝擦干，避免着凉。

夜啼

夜啼是指宝宝白天表现良好，到晚上就啼哭吵闹不止。这可能与宝宝的神经系统发育不完全或者一些疾病导致神经功能调节紊乱有关。当然，如果是因为饥饿、大小便等引起的啼哭则不在此病范围之内。

家庭护理

1. 先观察宝宝是不是因为饥饿、排便或太热而哭。

2. 排除因为其他疾病，如发热、佝偻病等引起的啼哭。

3. 培养宝宝良好的睡眠习惯，不要盖得太多，也不要让宝宝受凉。

4. 晚上睡觉前不要让宝宝吃得太多，以防积食，胃不舒服。

5. 如果夜间哭闹时间相对固定，排气后哭闹停止，可以帮助宝宝揉揉肚子，尽快排出气来。这种哭闹多发生在 3~6 个月的宝宝，大约 3 周可自行缓解。

宝宝夜间哭闹不止，应观察是不是身体不适引起的，再对症给予护理。

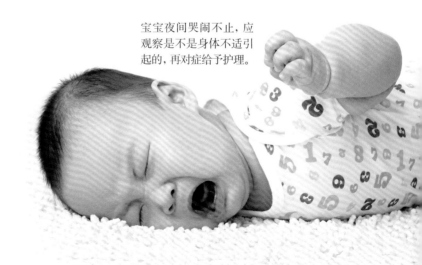

缺铁性贫血

血液中的红细胞和血红蛋白如果低于正常值，就会引起缺铁性贫血。一般情况下，缺铁性贫血没有明显的症状，但是严重者，会让宝宝出现体重增长停滞或下降、面色苍白、头晕、没有食欲、烦躁不安、手掌和指甲发白等症状。特别严重者则表现为低热、呼吸加快、心脏扩大、肝脾肿大、智力发育迟缓等。

家庭护理

1. 注意添加含铁丰富的辅食。

2. 在医生建议下补充小儿铁剂 3 个月或更长时间，小儿铁剂两餐之间服用有利于吸收。

3. 贫血的宝宝抵抗力差，要注意家居环境清洁，避免到公共场所，以防感染其他疾病。

4. 贫血特别严重者，必须卧床休息，避免运动量大的活动。

预防措施

1. 妈妈要注意孕期检查，及时补充铁剂，以防宝宝出生后贫血。

2. 提倡母乳喂养，可以保证宝宝铁的摄入。

3. 正常宝宝出生 4 个月后应逐步添加富含铁的食物，早产儿、双胞胎，两个月后要在医生指导下补充铁剂。

4. 出生 6 个月后的宝宝要多添加含铁量丰富的辅食。

缺钙

宝宝因生长发育很快，如果户外活动少，日照少，体内维生素 D 缺乏，就会引起缺钙。特别是早产儿或双胞胎，因为母体供应不足，需要补充更多的维生素 D。即使是母乳喂养的宝宝，如果外出活动少，没有及时补充鱼肝油、蛋黄和肝泥等辅食，也容易缺钙。

宝宝缺钙的症状

1. 若 3~6 个月宝宝缺钙，会头颅软化，触摸顶骨或枕骨中间感觉有弹性。

2. 若 8 个月以上的宝宝严重缺钙时，可形成"鞍状头"或"十字头"，也有的额、顶部出现对称性颅骨圆突，形成"方颅"。

3. 宝宝胸部的肋骨与肋软骨的交界处出现像珠子一样的隆起。

4. 1 岁左右的宝宝出现鸡胸，即胸骨向前凸出，或者漏斗胸，即胸骨向下凹陷。

5. 与气候无关的多汗、枕秃、夜惊、烦躁不安等。当然，这只是症状之一，大多有此症状者也不缺钙。

预防及护理

1. 在医生的指导下及时补充维生素 D 或鱼肝油。

2. 从宝宝满月起，就要坚持带宝宝进行户外活动，多晒太阳，每天至少 20 分钟，注意别让阳光直接照射宝宝的眼睛。

3. 母乳喂养的妈妈最好也要坚持补钙。

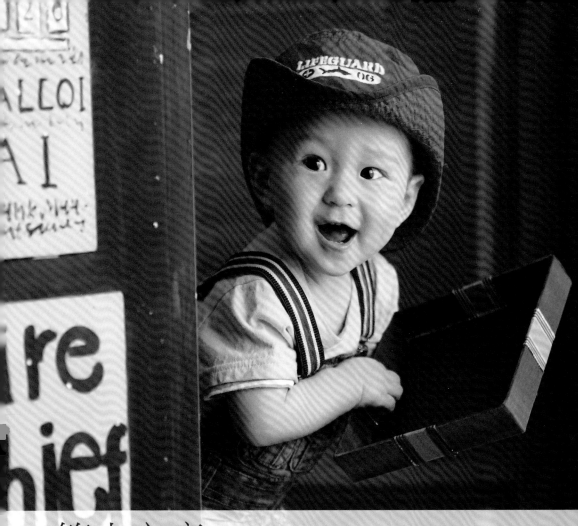

第十六章
宝宝意外与急救

做妈妈的没有比遇到宝宝发生意外更着急和心痛的了，如果没遇到还好，可是一旦撞上，你一定不要慌，首先要学会正确的急救方法，帮助宝宝顺利脱险。

跌落、掉床

　　几乎所有的宝宝都有跌倒、跌落、掉床的经历。如果只是偶尔的跌落，宝宝只是哭几声就又正常地玩、吃饭和睡觉，一般没有什么问题。但是，宝宝如果出现昏迷、惊厥、持续呕吐、伤口破裂、出血、手脚不能动等症状时，就需要马上去医院检查，看有无骨折、脑损伤等。

紧急处理

　　1. 如果出现昏迷不醒、抽风、呕吐不止的症状，一定不要移动宝宝，等救护车到来。

　　2. 如果宝宝呕吐，一定要让宝宝侧躺，以防呕吐物堵塞气管。

　　3. 如果摔伤出血，先用干净的干毛巾按住伤口止血。

　　4. 如果出了肿包，可以在 24 小时内冷敷。

事后观察

　　1. 如果摔伤较重，注意观察情况，避免让宝宝过度活动，观察睡觉情况，当天不要洗澡。

　　2. 如果当时没什么严重情况，但过后全身无力、发呆、脸色不好、经常呕吐时，需要马上送医院脑外科检查。

呼吸道进异物

　　如果呼吸道内进了异物，宝宝首先会咳嗽，可能会咳嗽出血，同时也可能出现憋气、呼吸困难、气喘、口唇青紫等症状。

紧急处理

　　如果宝宝出现声音嘶哑、呼吸困难、口唇青紫等症状，说明异物进入喉部，马上一只手拎起宝宝的两脚，另一只手拍打宝宝的背部，让他吐出来，如果吐不出来，马上送医院。

　　如果宝宝只是阵发性咳嗽、呼吸不畅，同时有发热、多痰等症状，可能是异物进入了气管，让宝宝安静，不要哭闹，不要用手去掏，宝宝咳嗽时更不要拍打，及时送医院检查。

　　如果引起窒息，需要马上送医院抢救。

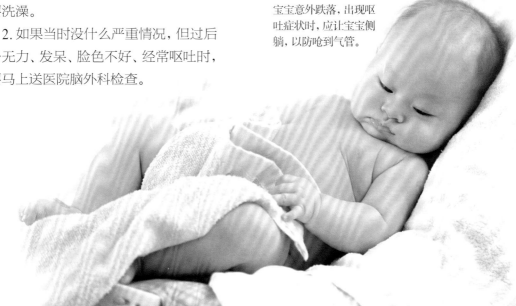

宝宝意外跌落，出现呕吐症状时，应让宝宝侧躺，以防呛到气管。

误吞异物

当宝宝到了口欲期，特别容易吞食异物，有一些小东西容易卡住食道、堵住气管，需要特别注意，以防发生危险。另外，宝宝也容易对桌子上的瓶瓶罐罐感兴趣，可能一不小心就喝了你的香水等液体，这些都需要你特别注意。

需要就医的情况

如果宝宝吞食了异物，要马上确认吃了什么，如果发生窒息，要马上帮宝宝吐出来。如果吃下去的东西吐不出来，堵到气管里，引起窒息或剧烈的咳嗽，需要马上送医院急救。如果宝宝吃了图钉、别针等尖东西，也要马上急救。如果宝宝喝了强酸强碱的液体，也要马上送医院。

紧急处理

1. 如果异物卡到喉咙引起窒息，应马上采取紧急自救法：

A. 把宝宝倒拎起来，猛拍宝宝后背双肩胛骨处。

B. 双手从后面搂住宝宝腰部，用一只手握拳，拇指顶在宝宝上腹部剑突位（胸前部正中处），另一只手以掌用力迅速挤压，重复上述动作。

C. 宝宝取头低位，一手握拳，拇指顶在宝宝上腹部剑突位，另一只手握拳，向后、向上猛烈挤压，动作要快，然后放松，可快速挤压3~5次；也可借助椅背、桌边挤压宝宝上腹部，然后放松。

2. 如果不断咳嗽但能勉强呼吸，要马上送医院急救。

3. 如果吞食了纽扣、电池或别的尖的东西，别让宝宝吐，马上送医院。

4. 如果吞食了染发剂、香水、香烟等，让宝宝马上吃母乳或奶粉，稀释后吐出来。

5. 如果吞食了成人的药、烟灰缸里的水，马上边让他吐边送医院。

6. 如果喝了清洁剂、漂白剂、汽油等强酸强碱性的物质，不要让他喝东西，也不要让他吐出来，而应马上送医院。

事后观察

1. 如果误食了小珠子之类的东西，观察宝宝，若当时没有什么异常，就注意观察其后三天内的大便，检查是否排出来。

2. 如果没有排出来，但是宝宝依然情绪很好，食欲正常，也没有什么关系。如果担心可以咨询医生。

3. 如果误吞了少量的肥皂、牙膏、干燥剂、蚊香片、防虫剂等，注意在家观察情况，没有异常不必担心。

4. 如果之后几天宝宝的情绪不稳、食欲不好，无故哭闹，最好马上就医诊断。

5. 对于平时易便秘的宝宝，可以多进食粗膳食纤维的食物，以尽快排出异物。

眼、耳、鼻进异物

如果宝宝的眼睛里不小心进了小虫子、药物或其他刺激物，不要揉，马上用清水冲洗。如果疼痛加剧或眼睛充血，则马上去医院眼科检查。

如果宝宝的耳朵或鼻子进了小珠子、小豆子或其他小东西，一定不要用手或掏耳勺硬掏，马上去医院挂耳鼻喉专科。

如果耳朵里进了小虫子，可以滴些橄榄油，然后拿手电筒照照，引诱虫子出来。如果不成功的话，也要马上去医院。

鱼刺卡喉

如果宝宝吃鱼时，不小心将鱼刺卡在咽喉，不能让宝宝马上吃饭或馒头，这样容易让鱼刺扎得更深。

如果鱼刺比较小，扎入比较浅时，可让宝宝做呕吐或咳嗽动作，或用力做几次"哈哈"的发音动作，利用气管冲出来的气流将鱼刺带出，注意不可吞咽口水。如果不成功，可让宝宝吃几块软糖，再轻轻吞咽下去，利用软糖的黏性黏住鱼刺吞下。

如果鱼刺粗长或卡的部位更下、更深，应及时去医院就医。

中暑

夏天如果宝宝突然出现全身无力、发热、口唇发干等症状，可能是中暑了，如果出现昏迷状态，则要马上入院。

紧急处理

1. 马上把宝宝转移到凉快的地方，用湿毛巾擦拭，给身体降温。

2. 给宝宝补充充足的水分，如凉白开水、果汁等。

3. 如果宝宝没有意识，发热超过39℃以上，应马上送医院。

预防措施

1. 炎热的夏季，应避免宝宝长时间在烈日下直射，做好室内通风，宝宝的衣着要轻薄透气。对体弱的宝宝尤其要注意预防中暑。

2. 给宝宝少量多次饮水或吃些消暑清热的瓜果饮料或清淡盐水。注意劳逸结合，运动量不要过大。

3. 6月龄以内的宝宝中暑，多发生在寒冷季节，大多由过度保暖引起。因此，室内温度要适宜（20℃左右），不要过分包裹宝宝。

绿豆汤清热解暑。宝宝夏季出现中暑，可以喂点绿豆汤。

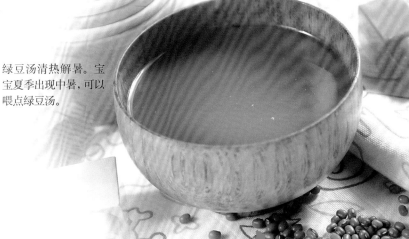

骨折与脱臼

由于护理不当，加之宝宝生性好动、关节腔较浅等生理发育特点，宝宝骨折的发病率较高，约占儿科疾病的15%，以外伤性骨折为主。在1~4岁的幼儿中，脱臼也时有发生。骨折或脱臼如不及时处理，会使关节不同程度地丧失功能，严重时还可损伤血管和神经。

骨折的特征

1. 宝宝受伤后面色苍白、出冷汗，触摸部位或活动时，疼痛严重。

2. 局部明显肿胀或有外形改变，宝宝哭闹不止。

3. 受伤部位有骨擦音。

脱臼的特征

1. 脱臼常发生在下颌、肩、肘、髋关节等部位。一般都是牵拉不当、外伤或有较强的暴力史。

2. 脱臼后患处出现肿胀、疼痛及活动功能受限。

3. 依据脱臼的部位，宝宝可出现活动受限的特定体位。因肢体形态变化、位置转移，可出现肢体缩短或延长，关节处明显畸形。

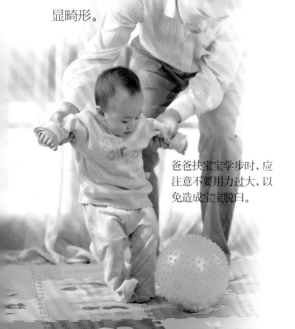

爸爸扶宝宝学步时，应注意不要用力过大，以免造成宝宝脱臼。

紧急处理

骨折：送医院之前，不能让骨折部位活动，可找小木板或树枝等物作夹板，附于患侧肢体上，在夹板或肢体之间垫一层棉花或毛巾、布之类的物品，用带子捆绑，松紧适宜，且超过上下两个关节。四肢固定时，应暴露手指、脚趾，以便观察指（趾）部位血液循环情况，调节夹板的松紧。

脱臼：发生脱臼时，不要乱动脱臼关节，应尽快就医，预防休克。若已有休克时，应取平卧位，保持呼吸道通畅，注意保暖，并急送医院进行抢救。

预防与护理

1. 尽量避免突然用力牵拉宝宝的手和脚，无论是伤肢还是健康肢体。在与宝宝嬉闹时，应适当控制用力。此外，宝宝发生的脱臼具有反复性、习惯性，只要发生一次，以后就容易反复发生。

2. 如果宝宝容易反复发生骨折，父母应注意是否有其他疾病存在，如内分泌障碍、骨骼异常等；并应及时向医生提供相应病史，及早诊治。

3. 宝宝骨折后，应补充丰富的蛋白质、维生素和矿物质。骨折初期，宝宝的胃口会比较差，应安排清淡的、易消化的食物，如给宝宝喝一些鱼汤、肉汤和蛋汤等。

烧烫伤

烧烫伤对宝宝来说是个很大的意外，比如热水、热油的烫伤，摸电器造成的烫伤，或者被酸、碱溶液烧灼造成的烫伤等。

紧急处理

1. 马上用流动的水持续地冲，局部降温，坚持冲洗 20 分钟以上。

2. 检查烫伤的程度。如果是轻度烫伤，最好延长冲水、冰敷的时间，直到不痛为止。冲洗之后用纱布包好，最好不要涂药。

3. 如果隔着衣服烫伤，不要撕破衣服，马上冷水冲洗，最后用剪刀剪破衣服。

4. 如果是脸部或额头烫伤，轮流用湿毛巾冷敷。

5. 如果烫伤处起了水泡，可以涂上药膏，外面敷上湿毛巾，可以防止感染。

6. 如果水泡破裂，冷敷后马上送医院。

7. 如果是大面积烫伤，最好别用凉水冲洗，只用湿毛巾冷敷，别用任何药物，马上送往医院由医生处理。

溺水

如果宝宝不小心掉进了澡盆或浴缸里，首先要马上把宝宝抱起来，然后叫救护车，同时检查宝宝的情况，根据情况做紧急处理。

紧急处理

1. 如果宝宝还有意识，马上让宝宝趴着，手按在宝宝的腹部，上提到腰部，让宝宝把水吐出来；也可以让宝宝坐在你的腿上，头朝下，轻敲宝宝的后背。

2. 如果宝宝呼吸停止，马上给宝宝做人工呼吸，平均每 2 秒钟 1 次，反复做，直至宝宝有呼吸为止。或者给宝宝做心脏按摩，两个大拇指压住宝宝的左右乳头连线的中心，手指压下去 1~2 厘米，以每 2 秒钟 3 次的速度持续按压。

3. 如果宝宝没有呼吸也没有心跳，马上做 4 次人工呼吸，之后再做 5 次心脏按摩，然后再重复做 1 次人工呼吸。胸外按压的频率为 100 次/分钟。

4. 如果宝宝当时只是呛了一下，马上就没事了，过后又发热、咳嗽时，也应马上去医院。

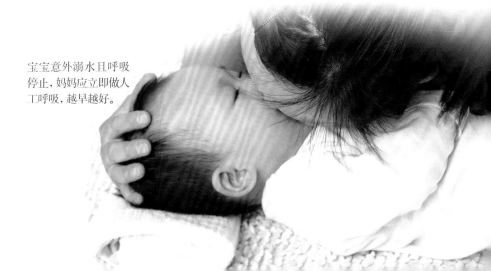

宝宝意外溺水且呼吸停止，妈妈应立即做人工呼吸，越早越好。

被小动物抓伤或咬伤后

绝对不要让宝宝同宠物单独待在一起，不要让宝宝亲近不熟悉的宠物。告诫宝宝，尤其不要去招惹正在睡觉或吃东西的宠物。宝宝的户外活动要有父母的全程陪同。如果宝宝被咬伤，父母应采取哪些急救措施，才能减少感染的机会呢？

猫、狗抓伤或咬伤后的处理

首先，父母不要恐慌，以避免宝宝过分恐惧，让宝宝保持平卧位，不要活动，以免毒素扩散。家养宠物的咬伤伤势一般都较轻，父母完全可以给宝宝清洗伤口。其具体步骤是：先挤出伤口里的血，用肥皂水（无水源可用矿泉水）反复冲洗伤处，再用清水冲干净。清洗伤口后应涂抹碘酒，一般不用包扎伤口，暴露即可。

立即注射狂犬病疫苗。狂犬病是由狂犬病毒导致的，主要是疯狗和野猫携带狂犬病毒，但家养猫狗中也有携带病毒的可能。即便三四天后才发现伤口，也应带宝宝去注射疫苗。对未曾接种过狂犬病疫苗的伤者，要接种 5 次——当天、第 3 天、第 7 天、第 14 天、第 30 天。一定要坚持把针完整打完，这是一个科学的程序。

宝宝被小猫抓伤后，把温水和肥皂水混合在一起，给宝宝冲洗伤口 5 分钟。注意，不要使用过氧化物或其他杀菌溶液为宝宝清洗伤口，这只会让宝宝越来越疼。如果伤口流血了，要用干净的纱布压住流血的地方来止血。简单处理后观察 10 分钟，如果宝宝的伤口仍大量出血，或者脸上、手上、伤口处出现红肿现象，就要马上去医院检查，警惕感染猫抓病。

蜜蜂蜇、蚊虫叮咬

如果宝宝被蜜蜂蜇了，马上用流动水冲洗干净，然后把稀释的碱水或小苏打水涂上去，一般会没事的。但是，如果肿得范围很大，则需要就医处理。

如果宝宝被蚊子或其他虫子叮咬，马上用清水冲洗干净，可以涂些宝宝花露水或蚊叮灵等止痒药。如果被叮处有过敏的迹象，比如出现红色的斑痕或越来越痛，又或者宝宝出现发热、头痛、肌肉痛或者腺体肿大等症状，有可能是感染了病毒，最好去医院检查。

其他宠物

家养宠物的种类很多，如鸟、松鼠、乌龟、兔子等，被它们伤害后一般做常规外科治疗即可。

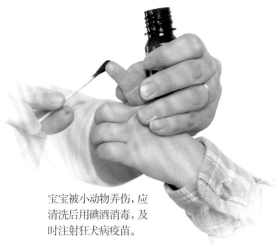

宝宝被小动物弄伤，应清洗后用碘酒消毒，及时注射狂犬病疫苗。

手指割伤

宝宝手指被割伤后,应先确认伤口的深浅,若有出血则先止血消毒,并注意预防感染。小而浅的伤口的止血,可将宝宝患侧手部举高,并捏住手指两侧,使出血止住。一般的出血,用干净的纱布或手绢、毛巾在出血部位加压包扎即可。伤口深且大,出血量多时,应一边止血,一边立即带宝宝去医院。

若伤口较浅而清洁,可用碘酒、酒精涂伤口周围的皮肤,用干净的消毒纱布包扎好。如伤口无感染征象,每天可用酒精棉球再消毒 1 次。

手指被挤压伤

如果宝宝的小手指被门或抽屉挤压伤,出现红肿时,不要动伤口,马上去创伤外科治疗。如果出血,可以先冷敷,然后观察情况,必要时去医院。如果宝宝大哭不止,一动就痛得要命,可能是骨折,也要马上去医院。

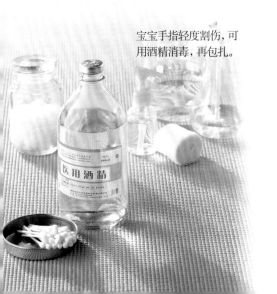

宝宝手指轻度割伤,可用酒精消毒,再包扎。

手指扎刺

宝宝在玩耍中将木刺扎入皮肤,应当立即设法拔出来。肉眼看得见的小刺一般可以用镊子或指甲剪拔出,但要注意卫生,必须洗净双手。镊子必须用火柴、打火机或煤气炉高温烧过,进行消毒,冷却后才可以使用。消毒后不要拭去镊子上的烟垢,也不要触及镊子的末端。

如果小刺太短夹不住时,也可以用针挑出来。如果小刺扎得较深,就得找医生处理,不要自己动手。

触电

如果宝宝触电,马上嘴对嘴进行人工呼吸,或者进行胸外心脏按压,同时马上打电话叫救护车。不管宝宝触电的症状如何,都要及时去医院。

人工呼吸法

1. 让宝宝平躺,肩下垫几层毛巾,头稍微向后倾斜。

2. 如果呼吸停止,需要人工呼吸时,妈妈的嘴同时盖住宝宝的鼻子和嘴,轻轻地往宝宝嘴里吹气,直到宝宝的胸部有了呼吸为止。

胸外心脏按压

让宝宝仰卧,妈妈跪在一侧,用一手的掌根贴在宝宝胸骨上 2/3 与下 1/3 交界处,另一手叠在这只手背上,两臂肘关节伸直,靠上身重量做快速按压,使胸骨下陷 3~4 厘米,心脏间接受到压迫,然后放松,有节奏地一压一松,每分钟约 100 次。

附录
孕妈妈禁忌食物黑名单

桂圆、荔枝

孕妈妈大多阴血内热、大便燥结、口苦口干、心悸燥热。桂圆、荔枝性温味甘，极易助火，动胎动血，不利保胎。

马齿苋

马齿苋又名瓜仁菜，既是药物又可作菜食用。从中医角度来说，马齿苋性寒凉而滑利，对子宫有兴奋作用，可使子宫收缩增多、增强，易造成流产。

益母草

益母草是一味中药，对子宫有兴奋作用，能收缩子宫，因此孕期要忌用。

人参

中医认为，孕妈妈多数阴血偏虚，食用人参会引起气盛阴耗，加重早孕反应、水肿和高血压等症状。

久存的土豆

土豆中含有生物碱，存放越久的土豆生物碱含量越高。孕妈妈过多食用这种土豆，可影响胎宝宝正常发育。

螃蟹

性寒凉，有活血祛瘀的功效，尤其蟹爪，是螃蟹最寒凉的部位，孕妈妈要慎食或不食。

甲鱼

性寒味咸，有着较强的通血络、散瘀块作用，有堕胎之弊。

油条

明矾是制作油条的必须添加物，明矾含铝，铝可以通过胎盘进入胎宝宝的大脑，损害胎宝宝大脑。每天2根油条，等于每天吃了3克明矾。

冷饮

孕妈妈胃肠功能减弱，多吃冷饮会刺激肠胃，出现腹痛、腹泻等症状。过量食入冷食后，胎宝宝有躁动不安的反应。

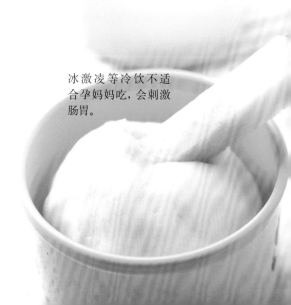

冰激凌等冷饮不适合孕妈妈吃，会刺激肠胃。

甜食

甜食富含糖，糖在人体内的代谢会消耗大量的钙，孕妈妈缺钙会影响胎宝宝牙齿、骨骼的发育。

生食

生菜类、生鱼片因未经煮熟杀菌，易造成腹泻等症状，还有感染寄生虫的危险。

罐头食品

罐头食品在制作过程中都加入了一定量的添加剂，如人工合成色素、香精、防腐剂等。孕妈妈食入过多会对健康不利。罐头食品营养价值并不高，其中的维生素和其他营养成分都已受到一定程度的破坏。

熏烤食物

熏烤食物通常是用木材、煤炭做燃料熏烤而成的。在熏烤过程中，燃料会散发出苯并芘污染被熏烤食物，烟熏火烤的食物中还含有亚硝胺化合物，苯并芘、亚硝胺化合物都是强致癌物。

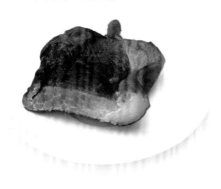

熏肉含强致癌物质，孕妈妈最好不要食用。

鸡精影响锌的吸收，孕妈妈尽量少吃或不吃。

味精、鸡精

味精的主要成分是谷氨酸钠，排出人体的时候会带走血液中的锌。味精食入过多会使体内缺锌。锌是胎宝宝生长发育的重要微量元素，孕妈妈应少吃味精。而鸡精的主要成分是味精，因此，也不宜食用。

辛辣热性佐料

辛辣热性佐料包括花椒、胡椒、小茴香、大料、桂皮、五香粉等，容易消耗肠道水分而导致胃痛、痔疮、便秘。

含酒精饮料

任何微量酒精都可以毫无阻挡地通过胎盘而进入胎宝宝体内，对胎宝宝大脑和心脏造成严重危害。

浓茶

茶叶中含有不少氟化物成分，孕期饮浓茶，不仅易患缺铁性贫血，影响胎宝宝的营养物质供应，浓茶内含有的咖啡因，还会增加孕妈妈的心脏和肾脏负担，有损母体和胎宝宝的健康。

咖啡和可乐型饮料

这些不但会导致孕妈妈中枢神经系统兴奋、躁动不安、呼吸加快、心动过速，咖啡因还能迅速通过胎盘而作用于胎宝宝，影响胎宝宝身体发育。

0~3岁宝宝体重曲线图

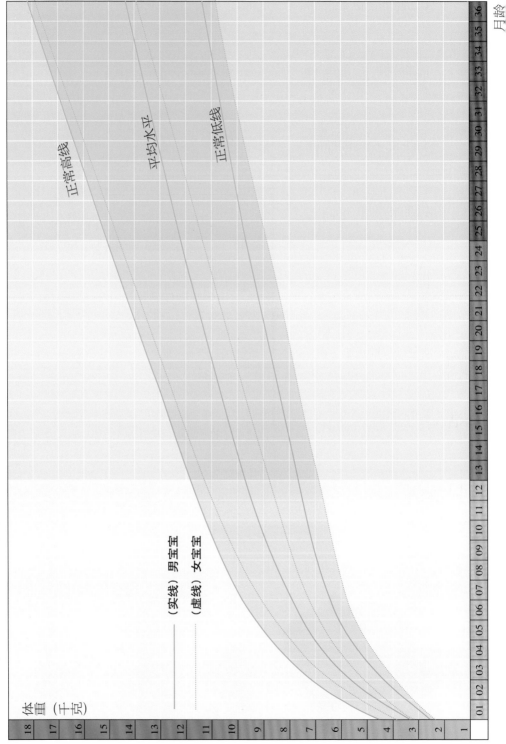

体重（千克）

正常高线

平均水平

正常低线

—— （实线）男宝宝

····· （虚线）女宝宝

月龄

0~3岁宝宝身高曲线图

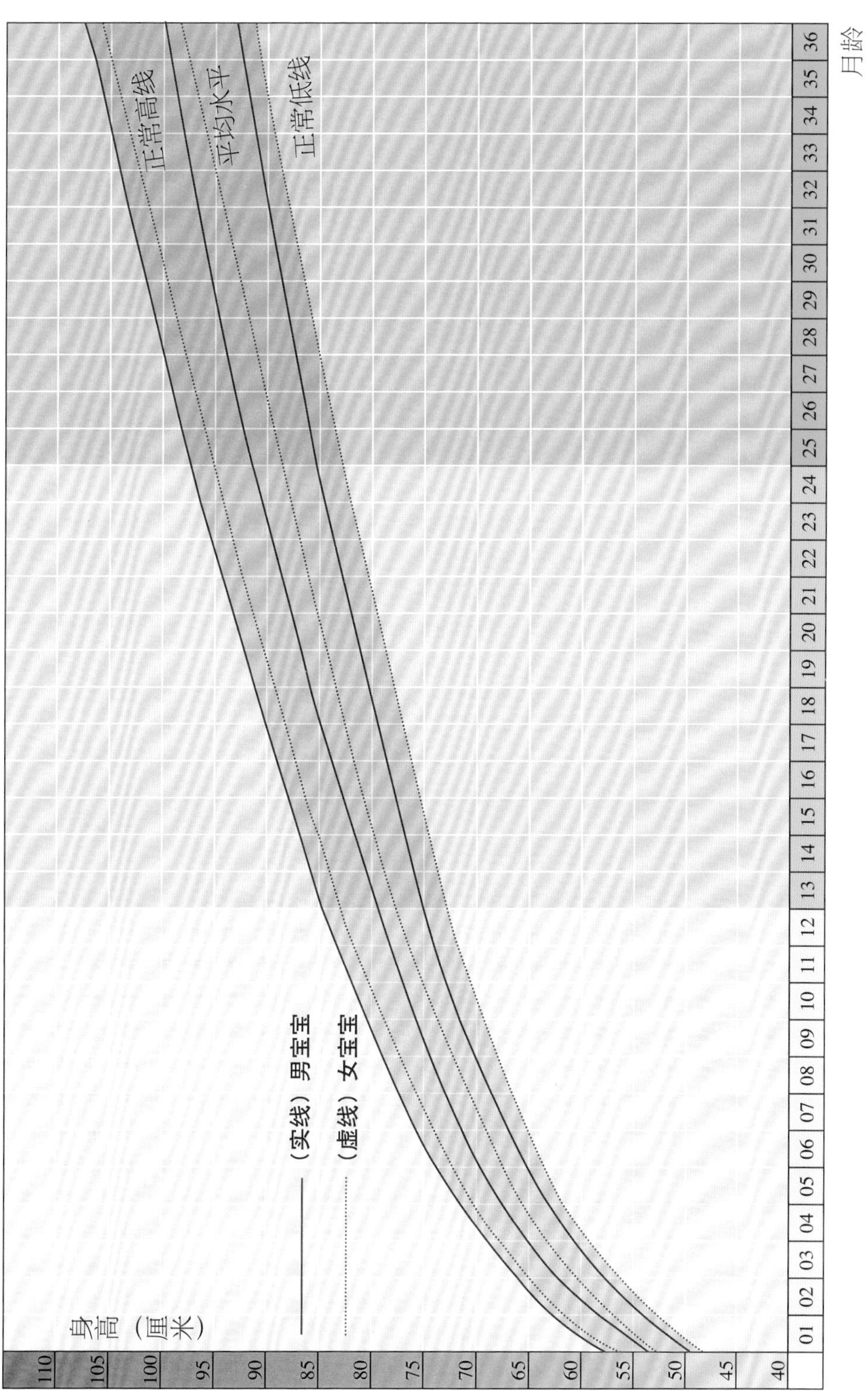
身高（厘米）
110
105
100
95
90
85
80
75
70
65
60
55
50
45
40
——（实线）男宝宝
……（虚线）女宝宝
正常高线
平均水平
正常低线
01 02 03 04 05 06 07 08 09 10 11 12 13 14 15 16 17 18 19 20 21 22 23 24 25 26 27 28 29 30 31 32 33 34 35 36
月龄

图书在版编目 (CIP) 数据

怀孕育儿一点通 / 刘志茹主编 . -- 南京：江苏凤凰科学技术
出版社，2015.4
（汉竹·亲亲乐读系列）
ISBN 978-7-5537-3914-4

Ⅰ . ①怀… Ⅱ . ①刘… Ⅲ . ①妊娠期－妇幼保健－基本知
识②婴幼儿－哺育－基本知识 Ⅳ . ① R715.3 ② TS976.31

中国版本图书馆 CIP 数据核字 (2014) 第 234346 号

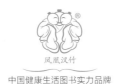

凤凰汉竹

中国健康生活图书实力品牌

怀孕育儿一点通

主　　　编	刘志茹	
编　　著	汉竹	
责 任 编 辑	刘玉锋　张晓凤	
特 邀 编 辑	张　瑜　曹　静　张　欢	
责 任 校 对	郝慧华	
责 任 监 制	曹叶平　方　晨	

出 版 发 行	凤凰出版传媒股份有限公司
	江苏凤凰科学技术出版社
出版社地址	南京市湖南路 1 号 A 楼，邮编：210009
出版社网址	http://www.pspress.cn
经　　销	凤凰出版传媒股份有限公司
印　　刷	南京精艺印刷有限公司

开　　本	720mm×1000mm　1/16
印　　张	22
字　　数	300 千字
版　　次	2015 年 4 月第 1 版
印　　次	2015 年 4 月第 1 次印刷

标 准 书 号	ISBN 978-7-5537-3914-4
定　　价	59.80 元